阅读成就思想……

Read to Achieve

U0386263

亲密关系与
家庭治疗系列

第2版
2nd Edition

CHILD PARENT RELATIONSHIP THERAPY (CPRT)

An Evidence-Based
10-Session
Filial Therapy Model

亲子关系游戏治疗

10单元循证亲子治疗模式

[美] 加里·L. 兰德雷思（Garry L. Landreth）
休·C. 布拉顿（Sue C. Bratton）◎ 著

刘芳　王浩　叶丹丹 ◎ 译　程翼如 ◎ 审译

中国人民大学出版社
·北京·

图书在版编目（ＣＩＰ）数据

亲子关系游戏治疗 ： 10单元循证亲子治疗模式 ： 第2版 / （美）加里·L. 兰德雷思 （Garry L. Landreth），（美）休·C. 布拉顿 （Sue C. Bratton） 著 ；刘芳，王浩，叶丹丹译. -- 北京 ： 中国人民大学出版社，2021.7
ISBN 978-7-300-29423-0

Ⅰ．①亲… Ⅱ．①加… ②休… ③刘… ④王… ⑤叶… Ⅲ．①儿童－游戏－精神疗法 Ⅳ．①R749.055

中国版本图书馆CIP数据核字(2021)第105427号

亲子关系游戏治疗：10单元循证亲子治疗模式（第2版）

[美] 加里·L. 兰德雷思（Garry L. Landreth）
[美] 休·C. 布拉顿（Sue C. Bratton） 著

刘 芳 王 浩 叶丹丹 译
程翼如 审译

Qinzi Guanxi Youxi Zhiliao : 10 Danyuan Xunzheng Qinzi Zhiliao Moshi（Di 2 Ban）

出版发行 中国人民大学出版社	
社 址 北京中关村大街31号	**邮政编码** 100080
电 话 010-62511242（总编室）	010-62511770（质管部）
010-82501766（邮购部）	010-62514148（门市部）
010-62515195（发行公司）	010-62515275（盗版举报）
网 址 http://www.crup.com.cn	
经 销 新华书店	
印 刷 天津中印联印务有限公司	
规 格 185mm×260mm 16开本	**版 次** 2021年7月第1版
印 张 32 插页1	**印 次** 2021年7月第1次印刷
字 数 600 000	**定 价** 139.00元

译者序

2016 年 7 月，一个偶然的机会听到朋友分享她最近一次学习经历，主题是关于"亲子关系游戏治疗"的。当即心中一亮，这正是我一直求索的内容：在与孩子相处中，关注关系，而非仅仅是孩子的"问题行为"。

2018 年 9 月，我终于有机会拜访了这个课程体系的发源地：美国北得克萨斯州大学的游戏治疗中心，更有幸在那里见到了加里·L. 兰德雷思博士和休·C. 布拉顿博士。他们是当代北美游戏治疗的领军级人物，也正是本书的两位作者。

亲子关系治疗（Child-Parent Relationship Therapy，CPRT）又称为亲子游戏治疗，是将以儿童为中心游戏治疗（Child-Centered Play Therapy，CCPT）的结构和核心技能应用于养育中，通过每单元一次（基本上一周一次）的游戏时光提升亲子关系质量。父母对孩子未来生活影响深远，亲子关系更是他们生命中最重要的关系，创造一个不带评判、理解和接纳的成长环境，令孩子充分表达、体验温暖和信任，将有助于他们充分发挥潜力，身心健康得以成长。良好的亲子关系才是促进成长、转变的动力和基础。

我和伙伴们创立家庭教育机构，也是一直遵循这样的理念，开展、设计和研发相应的产品和课程，支持父母转变思维：关注关系提升，而非行为矫正；关注孩子，而非问题。我们探寻了大量国外已有的经典内容，进行甄选和本土化转化，希望使其更适合中国的文化。这本书的翻译，也是在我们引进相应课程之后发生的。课程中的参与者都获益匪浅，不仅仅有思想的洞见，更学会了轻松上手的方法。

本书已是更加完善的第 2 版，作者做了很多符合时代的修订。信息很多，我先抛砖引玉分享一些特色，便于你的阅读。

1. 这本书既适用于专业人士研究，也适合新手咨询师阅读。如果普通父母希望理解更多儿童观、儿童发展规律，以及与孩子互动的方法，阅读本书是一个很好的选择。

2. CCPT 和 CPRT 中既有深厚的理论知识背景（源自安全依恋、神经科学、儿童发展、情绪等学科的精华内容），同时强调应用，将深奥的知识转化为咨询师或父母可以在日常生活中进行的行为方式。

3. 书中提到的很多技巧和方法，看起来简单，但却都是经过实证研究、多次测试后形成的有效方式。越简单，越能体现其背后专业且精深的研究。我建议，最初的实践应严格按照书中指导完成。

4. 随书还有配套的培训手册，详述了如何将书中的理论、技巧在10单元中具体应用，并配有大量练习，可对照阅读。书和手册相得益彰，相信一定会为你的学习、生活带来新契机。

最后，要感谢一下我们的翻译团队成员，她们是王琦、王浩、叶丹丹。这是一本介于专业和科普之间的书籍，对于准确表达的要求很高，她们为此付出大量的时间和精力。一方面参与翻译工作，同时也在实践游戏治疗，不断将实践的体验揉到翻译中。这里，我还要特别感谢北得克萨斯州大学毕业的程翼如老师，她现定居在美国新泽西州，是一位大学助理教授，也是一位可以讲中文的资深游戏治疗师和督导。她为本书的校译提供了专业支持。

欢迎你加入亲子关系游戏治疗之旅，与孩子建立温暖、有爱的关系，成为孩子的根，不论未来如何变化，孩子始终稳稳向上生长。

刘芳

简耕教育创始人

前　言

本书通过帮助父母成为孩子生活中的治疗代理人（therapeutic agent），来改变家庭关系的性质，从而改变家庭、社区乃至整个社会的心理健康结构。我们从正在进行的研究中发现，在几周的时间里，父母完全有能力学习并掌握这些治疗技能，并运用到他们与子女和配偶的关系中。这些技能曾被认为需要多年的研究生教育和培训才能掌握。

在本书中所介绍的亲子关系治疗—— 一种基于实证的10单元[①]亲子治疗模式，是在我们的儿童游戏治疗基础上的延展。在治疗过程中，孩子们在充满关怀的关系中获得安全感，并通过游戏的过程来表达自己，在该过程中释放出其内在的巨大潜力。在接受这些治疗之前，这些并没有被孩子们的家长所知晓。长期以来，我们一直坚信，父母有能力通过学习，将以儿童为中心的游戏治疗的基本态度和技能融入特殊的游戏关系中，与自己的孩子建立同样的治疗关系，这就是我们所说的"亲子疗法"。

我们认为，下一代成年后的心理是否健康完全取决于他们还是孩子时的心理健康改善程序，即父母能否成为自己孩子的治疗代理人。我们不能等到孩子长大成人后，才试图干预他们的心理健康问题，因为到那时，最佳时机早就过去了。对于一个社会来说，这也并非一种先进的、令人满意的传递生活经验的方式。所以，从事心理健康工作的专业人员必须积极参与到这个进程中去，将这些技能传授给千家万户，这是未来的方向。

我们十分感激在亲子关系治疗小组中与我们分享生活的父母们。从这些父母身上，我们学会了如何更好地发挥我们作为亲子游戏治疗师的作用，以及如何更充分地利用自己，在培训小组里与父母建立关系。从他们那里，我们了解到，在培训过程中哪些是有效的、哪些是无效的。总的来说，是他们，帮助我们完善了10单元亲子治疗模式，使之成为一种有活力、有疗效、有教育意义的能给生活带来改变的治疗过程。

本书旨在提供必要的结构、技能、材料和资源，从而能帮助读者学会如何有效地进行亲子关系治疗培训。为此，本书包含了以下具有特色的内容：

- 小组进程的具体实施说明和10单元亲子治疗的教学组成部分；

---

① 通常一周进行一个单元的课程。——译者注

- 如何搭建亲子关系治疗 10 个单元的详细说明；

- 亲子游戏治疗师就促进亲子游戏治疗小组需关注的重点与难点解析；

- 一个父母小组参与亲子关系治疗的 10 个单元培训的动态记录，为读者提供一个可以体验到治疗培训过程的机会；

- 每份亲子关系治疗的培训记录都突出一位母亲的内心挣扎和努力，清晰呈现其在治疗过程中不断发展的洞察以及在态度和行为上的动态变化；

- 亲子游戏单元的互动记录，深入展现父母如何运用所学的技能；

- 父母关于亲子关系治疗培训的问题反馈；

- 针对亲子关系治疗培训中出现的问题的解决方案建议；

- 10 单元亲子治疗模式在各种场景中的应用分析；

- 4 年和 13 年的后续访问调查，以评估 10 单元亲子治疗模式的长期而持续的影响；

- 针对 10 单元亲子治疗的研究回顾，有助于围绕儿童心理保健做决策的个人及团体判断亲子关系治疗的合理性。

自从《亲子关系游戏治疗》相关文本出版以来，发生了许多重要的事。首先是，美国国家循证项目和实践注册系统（the National Registry of Evidence-based Programs and Practices，NREPP）及加州儿童福利循证信息交换所（the California Evidence-Based Clearinghouse for Child Welfare）都认定亲子关系治疗为循证实践。具体到帮助收养家庭，在唐纳森收养问题研究所（the Donaldson Adoption Institute）2014 年发布的一份报告中，亲子关系治疗被评估为"在针对该群体的治疗中表现出最有力的研究支持的亲子干预措施"。而我们，还在继续经历着亲子关系治疗带给家庭的这种令人欣喜的、翻天覆地的影响，这加深并延展了我们对亲子关系治疗潜力的认知。因此，本书第 2 版中新增了六章，皆由在各个主题领域中经验丰富的亲子关系治疗师所写：

- 神经科学与亲子关系治疗（第 2 章）；

- 适用于幼儿期的亲子关系治疗（第 18 章）；

- 适用于少年期的亲子关系治疗（第 19 章）；

- 适用于收养家庭的亲子关系治疗法（第 20 章）；

- 适用于教师的亲子关系治疗（第 21 章）；

- 基于文化回应的亲子关系治疗（第 22 章）。

目　录

第 1 章

亲子关系治疗：
10 单元亲子游戏治疗模式的历史、发展和目标

2012 年，兰德雷思在其《游戏治疗：关系的艺术》（*Play Therapy: the Art of the Relationship*）一书中指出，如果想对下一代的心理健康状况产生重大的积极影响，就必须做出更大的努力，大幅改善所有儿童的心理健康。他的观点是，必须通过培训将心理健康专业人员的技能传授给父母，因为父母才是对下一代成年后的生活产生最深远影响的人。治疗师帮助父母成为孩子生活中的治疗者，是显著改善其心理健康的最有效途径。亲子关系治疗以儿童中心理论（人本主义理论）为基础，同时也符合儿童发展和依恋理论的原则。

以儿童为中心的游戏治疗

亲子关系治疗又称为亲子游戏治疗，将以儿童为中心的游戏治疗的结构和技能应用于父母和儿童的关系，其方式类似于游戏治疗师和儿童之间的关系。在以儿童为中心的游戏治疗中，父母被教导要协助营造一种允许和促进儿童成长的氛围，在这种氛围中，儿童可以充分发挥其潜力。以儿童为中心的游戏治疗是基于卡尔·罗杰斯（Carl Rogers）于 1942 年开创的非指导性治疗的理论结构，并在 1951 年由罗杰斯进一步发展和扩展成以客户为中心的治疗。以儿童为中心的游戏治疗的基础是，相信儿童天生具有努力迈向成长和成熟的能力，并对儿童的建设性自我指导能力抱有深刻而持久的信念。1986 年，罗杰斯对该方法的精髓进行了如下总结：

> 因此，以人为中心的方法主要是一种存在方式，它体现在创造一种氛围的态度和行为中，而这种氛围是有利于成长的。它是一种基本哲学，而不仅仅是一种技术或方法。当这种哲学被生活化的时候，它就能帮助人促进其自身能力的发展。当它被生活化，它还能够在他人身上激发出富有建设性的改变。它能赋予个人力量，而

经验表明，当这种力量被个人感知时，它往往会被用于实现个人和社会的转变。

所有人——实际上是所有自然造物——所具有的这种"形成倾向"，构成了以儿童为中心的儿童工作方法的基础。

这些建构理念被罗杰斯的学生及同事弗吉尼亚·阿克斯莱恩（Virginia Axline）运用到了儿童游戏疗法中。她在非指导性游戏治疗中，成功将非指导性（以当事人为中心）治疗原则（即相信个体的自我指导能力）应用于儿童。她的方法后来被称为以当事人为中心的游戏治疗，后又被称为以儿童为中心的游戏治疗。1950 年，阿克斯莱恩将她的游戏治疗概念总结如下：

> 游戏经验是具有疗愈性的，因为它在儿童和成人之间建立了一种安全的关系。这样一来，儿童就有了自由和空间，以他自己的方式和时间，完全按照他当时的情况来陈述自己。

以儿童为中心的游戏治疗方法，就像以当事人为中心的成人治疗一样，是基于一个与儿童相处的过程，而不是一种应用程序。与其说它是一个修复过程，不如说它是一个形成过程。因此，**重点在于儿童，而非问题**。以儿童为中心的游戏治疗师不会试图控制或改变孩子，因为从理论上来说，儿童行为在任何时候都有内在动力的驱动，朝着自我实现、积极成长、自我完善、独立、成熟和自我提高的方向发展。在这个过程中，儿童的行为是以满足个人需求作为目标导向的，就像他们在一个独特的现象场中所体验到的那样，这个现象场构建了他们眼中的现实[1]。以儿童为中心的游戏治疗的一条大拇指原则[2]是，如果要理解儿童和儿童表现出的行为，就必须理解儿童对现实的感知。

在以儿童为中心的游戏治疗中，关系才是转变的动力。以儿童为中心的游戏治疗是一种儿童的体验，在这种体验中，治疗过程来自一种共同的生活关系，这种关系的发展是基于治疗师始终如一地表达对儿童的接纳，并相信他们有能力帮助自己，从而将儿童解放出来，利用自己的力量去冒险。弗吉尼亚·阿克斯莱恩简明扼要地阐明了其中的基本原则，这些原则为建立和维持治疗关系以及在游戏治疗经验中与儿童的内在人格联结提供了指导。兰德雷思对阿克斯莱恩提出的八条基本原则做了如下修订和扩展：

- 治疗师真心喜欢孩子，并与孩子建立温暖、有爱的关系。
- 治疗师发自内心地对孩子无条件接纳，并且不期望孩子在某些方面做得不同。

---

[1]　儿童的现象场会构建儿童眼中的现实，这一概念是亲子关系治疗的核心，也是大多数培训课程构建的基础。

[2]　大拇指原则：**透过孩子的眼睛看世界**。家长要避免对孩子哪怕最简单的行为（如画画或堆积木）进行判断或评价，并且要努力理解孩子内心的参照系。

- 治疗师在治疗关系中创造出一种安全和允许的感觉，让孩子感到能自由探索并完整地表达自己。

- 治疗师始终对孩子的感受保持敏感，并温和地反映这些感受，以这样的方式使孩子形成自我理解。

- 治疗师深信孩子能采取负责任的行动，始终尊重孩子解决个人问题的能力，并允许孩子这样做。

- 治疗师信任孩子的内在指引，允许孩子在关系的所有领域发挥主导作用，并克制任何指导孩子游戏或谈话的冲动。

- 治疗师接纳并享受治疗的渐进性，不强求治疗进程。

- 治疗师对孩子有一定的设限，但仅限于帮助孩子了解并接受他在治疗关系中应负的责任。

这些原则均指向建立并维持一种强有力的治愈性关系。1959 年，穆斯塔卡斯（Moustakas）进一步强调了让孩子经历这样一种关系的治疗价值："在一段具有特殊意义的关系中表达自我、探索自我、实现内在价值，从而使儿童成为积极向上、富有主见并且能自我实现的个体。"

亲子游戏治疗：一种根本的治疗方法

对于伯纳德·盖尔尼（Bernard Guerney）来说，亲子游戏治疗的发展是一个逐步进化的过程。盖尔尼是一位以儿童为中心的游戏治疗师，他赞同卡尔·罗杰斯总结的以当事人为中心的治疗理论原则和弗吉尼亚·阿克斯莱恩的游戏治疗原则。在盖尔尼职业生涯的早期（即 20 世纪 50 年代到 60 年代早期），他把父母看作他们孩子治疗的潜在的有效盟友，并开始考虑让父母更直接地参与治疗过程的必要性。盖尔尼让家长参与治疗过程的第一个步骤就是让他们作为观察者进入游戏室，然后与父母进行讨论，解释他们在游戏过程中所看到的东西。亲子游戏治疗进化过程的下一个步骤就是让他们在治疗过程中发挥更大的作用。

这些成功的经验使他构思出一个培训计划，在这个计划中，基于游戏是儿童表达自己和解决问题的主要方式，父母将接受基本的以儿童为中心的游戏治疗技能的培训，成为他们孩子生活中的治疗代理人。盖尔尼这个创新疗法的前提是，儿童的问题往往是父母缺乏养育知识和技能所造成的。另外，他还提出，儿童因父母的态度影响而出现的问题行为，同样地，可以因父母态度的改变而获得更有效的改善。这是一种革命性的观点，因为 20 世纪 50 年代到 60 年代早期，在心理健康领域，人们的普遍态度是，儿童的问题通常是父母病态的产物。从将父母视为病态，到视其为改变孩子生活的主要治疗者，这在当时是一个根本性的转变。

1964 年，伯纳德·盖尔尼发表了第一篇论文《亲子游戏治疗：概述与原理》（*Filial Therapy: Description and Rationale*），分析了亲子游戏治疗的原则与结果。在文章里，盖尔尼还指出父母的重要性，认为他们是亲子游戏治疗的关键：

> 亲子关系几乎是孩子生命中最重要的关系。因此，如果儿童能在父母这样有分量的人面前获得表达、洞察和被成人接纳的经验，那么由父母作为治疗者实施治疗比起治疗师的效果要强大得多……相比治疗师需要付出较多的情感、专注和兴趣，父母付出相对较少的情感、专注、兴趣等，就会获得更好的治疗效果。

由于父母对孩子的情感意义可能要大于治疗师，这种疗法的目标就是要利用父母与孩子之间天然存在的情感纽带，帮助父母成为孩子生活中的治疗代理人。因此，盖尔尼夫妇提出了亲子游戏疗法的概念[①]。1967年，斯托弗（Stover）和盖尔尼还提出了亲子游戏治疗相对于游戏治疗的更多优点。利用父母作为孩子转变的媒介，也能给父母赋能，减少其因依赖专业人士帮助自己的孩子而带来的负罪感和无助感。另外，家长学会了更有效地与孩子互动的方法，就会在孩子的生活中持续运用这些技能，采取正确的态度，这样就更加有可能促成孩子长远的改变。

盖尔尼夫妇发展这一革命性疗法的下一步是制订一个完善的研究计划，来验证这项父母训练计划的有效性。他们对亲子游戏治疗的早期研究结果十分令人鼓舞，并为后续研究打下了坚实基础（本书的第 26 章将对他们的开拓性研究进行概述）。

在发展的最初阶段，盖尔尼夫妇将亲子游戏治疗概念化，成为一个针对有情绪问题的儿童的结构化治疗方案，并且只接受夫妇同时参加亲子游戏治疗培训。父母在小组培训的模式下，接受基本的以儿童为中心的游戏治疗的原理和技能培训。但因为担心婚姻问题可能会在培训过程中喧宾夺主，一开始丈夫和妻子不被安排在同一小组。随着在这个模式里获得的经验和成功，盖尔尼夫妇很快在这个问题上转变了态度。盖尔尼夫妇发现，当夫妻被安排在同一小组时，他们更能够恰当地处理自己婚姻上的问题。

研究的另一个重要发现是，亲子游戏治疗小组中孩子有着相似的人格动力（如冲动行为），那么这个小组的效果就不会太好。原因在于这些父母的人格动力也很相似，他们相互间强化了彼此的负面行为，因为他们没办法像另一些父母那样，孩子问题性质不一样，他们就有了不同的角度来看待彼此的孩子。如果一个小组的孩子尽管有相似的问题，但问题与人格动力无关，如有些孩子是学习障碍、有些是慢性肥胖等，就不用担心会出现上述情况。孩

[①]　路易丝·盖尔尼（Louise Guerney）和她的丈夫一起，在罗格斯大学投入到了亲子游戏疗法的早期研究和发展中，并一直是这种帮助儿童和家庭的创新方法的主要支持者。

子有同样的问题，但他们的人格和动力各不相同。因此，他们更倾向于异质性小组。

最初，盖尔尼夫妇每周与亲子游戏小组会面两小时，培训持续约一年。随后，他们在经验和成功的基础上，精简了培训流程。现在，小组每周会面两小时，持续时间缩短为五到六个月。对这些较短的小组的研究产生了与较长的小组相当的结果。之后，盖尔尼的门徒金斯伯格（Ginsberg）和范弗利特（VanFleet）又成功地将盖尔尼的模式调整应用到了个体父母身上。

亲子关系治疗：10 单元亲子治疗模式的发展

我（第一作者）在作为高中心理咨询师、大学教授和顾问的整个职业生涯中，一直通过咨询和培训的工作与父母打交道。早年作为助理教授，我在教授游戏治疗和实施对个案的游戏治疗的许多年里，曾参与讲授一门名为"家长可以从游戏治疗中学到的经验"的课程，但未在其中强调要花时间与孩子做游戏。我有一个强烈的信念，如果我在游戏室里所做的事情对儿童有帮助，那么父母也可以发展同样的态度，并学会对他们的孩子运用同样的技能。游戏治疗师应该把他们的技能传授给家长和老师，而不是把自己的技能藏在关着门的游戏室里。当我读到盖尔尼有关亲子游戏治疗的著作时，我立刻对这种培训和督导家长的动态结构产生了共鸣。这个结构融合了教学、督导、游戏治疗和小组历程等方面，这些维度都是我很感兴趣的，并且涵盖了我的专业研究点。这是一个我可以将自己对团体过程的迷恋、对游戏治疗的热情和对教学的热爱都融合在一起的模式。亲子游戏治疗是一个自然的契合点。

长期治疗一直是我顾虑的一个问题，因为我相信我们并不能完全理解人类机体成长和变化的潜力。我的博士论文就着重研究了在有限的时间下，缩短两次团体心理咨询之间的间隔时间的效果。因此，在当时完整的亲子游戏治疗培训为一年的时候，我很自然地被这种缩短培训单元的可能性吸引住了。我在新墨西哥州阿尔伯克基市公立学校，以及在新墨西哥大学心理咨询诊所当研究生助理和实习生时，为带孩子来接受咨询和游戏治疗的父母提供咨询，我通过这些经历了解到，要父母长时间保持投入是非常困难的。我在儿童评估中心（后更名为儿童和家庭资源诊所）也有类似的经历。该中心是我于 1967 年在北得克萨斯州大学时协助建立的，采用跨学科方法来帮助有学习障碍的孩子。在公立学校，一个学期通常是 15~17周，这是一个天然的时间分隔点，很多父母很难在超过这个时间节点时还保持投入。因此，我最早的亲子游戏治疗小组就是围绕 15 周的模式来安排的。

虽然这些经验很有帮助，但到了最后四五周的培训时，维持持续出勤率非常困难；我开始尝试 12 单元课程，但仍有缺课的问题。三个月的投入对家长来说似乎太长了，所以我决定尝试 10 单元课程，并立即在出勤率上获得成功。在早期展开亲子游戏治疗的过程中，我找到了阿瑟·克拉夫特（Arthur Kraft）的著作，书中提供了一个他使用 10 单元亲子游戏治疗的案例描述，让我深受鼓舞。

在我构建 10 单元模式的过程中，我主要面对的问题是，如何在 10 次两小时的课程中有效地涵盖我认为必要的所有材料和培训经验。在很大程度上，培训的内容、方法、演示的风格，以及 10 单元课程模式中的培训顺序受到我多年来教授以儿童为中心的游戏治疗的硕士和博士课程的经验，以及我 1966 年作为助理教授加入北得克萨斯州大学时，在学生评估中心的游戏治疗经验的影响。

10 单元模式的过程要素包括父母参与学习过程、促进小组内的互动、运用治疗模式以及强调小组历程，这些要素是我在教授小组咨询的硕士和博士课程的经验的产物。20 世纪 70 年代末，在开发 10 单元模式的初期，我作为私人咨询机构的咨询督导，主要在校外培训了大量的亲子游戏治疗小组。10 单元模式的完善是我在这些环境中的经验的作用。因为父母对"亲子游戏治疗"这个名词并不熟悉，在 20 世纪 80 年代末，我开始向父母推销我的方法，并称之为"亲子关系培训"。后来，在私人心理咨询机构取得亲子游戏治疗的成功经验，我便开始在北得克萨斯州大学所任职的系内教授亲子游戏治疗的研究生课程。进一步完善 10 单元的结构以后，我将其正式命名为"亲子关系治疗"，以区别于其他亲子游戏治疗模式。后面的章节将会详细介绍 10 单元亲子治疗模式。

第二大任务就是通过严谨的研究来验证 10 单元亲子治疗模式的有效性。一开始，布拉顿和兰德雷思针对反映孩子出现问题行为的单亲父母进行了亲子关系治疗的效果调查。以此为起点，亲子关系游戏治疗模式经过了 32 次临床实效的研究，代表了广泛的儿童和父母人群。其中，22 项是对照结果研究，并且发表在同行评审期刊上。很多研究都采取了严格的维度，对家长和孩子游戏的影像记录做了盲评分析，以评估父母在应用以儿童为中心的游戏疗法所表现出来的共情技能。在本书第 26 章将为读者提供已发表的关于该模式的对照结果研究的结果总结。

亲子游戏治疗的定义

鉴于亲子游戏治疗正越来越广泛地被心理健康领域认可，因此提供一个确定的定义，并对其操作建立标准也显得尤为重要。在亲子关系治疗模式中，亲子游戏治疗是这样定义的：

> 由受过游戏治疗培训的专业人员使用的一套独特的方法，通过教学指导、游戏单元示范、必需的家庭实验室游戏单元和支持性气氛下的督导等形式，训练父母成为他们自己孩子的治疗代理人。家长将学习以儿童为中心的游戏治疗的基本原则和技能，包括反映性倾听、识别和回应儿童的感受、设定治疗限制、建立儿童的自尊

心，以及选用各种玩具来组织每周与孩子的游戏单元。他们将学习到如何创造一个不带评判的、理解和接纳的环境，增进亲子关系，从而促进孩子和家长的个人成长和改变。

亲子关系治疗的目标

亲子关系治疗的关注点在于父母和儿童关系的价值，以及儿童的内在人格、儿童能够成为什么样的人。这种关系被视为改变过程的媒介。因此，亲子关系治疗的目标是帮助家长在与儿童建立的关系中，使孩子内在的具有引导性、建设性、发展性、创造性和自愈性的力量都显现出来。与以儿童为中心的游戏治疗一样，**亲子关系治疗并不注重解决具体的问题**，也不强调"快速接触困境"，而是通过帮助父母成为治疗代理人以增进亲子关系。

亲子关系治疗的总体目标是要通过改善家庭的互动和问题解决策略，以及通过增进家庭中亲情、温暖和信任的感觉，提高和巩固亲子关系。亲子关系治疗对于儿童及家长都有显著的好处。亲子关系治疗针对儿童的目标与游戏治疗类似，包括减轻症状、发展应对策略以及增加自身价值和自信心等积极感受。而对于家长来说，更广泛的目标包括：

- 更好地理解和接受孩子的情感世界；
- 培养对自身和子女更加实际和包容的看法和态度；
- 发展与子女的成长发展相匹配得更加有效的养育技能；
- 帮助父母找回养育孩子的乐趣。

而具体的亲子关系治疗单元的目标是帮助父母：

- 理解并接受孩子；
- 增强对孩子感受的敏感度；
- 学习如何鼓励孩子去自我指导、自我负责和自我依靠；
- 获得对自己与孩子的关系洞察力；
- 改变对孩子的认识；
- 学习以儿童为中心的游戏治疗原则和技能。

通过教学指导、与儿童的游戏示范、观看录像、角色扮演和观看其他父母的游戏过程，父母对自己孩子的敏感性得到增强，同时也学会如何创造一个不带评判的、理解和包容的环境，让儿童在这个环境里感到足够安全，从而能够去探索自身未知的部分，以及其他和父母产生联系的方式。

第 2 章

神经科学与亲子关系治疗

莱莎·M. 米勒

亲子关系治疗是被用来与家庭合作的一套成熟的治疗方法。本书的许多章节和配套培训手册提供了充分的证据，证明了该疗法针对广泛的人群以及存在的问题的疗效。尽管在神经科学术语和概念进入咨询领域之前，亲子关系治疗很早就已经发展起来，但该方法与儿童发展、情感和关系神经科学领域的很多发现是一致的。研究神经科学和亲子关系治疗之间的联系，可以进一步加深对该方法的理解，增加其可信度。此外，相关的神经科学原理可以为咨询师提供另一种与来访者沟通的语言。心理健康专业人员报告说，他们在学习神经科学并将神经科学信息融入他们与来访者的工作中，取得了一些积极的效果，包括同理心的提高、对治疗关系的重新关注以及作为治疗师的信心增强等。

相对而言，神经科学领域仍处于起步阶段，咨询师必须谨慎地解释并将这些发现与咨询联系起来。个人是独特的，而大脑结构和功能是无限复杂的。正因为如此，本章将主要关注神经生物学中的广义元概念，这些概念已经被确立并得到了广泛的支持，包括大脑发育的本质和情绪与记忆的神经解剖学。另外，我还将简要地讨论与学习有关的神经科学原理，因为它与亲子关系治疗的结构和实施非常相关。

大脑发育的性质

层次发展

大脑是按顺序发育的，从较低、较原始的区域（如脑干和双脑）开始，到较高、较先进的区域（如边缘和皮质区域）。下位脑结构主要在子宫内发育，负责调节身体核心功能，如心率、睡眠 / 觉醒周期、体温、呼吸等。这些结构在生存反应和生理调节中也起着重要的作用。接下来是松散的边缘区的发育，主要是在儿童出生到五岁期间形成的。丹·西格尔

（Dan Siegel）指出，大脑的这一部分实施"整合广泛的基本心理过程，如对意义的评价、社会信号的处理和情感的激活"。记忆和依恋系统的整合，主要是在海马体和杏仁核中进行的，被认为是源于这个大脑中枢区域。丘脑和下丘脑也在边缘区，作为身体本身和大脑之间的信息链接。

大脑皮层是大脑最后发育的区域。大脑的这个"高级"部分的结构在儿童早期就开始发育，但直到成年早期才完全形成并与其他区域融合。大脑皮层被认为负责更复杂的执行功能（如工作记忆、注意力和集中力、计划和反应灵活性）、抽象推理、解决问题和抑制皮层下冲动。

大脑发育的层次性对儿童和家庭治疗有许多启示。也许最重要的是，干预措施应该与儿童的认知、情感和行为能力相匹配，并适当地建立起架构支持这些能力。佩里（Perry）开发了一个神经序列发展治疗学模型，他建议根据儿童的发展能力和功能领域进行一系列的治疗干预。佩里指出，游戏治疗方法在支持边缘系统的发展、培养安全依恋和情绪调节方面是最有用的。在整个幼儿期的大部分时间里，边缘系统是大脑的主导区域。主要依靠语言对话的治疗干预（如认知、行为和心理动力学方法）对幼儿往往不那么有效，因为它们严重依赖大脑的一部分，即皮层，而这部分皮层还没有完全发育或整合。

亲子关系治疗包含了许多原则和实践，都体现了神经发育的敏感性。或许最重要的是，这种疗法可以帮助家长学习游戏治疗的原则，并让孩子参与到关系的联结中，而不是口头讨论中。这种对关系的强调，很好地匹配了在儿童早期到中期占主导地位的大脑部分边缘系统。神经发育的敏感性也反映在至少两条大拇指原则上：**给大孩子大选择，给小孩子小选择；如果你不能在 10 个词以内把话讲清楚，那就不要说**。这些大拇指原则尊重了大脑皮层仍在发育的特性，不会让儿童被太多的词汇（如基于语言的沟通）压倒，也不期望儿童一次处理太多的信息。

神经可塑性

大脑在整个生命周期中会随着经验的变化而变化。2006 年，科佐利诺（Cozolino）和斯普洛凯（Sprokay）将神经可塑性定义为"神经元根据环境需求，以经验依赖的方式改变其结构和彼此关系的能力"。简言之，神经可塑性是大脑学习的方式。经常被激活的神经元和神经通路会加强，变得更加自动和高效，而较少被使用的神经元和神经通路最终会减弱和死亡（即凋亡、修剪）。2012 年，西格尔将这一过程称为"要么使用它，要么失去它"。虽然个体生来就具有一定的遗传倾向和潜力，但经历会影响一些基因被关闭或开启（即表观遗传学）。生命早期的经历会不成比例地影响大脑发育中的特定区域和由此产生的功能。负面的早期经历会显著影响大脑的综合纤维，深刻影响应激反应系统和自我调节能力。

　　神经可塑性的概念对父母的工作有重大影响。与养育者的关系是人类最早的经历，因此对大脑发育至关重要。家长所促进的经验类型和这些经验的频率将直接影响孩子的基因表达和神经结构的发展。大多数父母希望他们的孩子能发展出自立、热情、坚韧、灵活、善于情绪调节等特点。但是，很多家长并不知道促进这些方面神经学习的最佳方法。

　　亲子关系治疗增强并利用大脑的神经可塑性。如上所述，健康的人际关系是亲子关系治疗的关键点，它会支持大脑的学习能力。2009 年，博格斯（Porges）注意到，当个体产生安全的神经感知时，他们的社会参与系统就会被打开，从而带来平静的身体状态（如心率减慢、炎症减少以及低水平的应激反应激素）和行为状态（如更好的倾听、同理心表达和其他友好的社交）。当儿童感受到与值得信任的养育者之间的安全联结时，他们的副交感神经系统更占优势，使大脑的高级皮质区域（如前额叶皮层）更充分地参与进来，并使负责记忆巩固的中脑结构（如黑质／室间隔区和海马体）将学习转化为长期记忆存储。

　　此外，联结是七个基本的心理健康实践之一，支持整个生命周期的神经可塑性和最佳心理功能。其他六项包括充足的睡眠、规律的运动、专注的时间、陪伴时间、游戏时间和休息时间。洛克（Rock）等人认为，联结是一种"被感知"和"被另一个人关注到和理解"的感觉。亲子关系治疗中的"在一起"的态度（如我在这里、我关注着你、我理解你、我关心你）就为增强神经可塑性的联结提供了必要的存在和接纳。类似于前面博格斯的多义性理论，这些经验培养了一种开放和好奇心，促进了有身体充分参与的学习。

　　亲子关系治疗还可以教父母如何促进与孩子的体验，让他们学习和实践关键技能。实践是促进神经可塑性的重要部分。孩子们被允许探索和努力发展责任感、自我效能感和自我控制能力。例如，父母学习如何把责任还给孩子。其中一条大拇指原则——**"不要帮孩子做他自己能做的事"**就体现了这一点。父母的回应，如"这是你能做到的"或"我们可以一起解决这个问题"，会让孩子获得一种克服挑战的感觉和成就感。

　　亲子关系治疗还让父母认清表扬和鼓励的区别。它强调"鼓励努力而不是表扬结果"，这样孩子们就可以进行自我评估，学会审视自我的内在价值。我几乎可以看到，当孩子们体验到因努力而受到奖赏的感觉，以及被允许由他们自己决定成果的价值时，他们的神经元就会兴奋起来。神经连接就会将创造和掌控的积极感受与被珍惜和被接纳的感觉联系起来。

　　最后，亲子关系治疗设定界限的过程为儿童提供了一个机会，使他们能够控制自己，获得安全感。通过对某些行为做出接纳而坚定的反应，例如，"我知道你真的想用剑刺我，但我可不是用来打的。你可以选择打布袋或地板。"让孩子有时间和空间来调节他们的冲动。他们能够体验到想要做某事却选择不做的感觉，学习其他可接受的方式来满足特定的欲望。

　　这些内化的感觉体验的重复，建立了一张由积极的感觉、思想和行为构成的神经网。这样的经历越多，它们在大脑中就会变得越强、越自动化。虽然神经连接直到青春期和成年早期才会完全髓鞘化，但它已经为将来引领这些能力的发展打下了坚实的基础。

记忆和情感的神经解剖学

内隐记忆

在神经科学中，记忆通常被分为外显（陈述性）记忆或内隐（非陈述性）记忆。外显记忆是情景性的（记住一个特定的事件，如在你八岁生日那天吃草莓冰激凌）或事实性的（记住一个特定的知识，如回忆一篇建议儿童每晚睡 10~12 小时的文章）。内隐记忆不带有那种有意识的记忆而是过滤了外部世界，影响了知觉、情绪、行为冲动和身体感觉，以这样一种方式交织在身心中。内隐记忆是个体在 18 个月前唯一能形成的记忆形式，并且在幼儿期的大部分时间里都是主要的形式。内隐记忆在大脑的工作中起着至关重要的作用，它能有效地预测、预报和对环境刺激做出反应。

依恋系统以及个体为满足依恋需求而形成的风格，被认为是一种内隐记忆。西格尔将依恋系统定义为："大脑中的先天系统，它的进化方式影响并组织了与重要的照料人相关的动机、情感和记忆过程。"从广义来说，个体的依恋风格是沿着从安全到不安全的连续体发展的。个人越安全，他们越有可能依靠重要的关系人物来帮助调节压力，也更有可能对周围世界感到好奇、寻求新奇和成长。有安全感的人会将这样一种感觉内化于心："我是有价值的，是可爱的。虽然人无完人，但我通常可以相信别人会在需要的时候帮助我。世界上有很多有趣的人、地方和事物，我想出去探索。"而有更多不安全依恋的人，往往在自我调节上有困难，对自我、他人和世界会有更多负面的看法。

内隐记忆，特别是依恋的心理模式，可以在与父母的互动中发挥重要作用。所有个体都带着他自己的童年，以及在家庭关系中的存在和关系方式的内隐记忆。2010 年，巴德诺赫（Badenoch）和考克斯（Cox）指出，内隐记忆可以告诉我们"关于我们的价值和我们可以期待的关系"。有时候，内隐记忆会以消极的方式过滤当下的经验，并开始干扰亲子关系。内隐记忆可能会抑制父母的能力，使他们无法在情感上与孩子同在，也无法有意识地、以共情的方式来回应孩子。认识到哪些反应和回应是内隐偏见，而不是当下现实的结果，往往是创造更多的选择和改变的第一步。尽管关于内隐记忆的神经科学研究仍在涌现，但整合和转化有问题的内隐记忆有一个最广为人知的方法，那就是通过非固定性的关系体验和正念练习，来促进身体的觉知以及对当下体验的接纳。亲子关系治疗可以促进新的关系体验和正念养育实践。

与内隐记忆概念相关的亲子关系治疗的大拇指原则是：你无法给予他人你自己没有的东西。只有当家长愿意体验和发展自己时，他们才能提供同样多的情感存在和情感接受。这些能力通常与内隐依恋方式有关。亲子关系治疗中指导和小组历程的性质增加了内隐记忆被触发的可能性，从而能被识别和解决。家长往往不知道他们对孩子情感反应的根源，甚至不知道孩子对他们和其他人情感反应的根源。在我促进亲子关系治疗小组的实验中，与内隐记忆相关的讨论会帮助家长减少自责，并开始将内隐记忆转变为更连贯和整合的存在方式。巴德诺赫和考克斯指出："当小组的内隐神经网络被激活时，它可以在治疗师的支持下增强协调感，从而加强修复的可能性。"小组可以作为调节的来源，并作为不确认的经验，有助于将自动反应转变为反映性反应。

亲子关系治疗还指导家长，"最重要的不是你做了什么，而是你做了这些事之后又做了什么"。这个概念与隐性依恋的修复概念一致，可以帮助家长培养与孩子的安全依恋。家长不必总是完美地回应孩子来促进安全依恋。事实上，那些同时培养安全和不安全依恋的家长只有三分之一的时间"做对了"。这两种育儿方式的不同之处在于，培养安全依恋的家长会意识到自己"搞错了"，然后回过头来再试一次（即修复）。这种破裂和修复的过程被认为是在大脑中建立复原力。父母应在亲子关系治疗中学习这种重要的大脑建设技能。

情绪

理解情绪在大脑功能中所起的作用对于家长与孩子的合作是至关重要的。近几十年来，心理健康治疗的重点是认知变化理论。根据这些模型中的很多模式，情绪和行为的改变是由于识别这些适应不良的想法并与其斗争而产生的。这些模式并不一定反映出我们是如何指挥大脑和身体来做出反应的，特别是当个体感知到威胁或处于高度压力下时。学者们使用了许多术语，来描述大脑对这些刺激的处理和反应方式，如低路/高路、快速思考/慢速思考和自下而上/自上而下。大脑皮层高级结构发育不全的个体，如儿童、有未解决创伤的个体，更可能依赖于基本自动、无意识的自下而上快速处理。这种处理由原始情绪状态激发，并激活有助于生存的生理反应。

大脑皮层在自我反省、透视和思考长期后果方面具有主导功能，但在自下而上的处理过程中基本上被忽略。在这种情况下，习得新信息、解决问题和表达同理心的能力会暂时受损。2014 年，盖斯基尔（Gaskill）和佩里注意到，对于处于戒备状态的儿童来说，是不可能反思自己的行为的，也无法有效吸收改变行为的认知策略（即使之前已经内化并掌握了），因为在受到威胁时，大脑皮层相对来说是无法进入的。年龄、生活经历和当前的压力源都会影响一个人是选择自下而上还是自上而下的处理方式。一般来说，通过自上而下的神经处理进行情绪调节是一种技能，最初是在幼儿时期通过与照看者的关系习得，然后在整个生命周期中不断完善。

　　游戏在情绪调节的发展中扮演重要角色。大脑布洛卡区主导着语言发展，在儿童时期不断生长的、大脑中在语言发展中占主导地位的布洛卡区，使得儿童的语言表达能力越来越强。尽管如此，游戏仍然是沟通情感的最佳方式。通过游戏，儿童可以表达他们的内心世界，并了解他们情感表达的界限。人们认为，在安全的、有联结的关系背景下的游戏，会激活副交感神经系统和交感神经系统的某些方面，允许处理现实生活中的情景和挣扎。2000年，佩里、霍根（Hogan）和马林（Marlin）也指出，游戏往往反映身体、认知和社会情感发展的其他方面。以这种方式，与儿童一起游戏可以为他们的神经功能发育提供一种途径。亲子关系治疗与神经生物学对情绪的理解是一致的，它告诉家长，游戏是孩子们交流情绪的一种更自然的方式。家长可以得到指导和支持，设置特殊游戏时光活动，创造这种自然的交流环境。家长也会学到一些技能，帮助他们在特殊游戏时间之外回应和处理情绪。在亲子关系治疗中，首先教给家长的技能之一是反映性回应。亲子关系治疗促进者支持家长去理解孩子，并将这种理解传达给孩子。仅此一项技能就能帮助孩子缓解情绪上的压力。西格尔在谈到识别和标记情绪对镇静神经系统的影响时，提到了"识外以安内"这个表述。

　　亲子关系治疗的大拇指原则：不要在孩子溺水的时候教她游泳。这是一个尊重情绪的好方法。该治疗方法教导家长，情绪爆发的时刻（如大发脾气、崩溃）不是教导孩子或让孩子反省自己行为的好时候；相反，我们鼓励家长寻找与孩子沟通的方法、抚慰孩子。西格尔和哈策尔（Hartzell）将这些事件称为"大脑边缘区超速"，并指出"纠正前联结"的重要性。

成人学习的神经科学

　　在过去几十年里，神经科学领域最令人兴奋的发现之一是，大脑可以在整个生命周期中发生变化（即成人大脑的可塑性）。尽管成人学习不像在儿童早期和青少年时期那样容易或有效，但咨询师可以与家长一起创造真正的结构性变化。科佐利诺和斯普洛凯概述了以下可以增强神经可塑性的成人学习的五个原则：

1. 与一个能协调一致的人建立一种安全、信任的关系；

2. 保持适度的唤醒水平；

3. 激活思维和感觉；

4. 设定自我反思的语言；

5. 共建积极乐观的自我叙事。

第 1 项原则，与一个能协调一致的人建立一种安全、信任的关系，这与大脑的社会性有关。施普伦格（Sprenger）指出："大脑在与其他大脑一起学习时表现得最好。"如前几节所述，有了安全的关系，可塑性就会增强，更关注当下生存情况的大脑交感神经系统能够放松，让大脑中负责长期学习和计划的部分发挥主导作用。

第 2 项原则，保持适度的唤醒水平，反映了动机、奖励和学习压力对学习作用的研究。大脑中主要是自动区域的神经活动，包括杏仁核、海马体和眶前额皮层，在将新信息转换为长期记忆存储方面发挥着重要作用。唤醒太少，大脑会认为信息不重要，无法存储；唤醒太多，大脑会被大脑中的其他应激反应功能抑制，记忆会在很大程度上变得内隐和碎片化。唤醒可以通过挑战和支持的平衡来调节，并确保信息对学习者有意义和相关。

第 3 项原则，激活思维和感觉，反映了人们对情绪在认知学习中所扮演的角色有了更多的理解。大脑的情绪中心在过滤输入信息以获得记忆显著性，以及将在学术环境中学到的技能归纳到现实生活的情景中起着重要作用。执行功能在很大程度上依赖于眶前额皮层和腹内侧前额叶皮质与情绪产生边缘区之间的联系。例如，单词 e-mot-ion 的拉丁词根是 e（前缀）-mot（移动的意思）。如果没有这些脑区的整合，个体就无法充分进行判断并采取适当行动（即移动）。教与学越来越强调状态依赖。状态依赖型学习通常是指当学习环境和应用环境匹配时，个体的记忆检索能力增强。例如，家长在学习反映孩子的感受时，应该在与其实际反映孩子感受的环境相似的情况下练习这种技能。促进状态依赖型学习的方法包括角色扮演、真实的应用练习与激活思维和感受的活学活用。

最后两项原则，设定自我反思的语言和共建积极乐观的自我叙事，也与研究信息如何组织并存储在大脑中以供日后检索有关。科佐利诺和斯普洛凯指出："由于叙事需要多个记忆网络的参与，这些故事通过关联来增强记忆。"通过死记硬背获得的信息在很大程度上依赖于前额叶皮层的功能，前额叶皮层是大脑在压力下（如睡眠不足、饥饿、情绪过载）最容易出现功能失调的区域。然而，人们认为通过具体体验学习到的信息，并融入自我的叙述中，存在于大脑亚皮层和皮质的部分，更能承受压力和打击。在成人学习的神经科学中，自我反思的基调和焦点（如关注优势而不是关注不足）也很重要。个体给自己讲述他们如何胜任父母角色的故事，这对行为有重要影响。积极乐观的自我叙事会产生更多积极的养育行为。

亲子关系治疗过程与这些成人学习的神经科学原则非常吻合。这种方法被设计成一种小组体验，发展成为一个安全的、支持性的关系，并且变成一个家长得以认可自身情绪、重写自我叙事的地方。亲子关系治疗的带领咨询师会充分看到家长的优势（如积极的育儿行为和收获的成功），并通过积极肯定为家长赋能。**大拇指原则中特别提到了这个观点：如果没有人相信你，你就很难相信你自己。**家长的努力在小组内正常化，他们能够给予并接受支持，这增加了关联度和意义。

此外，在亲子关系治疗中，咨询师运用一些策略来唤起人们的思考和感觉，并进一步促进积极的自我叙事的发展。本书配套的培训手册包含许多故事和类比（例如，破茧成蝶的苦痛和飞机上的氧气面罩），鼓励参与者分享案例和关注的领域。在整个小组体验中，参与者通过自己的游戏环节、参与角色扮演（如练习设限、给予选择、建立自尊的反应）和完成家庭作业（如感受回应、追踪技能、三明治拥抱／亲吻、积极的性格品质笔记）来进行状态依赖型学习。

结论

神经科学研究在心理咨询中的作用越来越大。一些学者将神经科学称为心理咨询行业的第五种力量。幸运的是，该领域的这种转变并不一定意味着咨询师要完全重新思考他们的方法。正如本章所介绍的那样，咨询师所做的很多事情都与神经科学原理相一致。亲子关系治疗是一个很好的例子，该疗法符合大脑发育、情绪和记忆的神经解剖学以及成人学习的神经科学原则。

当咨询师了解到他们工作的更多神经科学原理时，他们可以开始与来访者分享这些知识。对于有兴趣与父母分享神经科学原理的咨询师来说，有很好的资源，包括我在最近一期的《心理健康咨询杂志》（*The Journal of Mental Health Counseling*）写的一篇文章，以及丹尼尔·西格尔和多位合著者的多篇文章。更多需要分享的信息可以通过知名的在线网站——哈佛大学儿童发展中心找到。

第 3 章

亲子关系治疗的特点

有许多显著的动态特征，使这种模式区别于其他家长培训项目。下面描述的亲子维度和培训维度使亲子关系治疗成为一种独特的家长培训形式。

亲子维度

亲子关系

亲子关系治疗的重点是通过使父母掌握基本的以儿童为中心的游戏治疗技能，提高和加强亲子关系，这些技能已被证明是促进安全依恋关系发展的必要和有效的方面。大多数其他家长训练项目主要专注于一些特定技能或解决问题的技巧，来纠正或消除儿童的某些特定行为。亲子关系治疗的基本原理是，父母和孩子之间的良好关系是改善和纠正孩子的问题，并防止未来问题发展的、最根本也是最具疗效的治疗维度。

交流基于游戏

不像其他的家长训练模式，依靠言语技巧强调家庭讨论或亲子讨论来解决问题，**亲子关系治疗及其他形式的亲子游戏治疗依靠儿童的天然交流方式——游戏。游戏是儿童交流感受、需求、欲求、愿望、幻想、经验和思想的主要媒介。**在亲子关系治疗中，游戏是了解儿童、建立亲子关系的沟通媒介。由于儿童对游戏这个媒介感到舒适，反而更容易将游戏体验和关系聚焦在对他们重要的维度上。因此，儿童通过游戏的沟通受到的限制较少。

符号表达

由于游戏是孩子自然的表达媒介，而亲子关系治疗是以游戏为基础的，因此亲子关系治疗是唯一一种可以让孩子通过安全的符号表达，在孩子主导的游戏背景下充分表达自己的情绪的家长训练模式。玩具不仅仅是作为一种让孩子表达的方式，或者为父母提供一种应用管教策略的手段。家长要知道孩子的游戏行为是有意义的，而用玩具的示范则是为了传达孩子对所选玩具的自我指导游戏与其生活中的事件、恐惧等的关系的例子。教导家长要对孩子游戏中可能的含义保持敏感。但是，不期望他们弄明白或理解孩子游戏中的象征意义，只期望他们对游戏的重要性和游戏的治疗价值保持敏感。重要的因素是孩子有机会把潜在的重要信息发挥出来。玩出这些意义比父母是否理解象征意义更重要。

孩子主导

在特殊的游戏时间里，允许孩子主导，家长不主动提出谈话的话题、游戏的内容、时间如何度过，也不提供解决问题的建议。在整个 30 分钟的特殊游戏时间里，由孩子主导，家长跟随。共处时间的重点是由孩子决定的，不管孩子以前的行为是否让父母担忧。然而，在大多数其他的家长培训项目中，亲子互动的内容和方向都由家长决定。而让孩子来主导，可以让孩子有机会体验责任的感觉。

接纳而非纠正

在亲子关系治疗中，不强调纠正孩子的行为。训练的重点是发展技能，以便在 30 分钟的特殊游戏时间内加以利用。在 30 分钟内，父母要在适当的界限或限制下，接受孩子和孩子的决定。允许孩子做出与游戏时间有关的决定，孩子要和什么人一起玩，如何玩等，家长要接受这些决定。除非在需要限制的情况下，父母不纠正孩子，不希望孩子与众不同，允许孩子犯错，不干涉或提出建议。在 30 分钟内，孩子是主宰者，并且被全然接纳。

训练维度

团体治疗过程

亲子关系治疗的过程或团体治疗类型的组成部分是独特的，对亲子关系治疗的成功起到至关重要的作用，因为父母往往对孩子有强烈的反应，对自己和家庭成员有强烈的感受，他们需要处理这些感受，才能在亲子关系治疗培训课程中充分地表现出来，并在情感上学习所教的内容。以下是一位研究生在督导亲子游戏治疗实习课后的自我反思，并对小组历程进行了描述：

> 我发现，阿什利和丈夫在参加亲子游戏治疗课程的过程产生了争执，显然，如果她无法消化自己的感受，对课程就很难听得进去。所以我把训练议程放在一边，帮助她处理好自己的感受。我了解到，这种灵活性对亲子游戏训练至关重要。在我让阿什利听我讲解训练要点之前，先让她表达自己的感受，然后再让她听听我的想

法，这有助于增进我们关系的融洽和信任的发展，有利于她改变。让她探索自己的感受，不仅促进了她的感受的表达，也让她对自己的需求有了更多的认识。我相信，这将帮助她与儿子进行更有效的游戏治疗环节，因为她将更好地理解我所示范的反思的力量和过程。就我个人而言，我再一次体会到了反思的力量。我并没有试图帮助她解决与丈夫的争执，而是简单地反思并跟随她的步伐。我的反思促成了一些有趣的见解。疗程结束时，她说感觉好多了。

家长对孩子的强烈反应以及对自己和家庭成员的感觉也需要在亲子关系治疗培训中进行处理，这样家长就可以像在特殊游戏环节中所要求的那样，充分地呈现在孩子面前，并在情感上与孩子相处。一位母亲将处理的必要性描述为："我在一个极其不正常的家庭中长大，我经历了一些关于我父母的非常强烈的直觉反应感受，这些感受可能阻碍了我听到我的孩子在我们的游戏时光中所传达的情绪信息。"亲子游戏治疗训练课程中的教导 / 治疗维度，以及父母与孩子的特殊游戏环节的处理，常常让父母想起多年来与自己父母之间的问题，以及被搁置的情感创伤。探讨这些问题时，要考虑到这些问题对父母作为改变的治疗者与子女之间的关系的干扰，而不是"你有什么问题需要改变"，或者是需要纠正的人格问题。因此，亲子游戏治疗的这一部分被称作"团体治疗过程"或是"团体治疗类型的组成部分"。

在亲子关系治疗中，家长并不是要被动接受团体治疗。他们需要训练，需要发展自己的关系技能。同时，他们需要深入了解那些妨碍他们与孩子进行沟通的个人问题，将这些问题当作改变的契机。对个人问题的处理能够促进家长的内在成长，继而帮助他们整合新的技能，按照要求采用新的行为方式。

在集中学习如何对孩子感受进行回应时，安吉拉表现出明显的抗拒，且十分强硬地质疑了回应孩子感受的重要性。在最近的某次训练课程中，她做了如下分享：

> 我一直在思考要回应孩子感受的问题，现在我明白了为什么要这么做。小时候，我经常跟妈妈说，我要跟她出去逛街，不想在家里陪爸爸。她对我的恳求置之不理，结果我被父亲性侵。我从小就不相信自己的感受，不相信自己，因为我妈妈不听我的感受。我现在意识到，当你肯定孩子的感受时，你就会教他们相信自己。

在亲子游戏治疗团体中处理自己的童年经历和现在的感受，使安吉拉能够自由地识别、情感上认同和确认孩子的感受。安吉拉的见解分享，也使带领咨询师更强调回应孩子感受的重要性，同时也促使其他家长在认同孩子感受上投入更多的精力。

倾听其他家长的经历，有助于卸去一些家长的防备心和孤立感。因此，带领者要积极促进家长之间的互动，帮助他们感到自己融入了团体。艾米莉（Emily）在最后一次培训中总结了团体的力量，她描述了亲子关系治疗培训中对她的影响：

> 要是兰德雷思博士想讲述和我们一样挣扎着的家长的故事来安慰我们的话，他能坐在这儿讲上一整天。不过，亲眼看到、听到、碰触到他人的感受完全是另一回事。倾听大家的问题，倾听大家和孩子相处中的困难，让我受益匪浅。

1978 年，俄德利（Eardley）的调查研究支持了团体治疗过程在亲子游戏治疗中的关键作用。这一研究发现，相较于仅仅围绕教导训练辅以演示、亲子游戏和旁听反馈的治疗模式，结合了教导训练和团体治疗过程的组合型亲子游戏治疗要更有效。不过，亲子游戏治疗训练的有效性也依赖于家长消化处理关于自身、孩子、游戏课程以及家庭问题的积极性。

关注未来

亲子关系治疗是着眼于未来的。大多数其他的父母培训模式都是以过去的关系和发生的事情为基础，强调纠正孩子的方式。亲子关系治疗的重点是孩子能够成为什么，而不是孩子已经做了什么。因此，父母花在叙述孩子行为上的时间是最少的。基于过去的行为来回应孩子，限制了孩子，使他们继续维持原来的样子。

如果在孩子生活中起重要作用的大人认为他们没有能力改变，那么孩子就会被束缚在过去。如果在孩子生活中起重要作用的大人相信孩子本人有能力，并基于对孩子有能力的信任而对其做出反应，孩子才有可能成为其有能力成为的人。亲子关系治疗的基础是相信孩子有能力进行积极的自我引导的改变，因此，它的重点是孩子的潜力而不是孩子曾有什么问题。

基于体验

亲子关系治疗主要是以体验为基础，依靠在实践中学习的原则，这较大多数其他家长培训模式使用讲座－讨论的教授形式被认为是重要的原则和流程。因为体验式方法能更快地吸引家长，保持家长的高度兴趣和参与，并为培训者提供监督技能发展的机会。体验式方法还能吸引或引出那些对在培训团体中谈话犹豫不决、沉默寡言或有所保留的家长。在下面这位亲子治疗师的报告中就体现出了这一点：

> 玛利亚让我感到惊喜。一开始，她不太说话，也不太参与集体讨论。但到了第 3 单元，她似乎适应了课程环境，在和儿子亚当的游戏时光活动中很投入。天哪，她的热情和享受也让我特别激动！她每周都会把录好的视频带到课堂上，从不缺漏。从视频中可以明显看出，她理解了我们教授的技能，并且能够身体力行。事实上，我对她学习的速度感到惊讶。到了第 5 单元，玛利亚开始和大家分享她对游戏时光的感悟，而且开始主动询问在游戏时光活动之外的一些特定情况下应该如何

回应。

　　她还分享了她和丈夫一同学习的课程内容，并录了一段她跟亚当一起做游戏的视频，然后在丈夫的同意下将视频带到了课堂上和大家分享。在我们一起观看视频的过程中，玛利亚指出了许多丈夫回应孩子的不当之处，扮演起了观察员的角色。她表示游戏活动对于她和亚当来说都充满了乐趣，而且亚当对待妹妹变得更为友善，在家里也变得更加温和、更加乐于合作。亚当的老师也说，他在课堂上的表现变得更加积极，且更乐于和他人进行互动与合作。

在实施特殊游戏课程之前的培训课程中，以角色扮演的形式练习新技能，提升了父母的信心水平，并有助于确保新技能在所需的家庭特殊游戏课程中的亲子互动环节得到正确使用。一位亲子治疗师观察到：

　　家长只告诉你她能理解设限是不够的。我相信玛格丽特确实是理解了。然而，家长如果没有对设限进行反复记忆，就很难在现实条件下成功实践。在游戏活动中，玛格丽特的确成功做了一次设限，但由于她对于如何用新技能设限还没有形成习惯，所以她仍然按照过去的习惯来设限。我真心认为角色扮演非常重要，而且在团体培训中，父母也可以观察到其他人的做法。

体验式学习中最有活力的部分发生在必要的亲子特殊游戏时光活动中，因为父母要在孩子身上实施他们作为治疗代理人的新角色。这些特殊的游戏时光通常是父母对自己和孩子进行激动人心的发现的时间，而且当父母成功地实施新的技能时，往往也是强化的时间。

在培训课程里进行角色扮演，然后有特殊的游戏环节，由团体中的其他家长观看，这种体验式的方法可以让家长参与到给予支持性反馈和鼓励的过程中。同伴群体的支持比亲子关系治疗培训师的评论更能影响家长的行为。这些方面对于建立父母的信心，使他们尝试对孩子做出新的反应是至关重要的。

以"建立关系"取代"纠正问题"

亲子关系治疗培训的重点是让父母掌握必要的技能，以发展与孩子的治疗关系。没有强调纠正孩子可能有的具体问题。这种家长培训方法的基本原理是，改善家长与孩子的关系，将对问题行为的根本原因产生积极影响，进而使父母关心的行为问题产生积极的变化。孩子本身以及父母与孩子的关系，永远比孩子可能存在的问题更重要。因此，亲子关系治疗培训课程的重点是发展治疗关系的技能，而不是纠正问题的技术或方法。

改变孩子的观念

亲子关系治疗培训的一个中心目标是改变孩子对父母和亲子关系的看法，而不是改变孩子的行为。行为被看作认知的函数。因此，观念的改变将导致行为的改变。在亲子关系治疗中，父母学习如何建立一个理解、接受和共情的游戏环境，在这个环境中，父母被孩子视为盟友，因为在 30 分钟内，父母放弃了纠正改变孩子的任何尝试。父母学会如何通过孩子的眼睛看问题，试着理解孩子眼中的"意义"。

焦点：家长效能 vs 改变孩子

前来接受亲子游戏治疗的父母往往会感到失控，所以认为自己需要学习的是控制孩子的方法。虽然大多数家长培训模式预设了改变孩子的策略目标，但这并不是亲子关系治疗培训的目标；相反，这种方法的重点是通过提高父母的效能来改变父母。那些对自己有能力对孩子做出适当反应而感到更有信心的父母会感到更有控制力。

父母对自己的感觉，以及对自己作为一个人和一个父母的称职感，会极大地影响他们与孩子的互动，从而影响孩子的发展。对于即使是最有技巧、最敬业的父母来说，再怎么会养育孩子，那也是一个困难、压力大、常常令人沮丧的过程。当亲子关系出现困难、事情进展不顺利时，父母很容易产生自责，怀疑自己作为父母的能力是否足够。研究表明，父母的效能对儿童发展的任何一个方面都会产生深远的影响。1986 年，罗纳（Rohner）在其研究报告中指出，温暖、接纳和滋养型的父母其孩子表现出更积极的社会技能；而那些在社会技能方面遇到困难的孩子，其父母则是僵化、专制和冷漠的。其他研究认为，在内部控制中心得分较高的父母似乎以积极的方式影响了他们孩子的发展。1988 年，斯威克（Swich）、格莱德斯通（Gladstone）和海耶斯（Hayes）指出，专门为提高父母的控制感而设计的父母干预措施有助于儿童行为的改善。

父母与孩子之间的动态关系肯定是最能影响孩子的发展的，而这一关系中的一个重要因素就是父母对自我的态度和认知，这与父母的控制区位有关。父母对自我的认知会影响其控制区位，进而影响父母对孩子生活的指导和参与的方向和程度。一般来说，当孩子在发展中遇到一些困难，或者家长在与孩子的人际关系中长期遇到困难时，家长就会感到失控，认为自己无能为力，感到自己的不足。因此，亲子关系治疗的一个主要目标是支持和鼓励父母。敏感的治疗师会传达出对父母的信心，相信父母有能力在理解和接纳孩子的过程中成长，并对孩子的发展产生积极的影响。家长需要协助，从而能学习鼓励发展积极亲子关系的技巧。默认大多数父母已经知道这些技巧是什么，以及如何利用这些技巧的想法是不正确的，因为在我们的社会中，教父母如何以有效的方式与孩子互动，这方面的投入还相对太少。

当父母学会了以儿童为中心的游戏治疗的基本技能，即反映性回应和治疗性设限时，他们逐渐开始认为自己是有能力的，因为他们有了新的工具来利用他们与孩子的互动。结果，父母感到自己有能力，自我认知得到改善。自我认知的改变会导致父母行为的改变。当父母对自己作为父母的角色感到更有信心和更具控制力时，他们就能把注意力从控制孩子转移到接受孩子有能力进行积极的自我引导改变。父母的这种观念的改变是一个强大的治疗层面，它使孩子从捍卫僵化的自我观念中解放出来，从而使孩子能够改变。因此，亲子关系治疗的一个主要重点是帮助父母对孩子形成更现实、更宽容的看法。

理解：关系 vs 行为目的

在亲子关系治疗培训中，强调的不是了解行为的目的而是了解孩子、了解孩子的情感需求，以及与孩子关系的重要性。了解行为的原因是没有必要的。了解孩子和孩子的需求却总是很重要的。家长往往更关心的是了解孩子为什么会有这样的行为，而不是了解孩子这个人。这种对答案的需求似乎是出于一种信念，即如果父母能找到孩子行为方式的答案，就能解决问题。这种以解决问题为中心的方法强化了控制的需要，而忽视了孩子个人的重要性。

内在控制点 vs 外在控制点

亲子关系治疗和其他形式的亲子游戏的独特之处在于强调了以发展内部控制中心的方式对孩子做出反应的重要性。在这种关系中，父母的反应传达了一种信念，即相信孩子有能力负责任地做出反应，把特殊游戏时光活动的决定权交还给孩子，从而促进了这一目标的实现。这种对孩子的信念是建立在适合儿童发展的界限基础上的，这种界限的建立是为了让儿童发展内在控制力。这不是一种完全放任的关系，行为是有限制的。然而，孩子所表达的行为是在这样一种关系的背景下被看待的，理解孩子比阻止行为更重要。

理解孩子意味着对与孩子的动机、对自我的认知、独立性和被接纳的需求有关的内在变量做出反应。在亲子关系治疗关系中，目标不是阻止孩子的行为。诸如"不要这样，不要这样"和"你不能这样做"这样的语句促进了外部控制中心的发展。亲子关系治疗方法的重点是理解孩子的独特视角、孩子的感受、孩子想要什么，以及孩子想表达什么。因此，与其试图阻止行为，不如传达对孩子的理解——"你想把那个娃娃的头拉下来""你对我很生气"，并以这样的方式回应孩子，让孩子自己停止。"娃娃的头不是用来拉下来的""我不是用来打的""橡皮泥是用来在饼干板上玩的"这些反应让孩子可以对自己说"不"，它们促进了孩子内部控制中心的发展。重大的变化来自孩子的内心，而这种信念是由父母以赋予孩子权力的方式做出回应而树立起来的。

必要的实验阶段

亲子关系治疗培训是非常系统的，并遵循一个结构，让父母参与到持续的学习过程中，不会让技能的获得或练习成为偶然。亲子关系治疗是同类型培训中唯一需要一个结构化的实验室经验的家长训练模式。不像其他家长训练模式，通常由孩子的行为发起，要等待一个合适的时间，运用一个新的技术或技能，父母在亲子游戏治疗被要求设定一个固定时间，与他们"被重点关注的孩子"（由父母确定为需要帮助的孩子），每周一次在他们的家或其他指定地点，实施 30 分钟的特殊游戏时光活动。在这个特殊的游戏时间里，父母要练习在培训课程中学习到的儿童游戏治疗技能。

特定的游戏材料套组

　　亲子特殊游戏时间采用的是一套特定的游戏材料，这些材料被发现可以促进儿童的各种游戏行为和情感表达。在特殊游戏时间里，孩子使用游戏材料，通过游戏行为表达出他们的个人世界。由于游戏活动选择的玩具和材料会很大程度上影响治疗，因此，除非得到治疗师的同意，否则家长不能将其他玩具引入游戏时光活动中，所有的游戏材料自身并不鼓励儿童的需要、感觉和经验的表达。

仅在特殊游戏时间练习技能

　　普遍的家长培训方案的期望是，家长 7 天 × 24 小时都要练习所学的技能。这样的期望会带来失败的经验，因为即使是最用心的父母，也不可能一天 24 小时都将新的技巧或学到的技能付诸实践。家长被情绪体验所困扰，他们变得过度紧张，或者他们的生活变得如此忙碌，以至于他们根本忘记了尝试应用新流程，然后他们因为失败而感到内疚。亲子关系治疗的结构是通过要求父母只在指定的 30 分钟特殊游戏时间内使用所学的技能来促进成功。这种有时间限制的要求有助于吸引即使是最抗拒的父母的合作。正如一位家长所说："每周一次，只要 30 分钟的话，要做任何事情都没问题，但一整天以及每天都这样，对我来说是不可能的。"

推演技能

　　由于所学的技能不是以问题 / 纠正为重点，它们可以推广到特殊游戏时间以外的情景中。尽管要求父母只在特殊游戏时间使用这些技能，但父母很容易开始在其他时间以类似于他们在特殊游戏时间的方式自发地对他们的孩子做出反应。这种新的父母行为在特殊游戏时间之外的转移是自然发生的，是新的行为已被纳入父母的自然反应方式的一个迹象。接受亲子关系治疗培训的家长经常发现，自己在工作中会以同理心来回应或者给予选择。

督导

　　亲子关系治疗的重要组成部分之一是结构化和督导体验。亲子关系治疗的训练过程是一个高度结构化的学习过程，一切都在规划之中。没有任何关于家长是否学会了技能或是否能够适当地利用这些技能的猜测。家长需要把他们的特殊游戏时光活动录下来，并在培训课程中呈现出来，或者家长把他们的孩子带到培训场所，培训团体成员通过一面双面镜观察特殊游戏时光活动。如果这些实现不了，则由家长在培训环境中进行特殊游戏，培训团体成员坐在房间里观察。

亲子游戏治疗师必须了解家长是否学会了这些技能。家长对自己在特殊游戏时光活动中如何运用这些技能的描述往往是不完整的，而且在认识上也有偏差，特别是在训练的早期阶段。家长根本没有意识到自己的许多消极沟通行为。直接观察督导或从视频中看到自己的行为，这些方法是无法替代的。但需要指出的是，督导反馈的主要关注点始终是家长在特殊游戏时光中表现出的积极行为，即使是在类似于以下这段叙述的环节也一样。

从以下我们培训项目的一位亲子游戏治疗师的报告中，可以看出督导在学习过程中的重要性，以及坚持这部分培训模式对任何一位家长来说，都有着不可忽视的必要性：

> 珍妮直到我们的最后一次培训课程，才带来了她与孩子的游戏课程的录像。在那之前，她的报告听起来像是有在使用她所学的技能。然而，在看了她的视频后，很明显，她根本不明白原理，不知道如何运用这些技巧。没有感情的反映，几乎没有跟踪反应，几乎所有的语言交流都是以问题的形式进行的，而且她在整个游戏环节中都保持着控制。我希望我在早一点的训练中看到这段视频，这样我就可以和她一起发展她的技能。她会从密集的一对一角色扮演中受益。如果她继续以现在的反应方式设置游戏时光活动内容，我不知道会有什么意义。在培训结束时看到这样的游戏环节，我真的很沮丧，尤其是当她似乎真的想为孩子们做到最好，并且认为自己的做法是正确的时。我真的希望她能再上一次亲子游戏治疗班！

亲子关系治疗的训练模式有别于其他家长训练项目的地方就在于，它纳入了这种结构化的督导方式。

适用范围广泛

严格的科学研究表明，亲子关系治疗对各种家长和孩子的问题行为都有效（见第 26 章的"研究结果回顾"）。来自各个社会经济阶层的父母都能够学习并有效地利用亲子关系治疗所教授的技能。亲子关系治疗已被证明对广泛的父母人群有效，如被监禁的父母、移民父母、情绪困扰儿童的父母、收养和寄养父母、居住在保留地的美国原住民父母、居住在家庭暴力庇护所的父母、性虐待儿童的非犯罪父母、慢性病儿童的父母、有语言问题儿童的父母、单亲父母、有学习困难儿童的父母以及其他人群。研究结果在各种父母身上和在严峻的培训环境下都取得了非常积极的效果，因此，毫无疑问，亲子关系治疗对大多数父母群体都是有效的。

训练师资质

亲子游戏治疗师一般具有心理健康领域的硕士学位，如咨询、心理学或社会工作；在以儿童为中心的游戏治疗方面接受过专门的培训和监督；在游戏治疗和团体治疗方面具有先进的临床经验。亲子游戏的治疗师应该能够训练父母使用以儿童为中心的游戏治疗技能，同时关注和促进团体动态。而其他家长培训模式可能只需要对一个非专业人员进行几个小时的培训，就可以被认为有资格培训家长。

第 4 章

亲子关系游戏治疗师的训练和督导

游戏治疗仍是心理健康方面的一个发展领域，而亲子游戏治疗是游戏治疗领域中一种更前沿、新颖且独特的模式。仅有少数大学的咨询、心理学或社会工作专业在提供亲子游戏治疗的研究生培训。本章介绍了有关亲子关系治疗模式的训练指南、亲子游戏治疗师所需的基本个人特质以及促进亲子关系治疗小组发展的重要因素。

培训经验

接受以儿童为中心的游戏治疗的培训和督导是成为亲子游戏治疗师的先决条件。这是一个逻辑顺序，因为亲子游戏治疗师必须能够向父母传授以儿童为中心的游戏治疗技巧，并督导亲子游戏课程。在我们北得克萨斯州大学的咨询项目中，督导治疗培训的研究生必须完成一门三小时的以儿童为中心的游戏治疗的研究生学分课程，该课程有一个督导的小型实习部分。他们还需要完成三小时的团体游戏治疗研究生学分课程，其中包括一个实践部分，然后再参加三小时的亲子游戏治疗研究生学分课程，其中包括一个 10 单元的亲子治疗督导实践部分。作为亲子游戏治疗课程督导体验的一部分，研究生要观看亲子游戏治疗课程的视频，并每周写一篇自我点评论文，重点是什么地方做得好、需要改进的地方在哪里，以及开展自我了解。这样一种教学过程的目标是，这些研究生将来离开学校的正式教育后，他们仍要继续进行自我观察和自我评价的过程。所有的执业治疗师都应该参与到在治疗关系中不断探索自我的过程中。如果这个过程没有在培训环境中启动和经历，这种探索是不可能发生的。

在我们的培训项目中，有的研究生可以联合带领亲子游戏治疗小组，有的则单独带领亲子游戏小组。联合带领的标准，是我们根据研究生的知识、临床经验、自信心、态度、对自我的洞察力和总体的专业成熟度来决定的。联合带领亲子游戏治疗小组体现出一些明显的优势，从以下研究生的自评中可以看出：

我很享受与另一位伙伴合作带领的经历。它使**我们互相分摊了压力，使带领小组变得更容易**。如果我忘记了某一个点，我的搭档就能把它补上。我感到更有信心，因为我并不需要总是"在现场"，或者总是成为全场焦点。我可以在我的搭档主持带领的时候，把我的一些想法整理出来。还有一个意外的收获是，我发现我们**两个人在课程之间的沟通是多么重要**，不仅是为了推进课堂进程，落实对每一位家长需求的评估，以及计划下一次培训课程，还能让我们的关系保持开放和诚实，了解我们对彼此的反应，以及我们在课程中从对方身上注意到的东西。我们之间不同的带领风格让我受益匪浅，我从她对家长的反应，以及我所忽略掉而被她洞察到的小细节中学到了很多东西。对我们两个人来说，**一个重要的学习是如何读懂对方**，这样我们就会知道适时接棒带领，而又不会打断对方或垄断课堂。

然而，关于共同带领亲子游戏治疗小组，也有一个要注意事项是，**其中一个带领者的角色可能会相对不够积极**，这一点从一个研究生的自我批评中可以看出：

> 我认识到，我很难表达自己的观点。我必须不断努力改变这一点。在第一节课中，我的搭档承包了大部分的讲解和带领工作，而我几乎没有说话。因此，我觉得小组成员甚至不知道我的角色是什么；我是一个联合带领者，还是仅仅是来协助带领的。这让我很沮丧，因为我希望我们的角色看起来是平等的。我和我的搭档为第2单元训练设计了一个结构更清晰的大纲，防止这样的情况成为常态而非例外。

因此，我们需要定期举行督导会议来解决这些问题，以及共同带领亲子游戏治疗小组固有的其他问题。例如，领导风格的不同也会带来问题：

> 我了解到，由于风格的不同，共同带领一个小组会变得困难。我喜欢让小组历程顺其自然地"发生"，而斯泰西在小组工作里更喜欢"教"的部分。我们彼此坦诚地讨论这个问题，并采取步骤，互相让步来调和这些分歧，从而使双方都能满足各自的需求。

督导经验

除了完成游戏治疗、团体游戏治疗和亲子游戏治疗的介绍性课程外，研究生还需要在游戏治疗中心完成一个有督导的游戏治疗实习项目，在这个实习里继续游戏治疗以及亲子游戏治疗的临床实践。尽管大多数督导都会认为，督导的普遍目标是促进亲子游戏治疗师的个人和专业发展，但在督导关系中，个人层面往往只被最低程度地关注。很多时候，督导是一个认知过程，重点在于指导和教育治疗师，质疑他的决定，找出错误，提供信息，解读父母的动机，并就如何回应父母提出建议。由于亲子游戏治疗师的内在挣扎和冲突会影响亲子游戏治疗小组的进程，所以亲子游戏治疗师应该主动学习、认识自我。学习教授亲子关系治疗的技能，不如培养在教授这些技能的过程中的动态意识，以及如何利用自我来促进父母的学习进程来得重要。我们提出，更重要的是，将督导体验的重点放在亲子游戏治疗师的态度上而不是技术上，放在感受上而不是内容上，放在关系上而不是具体的反应上，放在接纳上而不是评判上。督导是培训亲子游戏治疗师的关键因素，尤其是在治疗师的反应、感受和态度、对自我的洞察、呈现材料的节奏、小组过程的促进，以及对父母情感需求的洞察等方面。初入职场的亲子游戏治疗师在了解自己和父母潜在的内在动机和动力方面都需要获得帮助。

治疗师个人才是决定亲子关系治疗效果最重要的因素。治疗师对自我的理解比治疗师所知道的一些知识更重要，因为父母会在最大限度上对治疗师的个人，以及治疗师在亲子关系治疗小组的背景下利用自己的方式产生反应。督导的一个目标是治疗师要发展自我理解和自我接纳，这样治疗师就能自发地将其融入与家长的培训经历中。要做到这一点，治疗师就必须投入到学习自我的过程中。

治疗师对有抵触的父母的情绪反应、教学的过程、面对大量材料的压力都会抑制治疗师对自我的自然运用，因此，这些都应该在督导关系中进行处理。很大程度上，治疗师内在的动态人格才是决定家长的体验是否具有治疗性的因素。因此，督导关系必须以治疗为导向，处理亲子游戏治疗师在培训中的情绪波动。

下面一位亲子游戏治疗师在培训中的自评，说明了督导在处理一些个人层面的问题时的重要性：

就家长缺席培训课程这件事，我产生了一系列情绪波动，包括愤怒、失望和悲伤。看到一些家长害怕与孩子做一些不同的事情，令我感触颇多。当家长明显抗拒特殊游戏时光活动或在视频中观察到这一点，我就感到非常不耐烦。在亲子游戏治疗的督导中，不断探索自我感受和想法，极大地促进了我的成长。我逐渐意识到，这些父母和其他试图打破某些根深蒂固的习惯的人一样，没有什么不同，而养育行为很可能是一些最难改变的行为。我意识到，正如我们试图帮助父母从孩子的角度看待世界一样，我也必须跳出自己的视角，从父母的角度看待他们的世界，才能对他们有所帮助。

最终，当我从对这些父母的强烈情绪中走出来时，我找到了自己感受的核心：我对这些父母无法达到目标所产生的愤怒，直接来自我自己对自己的孩子也没有做到今天所学到的一切，我因此而愧疚。察觉到这一点，就有望防止我个人的心理负担干扰到培训的进程。

亲子游戏治疗师要能将个人反应放在一边，理解父母的需求，并在亲子关系治疗小组里促进一种理解和接纳的气氛，那么发展这样一种对自我的洞察力是至关重要的。家长的抵制或公开反对，还有敌意的态度，都可能会使经验不足的亲子游戏治疗师体验到挫折和愤怒的感觉，正如下面一位研究生的自评里表明的那样：

我对小组中那些不为小组做出贡献或不自愿提供信息的家长感到沮丧和恼火。我知道，让这些特别的家长参与进来，并从他们那里寻求反馈是我的工作。但当他们不积极为小组做出贡献时，我就发现自己感到很焦躁。

另一位研究生则写道：

在本阶段快要结束时，对某位家长感到非常抓狂。他似乎在挑战我，试图证明"我是错的"。我对他感到既沮丧又恼火。回顾这次课程，我想我是太希望他能够在那个特定的话题上同意我的观点。我需要对家长不赞同我所教给他们的东西这件事，持更开放的态度。

亲子关系治疗培训小组可能会激发经验不足的亲子游戏治疗师的多种情绪反应，因此，他们需要有机会在督导关系中处理这些反应。

亲子游戏治疗师的基本个人特质

一名有经验的亲子游戏治疗师所必需的基本特质，与我们认为的成熟的游戏治疗师所需的特质是一样的。亲子游戏治疗师所接受的培训和督导，其中一个功能就是发展这些特质。这种培训和督导促进了治疗师对自我的洞察力，以及提升他们对儿童和父母的内在动态的理解和敏感性。亲子游戏治疗师除了要知道自己的个人优势，对自己的动机、需求、盲点、偏见、个人冲突和情绪困难等领域也需要有自我理解和洞察。治疗师不应该理所当然地认为，他们可以把自己的价值观和需求，与他们跟父母的关系分隔开来。个人需求和价值观是治疗师的一部分，因此也是他们与家长关系的一部分。因此，对亲子游戏治疗师的培训和督导必须纳入一个自我探索的过程，以促进自我理解，从而将治疗师的动机和需求的潜在影响降到最低。

建立督导关系的重点应该放在提升治疗师的素质上，以促进营造亲子游戏治疗关系中的学习环境。温暖和关怀必须是亲子游戏治疗师人格中不可缺少的部分，并且随时让家长体验到温暖、善良和友好。温暖和关怀能增加家长的信心，鼓励家长坦诚表达情感和思想。温和地接纳父母的能力是以治疗师理解和接纳自己为前提的。

在亲子关系治疗中，**治疗师的态度是营造学习环境的关键**，因为治疗师的态度决定了小组的基调，并迅速渗透到整个培训过程中。家长受治疗师个人的影响远大于治疗师的知识。成功的亲子游戏治疗师欣赏自己的独特性，因此也能够接受父母的独特性。亲子游戏治疗师要有意识地与父母营造一种氛围，优化学习机会。

相对来说，有经验的亲子游戏治疗师不太会焦虑，能够坦然面对威胁，因此可以如其所是地接纳父母在亲子游戏治疗小组中的样子。治疗师能够从自己的现实世界中解脱出来，去体验父母的现实世界。这种开放性的态度，使治疗师能够充分并准确地接受父母在小组互动中以语言和非语言方式传达的意义。许多家长都害怕在进入亲子关系治疗培训时，他们个人以及做家长的方式会遭到否定。被**接纳**的经历可以降低他们的防备心，并考虑将新的养育技能融入与孩子的关系的可能。接纳意味着承认家长作为个体的独特性，而不是支持他们的所有行为。

由于父母一直处于一种转变的过程，治疗师在与他们的关系中应表现出一种面向未来的心态，不在态度或言语回应上将他们固化。这意味着不应以停滞的眼光来看父母原来对自己的描述，而要以开放的态度去感知父母的转变。因此，治疗师应当投入去跟上父母当周所处的状态。这种面向未来的态度并不是将父母投射或引领到未来，而是在父母持续的转变过程中对父母的一种接纳。

有经验的亲子游戏治疗师有勇气承认自己也会犯错、呈现自己不足之处及认识上的不足，并在这样的个人勇气下行动和做出反应。面对父母的分享，需要个人的勇气去承担风险，凭直觉感受做出反应。尤其是在面对愤怒、抵触或处于防备的家长时，就可能需要这样一种基于内在自信的个人勇气。对这些行为的容忍度低、缺乏自我理解的治疗师，可能会以防卫或敌对的方式做出不恰当的反应。这种情况需要高度的**耐心**。治疗师之所以能够对家长保持耐心，是因为她愿意接受自己的缺陷并原谅自己的不完美，也就是说，接受自己的人性。因此，没有必要要求家长完美。成熟的亲子游戏治疗师个人是有安全感的，因此他们能承认并接受个人的局限性，而不会感觉自己的自我满足感受到任何威胁。在帮助经验不足的亲子游戏治疗师感受个人安全感方面，支持性的督导关系至关重要。

真实意味着要敢于示弱，并勇于承认"我没有办法解决父母所描述的孩子的所有问题"。真实取决于高度的自我理解和自我接受，这意味着对自我有洞察力：察觉并接受自己的感受和反应，并洞悉随之而来的动机。一个对自己的动机缺乏自我理解的治疗师，可能会不适当地排斥那些有着不同的经历和价值体系的父母。这种冲突可以从下面一名正在接受培训的亲子游戏治疗师的自评中看到：

这是我第五次参加亲子游戏治疗，而我仍然很在意对父母的评判，以及对父母过多的期待。我很难接受的是，他们只是尽力而为，而无法为了做到"更好"突破自我。我更倾向于父母应该致力于提升自我、解决问题和改善关系。对他人的这种期望往往妨碍我真正倾听他们的声音、提供支持和提供有效的干预。

亲子游戏治疗师应在督导关系中解决此类问题。

真实是一种态度，愿意让父母看到治疗师自我的多个方面，而不仅仅是专业的那个自我。刚入道的亲子游戏治疗师往往很难让人看到其独特的一面：

通过视频观察自己时，我发现自己太以任务为导向了，而且常常很难在当下集中注意力，可能是我太担心未来的缘故吧。我了解到由此驱动的行为是如何影响着我生活的各个方面的。我还意识到我是多么地渴望被视为聪明和专业的人。作为一名有见地的小组带领人，我有一种过于疏远和脱节的倾向。我将尝试**在专业性、真诚以及展现脆弱之间取得平衡**。

亲子关系治疗训练可以是有趣又令人兴奋的，治疗师应该对自己有足够的自信，轻松地享受这个过程。在与家长的培训体验中，治疗师应该随时展现其幽默的能力。**幽默感**可帮助家长放松，让他们安心，帮助他们分享各自生活的方方面面。恰到好处的幽默可以**让家长感受学习的乐趣**，也可以用来帮助向家长传达一些他们可能难以接受的观点，就像下面的亲子游戏治疗互动那样：

帕特（单身母亲）：每天早上我家简直就像菜市场。我正准时出发去大学上课，乔希还穿着睡衣在客厅看电视。我只能给他把早餐端过去，在他看电视时喂他。

兰德雷思博士：（打断）不好意思，帕特。乔希几岁了？（兰德雷思博士其实知道乔希几岁）

帕特：他五岁了，还不只这些。喂他吃饭以后，再给他穿上衣服，最后我上课还是迟到了。

兰德雷思博士：（看他的笔记）帕特，我怎么不记得你说过乔希两条胳膊都摔坏了。

帕特：没有呀。

兰德雷思博士：那他的腿骨折了吗？

帕特：没有。

兰德雷思博士：那他是全身骨折了？（众人笑）

帕特：还没！（众人笑）（帕特沉思了片刻）好，我知道了。他已经到了该自己吃饭穿衣的年龄了。我知道早该这样了，我只是没有去做。我只是需要把这些责任交给他去承担就好了。好！明天我就这么做！

兰德雷思博士：所以你知道该怎么做，只是还没有做到，但我听到你的决心了。下周告诉我效果怎么样。

正如在游戏治疗中一样，亲子游戏治疗训练的效果在很大程度上取决于治疗师在培训环境中与父母建立的关系，以及在特别设计的结构化游戏环节中，治疗师能够在多大程度上促进家长与子女之间建立治疗关系。正是在游戏课程中建立的亲子关系使这种经验变得独特，而不是玩具或者环境，因为大多数父母其实都在和孩子玩。

学习如何领导亲子关系治疗小组

在我们的研究生课程中，督导的一个部分是要求他们参与对自己带领亲子关系治疗小组的经历进行自我评价和自我分析。下面的摘录是从冗长的自评中选出来的，因为他们代表了不同的反应，提供了对刚入道的亲子游戏治疗师所经历的洞察，他们对自己的一些学习点，以及他们发现的促进亲子关系治疗小组的重要变量，值得大多数亲子游戏治疗师注意。这些自评中一个引人注目的层面就是，这些经验不足的亲子游戏治疗师对自我的深度洞察：

迈克：如果我能触及父母的需求，那我就做得很好了。亲子游戏疗法就是要增进父母和孩子之间的关系，促进孩子的健康成长。我发现，在这样做的同时，父母的自尊心增强了，他们的工作效率也提高了，由此他们的健康和幸福水平也会有所提升。我非常喜欢亲子游戏疗法。

我也了解到，当我讲解教材资料过快时，父母学到的东西并没有达到我的预期。我必须花时间从家长那里得到反馈，下次就不会讲这么快了。如果我教给他们的东西能激发他们新的思维，他们就会投入到自己的思考过程中。但如果我不给他们时间理清思绪，他们可能会从突发奇想中得出不准确的结论。当我过快地跳到另一个主题时，他们会迷失方向。

瓦莱丽：我需要提高对家长非语言沟通的回应能力，多反映家长的感受，并示范我教给他们的技巧。当出现回应的机会时，我却总是束手无策。我希望别人喜欢我，将我视作权威，而这些需求干扰了我观察和回应非语言线索的初心。我觉得自己很傻，承认自己尽管了解这些材料，相信这些材料，并且自己也在使用，但我并没有从视频中看到如何为父母示范这些技能！害怕不被家长喜欢，再加上害怕答不上家长的提问，这给我带来了过大的压力，从而导致我只是在表演，而非引导和带领。在我的亲子游戏治疗小组的视频里，有时我的声音听起来很像"说教"。我认为这是我试图想要成为专家所导致的。

玛格丽特：首先，我需要提高我的技巧，在家长引述信息的时候，重新引导他们，让他们回到正轨。有时候，我们花费了太多时间让家长分享有关家庭问题的细节，以至于耗光了所有时间。很多次，我事后才认识到，我应该温和地打断家长的话，总结一下话题，并把观点概括给其他家长。其次，我需要**利用更有见地的问题来处理家长的信息**。我不仅要回收有关游戏环节以及课后作业的报告，而且需要更多地挑战家长，询问他们从这些经历中获得了什么，他们对孩子有了哪些以前没有的认识，他们对自己有了哪些新的了解，等等。

玛丽：作为一名治疗师，与老师还是有明显的区别的。当一名家长错过了一次培训课程或一个星期没有花时间做游戏时，我内在的那个治疗师希望能够理解和同情。然而，当任何一种情况发生时，我内在的那个老师都很失望。有一位家长连续两周没有进行游戏时光活动。当她报告这一情况时，我应该对她更加严厉一些的。可我害怕这位家长生气就不回来上课了，所以在处理这种情况时显得很犹豫。

（督导点评后问家长："你能不能给我一个承诺，这周你能否进行一次游戏时光活动？"）

凯：我发现，我在老师的角色中不如在咨询师角色中那么自如。部分原因是我对这个角色和教材都还不熟悉，但是在教学时，我感觉自己不像平时那么真实。通过视频观察我的肢体语言和听我的语气，就能明显感觉到我的不自在。在指导亲子游戏治疗小组时，我语速更快、总是低头看笔记、使用过多的手势，语调也会升高。我需要继续察觉这一点，希望随着经验的增加，我会变得更加自如。我还了解到，当我对自己缺乏信心时，我的真实程度往往会降低，并通过我的非语言暗示表现出来。

卡伦：我对自己在帮助家长跟上进度这一点上的进步感到非常开心。在早期的培训课程中，我必须高度集中精神，才能在使家长在角色扮演环节中专注于任务上，并把回答问题的责任还给家长，而不是向他们提供答案。随着培训课程的进展，我在使用非语言提示方面有了改进，例如利用分发讲义来作为我们要准备下一个主题的提示。我也能够利用家长所说的话，把谈话的重点放回当前的话题，然后继续讨论下一个话题，这一点上也有很大的进步。此外，我在以下方面也有所改进。更加直接，且能够以不明显的方式将开始离题的谈话重新引导回来，以及提供更多的结构来引导限制发言的长度。

马特：我带领亲子游戏治疗小组最重要的体会是——**永远不要低估亲子游戏治疗的力量**，即使只是3~4次治疗。我遇到了格雷塔，并观看了她和女儿的游戏视频。她在游戏环节的设限方面做得异常出色。她在报告中说，除了特殊游戏时光活动外，她还在其他方面给女儿提供一些选择，而这些选择已经起到了作用。她的女儿现在能够提前一小时入睡，整晚的睡眠质量也更好。格雷塔工作中也成功使用了设限和选择。她报告说在与女儿相处中能够更好地控制自己，女儿也更有安全感。在督导期间，格雷塔提出了一些个人问题，我问她是否会考虑通过个人咨询来帮助她解决这些问题，她说她很乐意并且计划给咨询中心打电话。

兰迪：在第一次的亲子游戏治疗中，我注意到了一个需要改进的地方，那就是我过度使用口头表达。"教"是亲子游戏治疗其中的一个方面，在这方面，我可能真的是"太入戏了"。我很难不说话。**有时候我需要学会保持安静**。我想之所以这样，是因为我确实很喜欢"教"别人，很喜欢掌控。我也容易对自己缺乏信心，这意味着为了充分阐明自己的观点，我可能说得太多了。

珍妮特：回顾第一节课，我认识到几个需要改进的地方。如果我可以重来一次，我一定会讲得慢一些。我和马洛里急急忙忙地讲完了材料，好像我们想尽可能地"塞进"更多的信息。有时我讲得太快了，以至于我自己都听不懂！父母疑惑的表情本应是一个提示，让我放慢速度。我不时地停顿一下，问："有什么问题吗？"当然，没有家长回答我。他们可能已经惊呆了！我不应该问问题，而是应该说"告诉我你了解到了什么。"这句话的重点在于他们所知道的，而不是他们所不理解的。**我需要更多地关注小组动态**。我觉得自己好像只是在教课，而不是在支持一个小组。我知道我还错过了几次与家长建立联结的机会。我现在特别想看一下一位家长发言时其他小组成员的反应。通常，小组中会有其他家长可能遇到过同样的问题，可以带给分享的家长一种认同和肯定。关注这些动态会加强小组的凝聚力。

雪莉：第3单元需要改进的地方是，引导家长的参与。我想，珍妮特和我都觉得太匆忙了，以至于**没有停下来让家长充分参与**。我们需要进行更多的角色扮演。在下一次培训中，我们要把重点放在角色扮演和帮助家长参与上。我们还需要**与塔莎建立更好的联结，她似乎不相信我们说的很多话**。我们需要帮助她更直接地参与**并与其他家长互动**。我有些害怕她会问我一些我不知道答案的问题！有问题就代表家长有疑问，我的这种反应使问题变得更复杂了。**我有时需要让家长自己建构他们的答案**。

盖尔：由于我是完美主义者，我在向亲子游戏治疗小组讲解教材信息时感到压力很大。我总是觉得我必须把事情做对，虽然我知道，理论上来说并没有百分之百正确的做法。**在第1单元培训中，我确实倾向于进入演讲模式，而不是让互动更加自然**。为了确保培训能够完成，我的确有一种掌控的需求。

在第2单元培训中，我开始更多地关注教材和传递的信息，而不是我自己。这让我感到更加放松，并且带来了更顺畅的交流。到了第4单元的训练，我更加**意识**

到角色扮演的重要性，它如何能帮助这些新的反应模式转化为家长的第二天性。

贾斯汀：我了解到，**家长在准备好后就会有所转变**，虽然往往是以我最不希望看到的方式改变，但他们的确会改变。几乎在每个案例中，我都认识到了**相信过程**的重要性。我还了解到，在督导过程中与其他咨询师分享经验可以帮我们保持热情和希望，即使在我们遇到困难的时候。

在领导亲子治疗小组时，我发现我可以有很多机会发挥创造力，并将自己的独特创意带到过程中。这让我想起了我的兄弟——一位爵士乐手。他学习了大量的理论课，但一到即兴演奏时，他说他必须将所有的理论、技能和练习搁置一旁，然后**发自内心地演奏**。当我尝试整合所学的知识时，也是一样的道理。

第 5 章

亲子关系治疗的主要内容

亲子关系治疗的过程有**两大关键组成部分：一是知识讲授的部分；另一个是在一个安全的、令人放心的、支持性的、不受威胁的环境里，鼓励父母探索在亲子关系及子女养育方面自己及其孩子有怎样的感受、态度和观念的部分**，这个部分是一种团体治疗的过程。这种安全、接纳的环境也有利于促进参与者勇于冒险，进而促成行为的转变。1992 年，拉赫蒂（Lahti）曾对兰德雷思博士开展的亲子关系治疗 10 单元亲子治疗模式做了人种学研究，得出的结论认为，亲子关系治疗中讲授的元素与它的团体治疗元素两大部分之间达到了一种严谨而巧妙的平衡，这是它的一个独特之处，也可能是它有效促进转变的方式的关键所在。

团体治疗过程

亲子关系治疗小组中的支持形式往往类似于团体治疗，带领人以共情来回应父母的问题，以及与他们的家庭或他们作为父母的角色相关的情绪反应。将亲子关系治疗的情感探索和支持性成分与团体治疗相提并论，并不意味着目标是提供团体治疗，只是在进行团体互动的过程中，当父母探索他们对自己、孩子和家庭的感受时，会带有团体治疗的性质。例如，当玛丽抱怨自己永远无法为女儿做得足够多时，带领人回应说："的确，你有时会感到沮丧和无助。"要从这种探索情绪问题的共情式团体治疗型元素过渡到讲授元素，可以通过将团体治疗探索设定在一个几分钟时间内，做出一个共情式的反思，总结家长的感受，然后提炼出一个与家长分享相关的教学内容来完成：

> 玛丽，这对你来说是一段十分令人沮丧的经历。各位，就像你们需要有人理解你们的挫折一样，当你的孩子受挫时，你的孩子也需要知道你理解他，理解是通过反映孩子的感受来传达的。比如，"当碎片无法粘在一起时，你真的很沮丧"。我们现在就来学习如何反映感受吧。

在亲子关系治疗的讲授和团体治疗过程层面之间保持有效的平衡，一位接受培训的亲子游戏治疗师是这样描述的：

> 我最需要提高的地方是平衡教学与咨询的问题。我比较喜欢讲授亲子游戏治疗的相关知识，但不太愿意在小组中解决父母的情感需求。虽然我认识到了他们的这些需求，但我苦恼于如何回应，如回应的频率、回应的深度等。我相信，目前我错过了很多通过快速回应家长情感需求以帮助他们更好地集中注意力的机会；我也错过了很多向他们解读、反映感受和沟通理解是如何产生影响的机会，而这些恰恰是我要培训他们对孩子使用的技能。

通过这样的洞察，能让亲子关系治疗小组更有活力，也更加有效。

在亲子关系治疗的培训中，关于关系技巧的讨论通常会引起父母对当下长久以来他们的孩子的强烈感受和反应。家长需要时间来处理这些感受，才能清空他们的认知和情绪系统，然后他们才能融入正在学习的新概念、原则和技能中，并加以整合。父母花时间来处理对子女的反应和感受，能促进他们对子女养育观念的改变。亲子游戏治疗师必须在讲授知识和治疗过程两个维度之间保持平衡，既不能刻板地照搬准备好的培训材料，也不能让小组成员过分沉溺于团体治疗的过程维度中。我们培训项目中的一位亲子游戏治疗师是这样描述这个过程的：

> 每次上课，要把所有的培训环节都安排进去，这种紧迫感让我无法放松下来。有时，当家长喋喋不休地讲述自己孩子的故事时，我觉得自己变得很烦躁。在为期10个单元的培训课程进行到一半的时候，我学会了如何轻松掌控课程进度，以满足更多家长的个人情感需求。随着时间的推进，我在这个方面更加掌控有度，意识到家长偶尔也需要发泄他们的情绪，以清空他们的系统，这样他们才能集中精力，专注于培训内容的学习。在需要推进进度的时候，我也更善于引领家长进入新的环节。我一生都被教育不要打断别人，所以在这一点上，要额外下点功夫。

最要紧的是，带领者须将亲子游戏治疗中讲授的部分与促进**小组凝聚力**结合起来，特别是在头两三次的培训课程中。当治疗师对家长表达出来的内容进行归纳，来帮助家长相互认同时，可以通过问一些问题来实现，如"这听起来有谁觉得很熟悉？"或"还有谁曾经对孩子大喊大叫过？"当家长做出肯定的回答时，可以问："对你来说那是什么样子的？"当家长描述问题时，如果有其他家长会意地点头，带领人则可以回应说："看样子大家都知道这是怎么回事。"小组中家长之间的这种联系有助于打破孤立的壁垒，打破"只有我有这种感觉"或"只有我会对孩子大喊大叫"的感觉。

如果有家长描述了游戏环节中的难点，带领人可以问："大家觉得，这里适用哪一条大拇指原则呢？"带领人还可以通过邀请家长互相回答对方的问题来鼓励小组互动。"琳达，艾丽卡的儿子想给她的眼镜涂色时，你会建议她如何回应？"这个问题不仅能促进互动，通过邀请家长献计献策，还可以减少家长对带领人的依赖来获得解决方案。如果家长对某件事情似乎很有想法，带领人可以邀请家长分享。"安吉拉，你现在的想法是什么？"带领人的指导原则是认真遵守大拇指原则。他是一个互动的促进者，而不仅仅是一个培训者。我们其中的一个目标是，随着培训的深入，家长之间的互动会越来越多，他们会更积极地相互支持并提出建议。

关于促进小组互动和小组凝聚力，在一位亲子游戏治疗师的报告中有这样的描述：

> 这个因父亲重病而饱受折磨的家庭，他们三岁的女儿梅丽莎越来越频繁地大发脾气。当小组讨论如何促进情绪的健康表达时，梅丽莎的母亲突然灵光一闪，脱口而出："原来是我们没有认可她的愤怒！"梅丽莎的父母不再试图转移她的注意力，开始反映她的感受，并取得了极其积极的效果。在亲子游戏治疗小组中，另一个非常积极的经验是父母对小组的投入和相互支持。身体不好的那位父亲在培训期间大约有两周的时间需要坐轮椅，但他还是坚持来参加小组学习，甚至在轮椅上参与游戏环节。同样是这对夫妇，他们带来了一本帮助孩子适应即将到来的新生命的书，并把它送给了一名即将分娩的准妈妈。另一位组员在掌握亲子游戏技巧方面显得很吃力，当他展示自己的视频时，其他组员很努力地寻找和反映他的优点。看到这些父母如此地信任我们这些带领者，并且能够彼此信任，在学习用新的方法与孩子联结的过程中，让自己变得脆弱，这真的是太好了。这些父母具有足够的安全感，可以公开地与自我怀疑和自己没有胜任父母角色的感觉做斗争，并且在这些斗争中真诚地相互支持。

以下是兰德雷思博士与参加了他的 10 单元亲子关系治疗培训小组的家长之间的对话记录，其中强调了团体治疗过程对亲子关系治疗过程的促进作用。选录的文字稿展现了团体治疗过程的组成部分，它们是：

- 让组员们认识到父母的顾虑和恐惧是正常而普遍的；
- 鼓励父母更充分地探究内心想法和感受；
- 促进小组凝聚力，进而鼓励或引导小组成员。

让组员们认识到父母的顾虑和恐惧是正常而普遍的

场景 1：家长可能会向组内其他人透露他的孩子或自己身上某件丢人或尴尬的事情。如果能从其他家长口中听到类似的事情或类似的反应，能使其产生他所透露的事情看起来很正常的感觉，从而创造一个对所有父母来说都安全的环境，这有助于鼓励他们讲出自己身上类似的经历，而最早讲述这件事的家长也会意识到，他并不是唯一有这种感觉或经历的人。

　　黛比：我觉得我女儿智力一般，脾气却很倔。我内心很排斥她，因为我和她之间的问题太多了。

　　兰德雷思博士：所以她的要求很高，又很霸道。当她霸道的时候，你对她有什么反应？

　　黛比：要实话说吗？我会很大声地跟她吵。

　　兰德雷思博士：从你的话里，我看出你有时会非常愤怒。其他人呢，你们也会生孩子的气吗？

　　金：当然会。

　　场景2：有时，向小组做一般性的复述，能够为另一名家长创造一个机会，更加充分地讨论自己与前面家长所说的担忧。

　　索妮娅：他爸爸总是管着他。在学校里也有过问题，但自从他爸爸从家里搬出去，他在学校的表现越来越好。可对他我快要没有耐心了。

　　兰德雷思博士：还有谁在回应孩子的过程中失去了耐心吗？

　　妮塔：是的，我也会这样。

　　兰德雷思博士：你的情况是怎样的？

　　妮塔：我会生气，并且说一些气话，但事后感到很后悔。

鼓励父母更充分地探究内心想法和感受

　　场景1：当家长发表了充满情感的评论时，小组带领者应鼓励其再多讲一些，这样他可能会用语言表达出隐藏在第一反应之下的想法和感受。

　　兰德雷思博士：劳拉，让我们一起来看看你的游戏活动录像吧。

　　劳拉：对我来说，游戏活动更多的是让我能欣赏儿子。

　　兰德雷思博士：劳拉，请再详细说一说。

　　劳拉：我们过去相处得很不好，对于他的很多行为，我都不喜欢。我是个单亲妈妈，让我厌倦的是，管教他的事只能落在我一个人身上，反而无法单纯地享受与孩子一起的游戏时间。所以，游戏时间让我又有了这种机会，而且玩得很开心。

　　场景2：鼓励家长详细阐述，让家长描述具体的事件或麻烦的情况，从而让治疗师有机会向小组传授亲子游戏治疗技巧，使整个小组受益。

兰德雷思博士：你这周的游戏时光活动如何？

凯西：我们周四晚上开始的时间稍晚了一些，因为我们去外面吃饭了，但后来马上就进行了游戏活动。

兰德雷思博士：你们确实做了？

凯西：是的，而且还很开心。

兰德雷思博士：请告诉我们具体的情况。游戏时都发生了什么？

凯西：他这次想玩点不一样的游戏。他其实没有要求我和他一起做什么，所以我就坐在一边看着他玩。有时候，当我告诉他我看到他在做什么时，他会说："妈妈，我知道啦。我知道自己在干啥。"

兰德雷思博士：我们来看怎么应对。你可以对他说："我对你做的事情很感兴趣，而且我也想要你知道，我一直在看着呢。除了这样，我不知道怎么说才能让你知道。"

艾米莉：真好，我和孩子也有这样的问题。她会跟我说她不喜欢我告诉她她正在做什么，所以当我看着她的时候她就会很焦躁。

兰德雷思博士：也可能是孩子觉得你们盯得太紧了。

促进小组凝聚力，进而鼓励或引导小组成员

场景 1：让家长向缺席的家长解释上一单元所学的技能或教学要点，这样不仅能促进小组凝聚力，还能确保父母们对于课程的投入，提高他们的责任感。当父母们知道自己可能会被点名向小组成员阐述一项技能或解释一种原理时，他们就会主动提高专注和理解。

兰德雷思博士：现在我们来回顾上周的内容。上周我们学习了如何设限。现在我想这么做，请索妮娅和金你们两位为上次没来的同学们总结一下如何设限。

索妮娅：好的，我记得。

兰德雷思博士：请告诉大家你都记住了哪些设限的方法，这能帮助大家学会这项技能。

索妮娅：我向大家讲一讲 ACT 三步法，可以吗？

兰德雷思博士：好的。

索妮娅：兰德雷思博士教给我们一个缩写词，叫"ACT"。其中"A"（acknowledge）是理解，即理解孩子的感受、愿望或欲求，如"我知道你想晚点再睡""我知道你想打我或是你妹妹"或者"我知道你很生气"。"C"（communicate）是

告知，指告知孩子限制的条件，比如"该去睡觉了""睡觉时间到了"或者"打我是不可以的"，等等，任何你需要说来设限的话。"T"（target）则指提供可接受的替代选择。综合起来，就可以说"我知道你很生气，但是不可以打我，你可以去打你的动物玩偶。"然后，兰德雷思博士给我们留了作业，要以文字记录两次用 ACT 三步法设置限制的情况。

场景 2：带领者允许父母运用他们新学到的技能，并将其变成解决方案的一部分，这样所有组员都能从中学习，而不是总是输出和提供所有答案。

兰德雷思博士：你的儿子太有心眼了。如果他拿起锤子，那么你就会知道他要敲镜子了，但他所做的很多事都处在边缘不易判断，是不是？

妮塔：是的，很多。我很难确定是不是要设限。

兰德雷思博士：那么大家有什么建议？劳拉，你会提出什么建议？

场景 3：运用小组管理的技巧，让所有父母都参与进来，鼓励他们相互之间直接向对方发表看法，进而从家长的观察中获得最大的力量。

兰德雷思博士：天啊，真有耐心，劳拉！在与孩子一起游戏时我一次也没听到你说"快点，你洗手洗半天了，快点。"各位，我想让你们都给劳拉一点反馈。你们看到了什么，听到了什么？

黛比：（看着博士）她一直陪着孩子。

兰德雷思博士：跟劳拉说。不要跟我说，跟劳拉说。

妮塔：我同意，你没有过分地督促孩子。

索妮娅：你没有过分督促孩子，只是在那里陪着。你看起来很放松、很舒适、很镇定。你看起来就像这么做了很多年一样。

凯西：我喜欢你脸上的表情。

金：对于他的行为，你每次的回应都不一样。他知道你对他的事情感兴趣。

教学内容

以简单的单项知识点呈现教学内容是家长学习和吸收新信息的关键。在一次培训中给家长提供过多的信息，或者呈现复杂的信息，都会让家长不知所措。一位家长指出："信息很多，但不至于让人不知所措，因为它是一步一步呈现的。"

要确保家长成功学习到并能应用亲子关系治疗技能，我们需要遵循 3D 的基本策略，即描述（describe）、示范（demonstrate）和实践（do）。我们首先要描述技能，然后通过视频和现场例子来示范这项技能，接着让家长在和搭档的角色扮演中把他们在演示中看到的东西实践出来。如果父母们觉得自己没办法很快就将一门新技能学以致用，那他们可能就不会去尝试应用这个技能。

向家长提供**简单的家庭作业**和简明扼要的信息材料，以巩固培训课上的教学要点。一位家长评价道：

> 作业这么简单，这让我感到惊讶。它让我去察觉自己对孩子的反应。作业让这个课程的效果有了实实在在的改变。有时候，需要直接一点的作业，才能让我停下忙碌的工作，去学习与孩子相处。

简单的作业，并将这种新的育儿方式以小步快跑的方式呈现出来，减少了家长对尝试新事物的焦虑，也激发了他们尝试作业的动力。

亲子关系治疗小组的一个首要目标**是为父母赋能**。要做到这一点，就要在小组中创造一个安全、支持、没有威胁的氛围，理解父母的困难，接纳他们的弱点和错误，鼓励他们的努力，支持他们努力尝试新行为，并积极传达对他们能力的信念。而最后这一个层面可能是最关键的。这种相信家长的态度，可以把家长解脱出来，从而能够拥有敢于"不完美"的勇气，减少他们对带领者的依赖。关注家长的积极行为、成功和成效，强调家长的进步，可以激发家长的信心，减少家长的防备心理，使家长产生改变的勇气。**积极肯定家长的努力被认为是亲子关系治疗有效性的关键。**

> **大拇指原则**
> 如果没有人相信你，你就很难相信自己。

运用故事、类比、比喻等多种教学手段来强调教学点，有助于保持家长的高度兴趣，促进学习过程。家长要回忆一个单独的教学点可能会有困难，但如果把这个教学点与一个简短的、能引起家长兴趣的故事联系起来，**家长就会记住这个故事，然后再记住这个教学点**。如果在家长讲述个人经历的过程中插入这样的故事，以澄清或支持家长的努力，或教导一个新的原则，这样的故事是最有效的。这样一来，故事就被赋予了个人意义。

郎朗上口的"大拇指原则"也有助于让家长更容易记住这些要点。在教授主要原则上，当日的原则就是**重复、重复、再重复**。例如，"我在这里""我关注着你""我理解你""我关心你"这四个治疗信息，在每次培训课的相关点上都要复习到。

治疗师的示范是教学过程的一个关键组成部分。**治疗师对家长的回应要始终如一地向父母示范基本的儿童游戏治疗原则和技能**，从而使家长亲身体验到他们被要求对孩子使用的技能的影响。示范让家长通过体验来学习这些原则和技能。强调这种学习，可以通过由治疗师先反映家长的感受，然后问大家："我刚才做了什么？"治疗师可能要为组员找出他做了什么，然后邀请刚刚被反映感受的父母来讲述治疗师的回应对他的影响。一位家长在第一次亲子关系治疗培训结束时反映道："我上了很多养育课，但我已经看到了亲子游戏训练的不同。我会亲身体会到它！"

治疗师可以**自我披露**自己作为父母的努力和错误，来说明教学要点，亲身示范对犯错的容许。最理想的是，治疗师也具备足够的安全感，在视频或现场示范游戏环节中指出自己所犯的错误。这样的披露可以在小组中营造出更轻松的氛围，看起来也可以消除家长施加给自己的"完美"的压力。

示范可以是播放治疗师的游戏单元的录像，或由治疗师现场带领游戏活动，来示范期望家长在游戏时光里能做出的反应。在观看录像时，应经常暂停，指出其中一些训练课中强调过的技能和具体反应。一位家长评论了观看治疗师游戏单元录像的益处：

> 观看兰德雷思博士的视频，是我们在其他养育课程中从未获得的更多一层的维度。看到他如何做出回应，让技能的学习变得生动起来。这是你无法从书本上或单纯靠别人告诉你如何做就能获得的。

在观看家长游戏环节的视频时，应经常暂停，来认可和肯定家长的努力。重点在于关注家长的正确做法，而不是关注他们的错误。治疗师的重点是提供积极的反馈，为父母树立榜样，相互之间如何给予反馈。通过"他在药箱游戏里做了很多支持和照顾你的事情"，通过这类的评价，治疗师可以帮助家长开始思考儿童游戏的意义。此外，提醒他们注意游戏环节中的模式或主题，并根据儿童的游戏行为来推断他们的需求和动机，也是很有帮助的。这可以提供更深的洞察，鼓励家长向更高的技能水平发展。在观察了自己与孩子的游戏环节后，一位母亲说："这对我来说是一次真正的成长经历。直到我看到视频中的自己，我才意识到自己的行为。"

以下是兰德雷思博士与参加他 10 单元亲子治疗培训小组的父母之间的对话记录，其中强调了有利于亲子关系治疗过程的教学内容。它们包括：

- 示范如何接纳、反映式倾听和集中注意力；
- 治疗师（作为专家）的失误；
- 鼓励父母的养育优势；
- 采用具体化的指导；
- 提供具体实例；
- 传授专业知识；

- 采用类比方法帮助父母加深理解；

- 鼓励角色扮演和技能实践；

- 提出改进建议；

- 确认从游戏时光活动中能挖掘到的信息；

- 确认（孩子或父母）行为转变或其他改变；

- 促使父母得出更深刻的见解；

- 解释与澄清。

示范如何接纳、反映式倾听和集中注意力

接纳

场景 1：亲子关系治疗的一个重要方面是，父母要通过在特殊游戏时光活动中的许多不同技能运用，来练习对儿童的接纳。治疗师在游戏课程里要向父母示范接纳，让他们可以体验到那种被接纳的感觉；反过来，父母可以在游戏时光活动中练习接纳他们的孩子。

劳拉：我的特殊游戏时间应该是在周二下午，但周二那天实在是太忙碌了，我忘记了游戏时间。到周四我终于想起来了，赶在儿子睡觉前和他做了游戏。我可以记得去上大学的课，但我却忘记了自己与儿子的事。

兰德雷思博士：你的生活有时就是会变得非常忙碌，你会因为忘记了你的特殊游戏时间而感到内疚，但重要的是，你确实做了游戏。这里适用的大拇指原则是：**你做了什么不重要，重要的是你在之后怎么做**。你爱你的儿子，为他安排了一段特别的时间。这是一个很重要的信息。

场景 2：治疗师在与家长的培训过程中，应抓住一切机会，对家长接纳孩子感受的表现给予肯定和标注。

艾米莉：我反映他所做的事情。我没有说"你在戳他们的私处"，只是简单地陈述"你在戳小婴儿，现在你又在戳妈妈"。

兰德雷思博士：这就足够了。

艾米莉：然后他就开始用橡胶刀子划家具，像个小动物一样。在那时，我说了"你看起来真的很生气"这句话，于是他就扔掉了刀子爬进我怀里，就是这样。

兰德雷思博士：重要的是，你的孩子有机会表达自己的感受，他感到被理解了。他的感受被接纳了，不一定是接纳他的行为，但他的感受被接纳了。

反映性倾听

场景1：治疗师除了教给家长这些技能外，还要示范反映性倾听的技巧，让家长体验到被倾听的感觉，并与孩子一起练习同样的反映性倾听。

索妮娅：我有两个孩子，都是女孩。我是单亲妈妈，正在办理离婚手续，这比我想象的要难。现在，我觉得，我的大女儿想要告诉我些什么。

兰德雷思博士：而你不确定她想对你说什么。

索妮娅：有时她会带着愤怒向我表示她很害怕。我和丈夫分居之后，在探视问题上没有达成一致。她很爱爸爸，但她爸爸却不在；他从来都不在。我试着开门见山和她谈这个问题，但我感觉她并不想谈。她开始出现一些让我感到困惑的行为。

兰德雷思博士：我听出了两点。一是你想对她做到面面俱到，而这是不太可能的；二是你很想理解女儿想要对你说的话，但她不能坐下来好好谈。这就是我接下来要努力做的一件事，即帮助你成为孩子做游戏时的敏锐观察者，并尽可能地从孩子的游戏中了解到一些信息。

场景2：利用父母们描述的自己与子女互动的情况，治疗师可以示范如何对感受加以回应。

凯西：这个游戏时光活动对我来说，就完全不是愉快的体验。他总是表现得很暴力。他一直在攻击我。

兰德雷思博士：他想伤害你，整个经历都令你很不满意。

凯西：是的，他扮演医生的时候用塑料叩诊锤打我。我说："你可以拿着锤子玩，但是你不能打我。"

兰德雷思博士：所以你能够设限。

凯西：是的，但我实在筋疲力尽了。等到游戏时间结束，我真的很高兴能停下来。

兰德雷思博士：那么，虽然你有能力设限，但是听起来游戏时光活动对你来说是一种情感上的消耗。

凯西：没错。我们来自一个被虐待的环境，当我看到他这样的行为，仿佛看见了他父亲。我就会有种石化的感觉。

兰德雷思博士：你真的很害怕，想离开那里。

集中注意力

场景1：亲子关系治疗训练强调，要教导家长把注意力集中在孩子身上。治疗师会指出父母对子女全神贯注的场景，并确保父母认识到这种关注的积极影响。

　　兰德雷思博士：你的这段视频就是一个很好的例子，来说明你的面部表情可以胜过千言万语。你用你的脸来回应他的感受。看你的脸，完全什么话都不用说。你的整张脸都在说"我和你在一起，我听到了。我理解你，我在意你。"我从你的脸上读到了你要传达的信息——你对此很兴奋，这对你来说很有趣的。你不用说一句话，却把所有要说的话都传达给他了。

　　劳拉：我觉得他都没看我。

　　索妮娅：我不这么觉得。是的，他在看你。

　　兰德雷思博士：看这里（播放视频）。他的确在看你——就在这（暂停视频）。孩子们不会遗漏任何东西。这个画面真令人高兴，很明显你们俩都很享受这个时刻。

场景 2：在训练过程中，治疗师会示范集中注意力，通常会指出一位家长的非语言行为，并请他发表意见，让其他父母有机会体验到集中注意力的好处。

　　黛比：这就是我现在还搞不定的事情——身处危机中心，还能从危机里退出来。

　　兰德雷思博士：还要保持客观。

　　黛比：还要在危机中保持客观，同时知道这样没问题——我不需要做出回应，我可以后退一步，控制自己的情绪，然后决定应该怎么做。

　　兰德雷思博士：劳拉，刚才黛比说她能后退一步的时候，你有一些反应。

　　劳拉：现在当我儿子做这些事情的时候，我做的第一件事就是告诉自己他这么做不是真的要惹我生气。我以前总是想："他这么做就是成心要气我。"但当我把自己从这个想法中带出来，就能更好地处理整个局面，而且我也开心了很多，儿子也开心了很多。

治疗师（作为专家）的失误

　　场景 1：如果父母认为，他们的亲子游戏治疗师是在儿童行为方面永远都不会犯错的专家，他们可能会感到恐惧和胆怯，导致可能不愿意参与或不愿意展示新学的技能和技巧。治疗师可以将他自己在养育孩子方面的错误，以及他在与孩子们的游戏时光活动当中出现的疏忽，编入他的小组讨论，对自身进行评论。这些披露有助于父母认识到，没有完美的标准，没有人能够在任何时候都能对孩子做到完美。

　　兰德雷思博士：我们再来看一段我和这个小女孩在一起的视频（播放视频）。你们能看出我遗漏了什么吗？

　　索妮娅：她很开心。

　　兰德雷思博士：是的。你可能会想，我干这行都25年了，肯定能捕捉到这一点。但我其实和你们一样，我也不是完美的。索妮娅，我很多时候也会出纰漏。我到现在都没明白我当时为什么没能回应她的感受。很显然，她很喜欢那个游戏，但我想我当时过于专注在她的手在做什么，只盯着她的手看，而忽视了她的感受。如果我有这么多年经验，还会忽视她的感受，那你们偶尔没注意到自己孩子的感受也是情有可原的。

　　黛比：如果我们没注意到孩子的感受，但事后马上跟进，这样可以吗？

　　兰德雷思博士：当然。我当时也有机会补救。（播放视频）就是有点慢，但我最终还是对她说："那让你很惊喜。"

　　场景2：治疗师提及自己在对待子女或者在游戏活动中犯过的错误，这样就减少了父母的恐惧，他们不必担心治疗师会扮演成一个从不犯错的专家，对他们指指点点。

　　兰德雷思博士：在我大女儿三岁的时候，我们去另一个州的父母家探望。当时是晚上9：30。我三岁的女儿从厨房里跑出来。对了，我刚刚告诉你一件关于我的很重要的事情。现在是晚上9：30，我三岁的女儿……

　　黛比：还没睡。

　　兰德雷思博士：是的，她还没睡。黛比，我要告诉你什么呢？我就像你们一样。我也不是每天到时间就把她抱到床上睡觉。我跟你们一样，不是时时刻刻都能做到一个父亲该做的事情。

鼓励父母的养育优势

　　场景1：教授父母新的、不一样的技能是亲子关系治疗的基础部分。治疗师可以通过向父母示范，来展示在游戏过程中允许儿童自由决定的影响。

　　兰德雷思博士：表上列出的玩具每周只能玩30分钟。

　　艾米莉：那我儿子有一个奶瓶，他每周都要用一两次；我打开游戏室的门，他就叼着那个奶瓶进去，嘴上发出"咕—呜—阿—阿"，怎么办？因为他从没有像婴儿那样被养育过，所以他还想这样玩。我现在要不要把家里那个他过去一年都在玩的奶瓶拿走，告诉他只能在特殊的游戏时间里玩？我该如何处理？

　　兰德雷思博士：你自己可以决定。怎么做都是可以的。

场景 2：家长会了解到，治疗师不会为他们提供所有的答案。他们要学会相信自己孩子的能力。

　　　　兰德雷思博士：妮塔，你的特殊游戏时光活动怎么样？

　　　　妮塔：很棒。

　　　　兰德雷思博士：棒在哪些地方呢？

　　　　妮塔：他玩了平时根本不会碰的玩具。他以前从来都没他开过那盒万能工匠玩具，但这次他打开了。

　　　　兰德雷思博士：他终于打开万能工匠了。

　　　　妮塔：我正准备问你。要是他在特殊游戏时光活动中给玩具起了错误的名字，我是不是不能告诉他做错了？你知道，父母们应该给玩具贴上正确标签的。

　　　　兰德雷思博士：你认为我会怎么回答？

　　　　妮塔：你会说"不会"。在进行游戏活动的时候，我想我不能就这样放任他认为那就是这个玩具的名称，但我什么也没说。他好像在等着我纠正他，但我就坐在那里没动。

　　　　兰德雷思博士：那么你通过考验了。

场景 3：治疗师肯定父母在引导孩子上的成功。

　　　　金：做填色游戏的时候，他想让我告诉他哪个是正确的颜色，他有两个颜色准备给太阳涂。他其实知道正确答案，就是在等我告诉他，我猜大概是想看看我有没有认真听。我没有告诉他。

　　　　兰德雷思博士：那么你让孩子做主了。

采用具体化的指导

场景 1：向家长传授具体的信息，可以用集中讲授的方式，例如，如何建立孩子的自尊心。

　　　　兰德雷思博士：现在我给大家播放一段 2 分钟的视频，这是一名四岁半的孩子和我在游戏室里的视频。请大家注意我有多少次做出了建立自尊的回应。这就是回顾我们之前讨论过很多次的内容。建立自尊的回应就是当孩子学会了某件事或做到了某件事时，你把它反映出来。比如可以说"你把积木堆到了自己想要的高度啦。"请大家数一下在视频里听到的建立自尊的回应（播放视频）。

　　　　兰德雷思博士：大家听到了多少次？

金：我听到了 8 次。

索妮娅：我听到 12 次。

场景 2：给父母布置作业，要求他们进行非常具体的练习，以锻炼他们的技能。

兰德雷思博士：我希望大家在这周的 30 分钟游戏时间里专门练习如何建立孩子的自尊。这是你们这周的作业——赞赏你们的孩子，比如"你自己弄明白怎么操作了。"或者"你能数到 3 了！"在 30 分钟的游戏时间里，要为孩子做到的任何一件小事而赞赏他们。

提供具体实例

场景 1：治疗师运用自己在游戏单元中的经验教导父母。

兰德雷思博士：在视频的这个部分，我和孩子刚走进房间。我走过去离孩子近一点，这样他就能知道我在关注他。现在，请大家说说你们都看到我做了什么。

索妮娅：他进房间的时候，你给了他空间，让他拥有自由，或者自己的空间。

兰德雷思博士：我让孩子到处走走适应环境，然后我走到沙箱那里。大家还看到我做什么了？

索妮娅：你让他选择他想做的事情。

兰德雷思博士：是的，我让他选择。在这里，是由他做主的。这是他的时间，他可以想玩什么玩具就玩什么玩具。

场景 2：设定治疗限制是亲子关系治疗的一个重要方面。大部分家长在这方面都没有接受过训练，掌握的技能也很有限。因此，治疗师采用讲授的方法，并提供具体的例子来帮助家长掌握这门新的语言。

兰德雷思博士：接下来，我会让你选择一个特别的地方来进行你的游戏时光活动。如果厨房不是一个私密的地方，而且房子还有其他人，不能有一个私密的时间，那么你可能需要选择像你卧室那样的地方。如果有地毯的话，那么你就要准备一块大沙滩浴巾，或者是一块大纸板，当孩子把橡皮泥拉出来的时候，你就说"橡皮泥是用来在毛巾上玩的"。这是一种新的设限的方式。

场景 3：家长往往需要帮助，才能做出恰当的具体的回应。

兰德雷思博士：（小组正在观看一位家长陪孩子做游戏的视频）他在要求你做

一件你很不情愿做的事情。

凯西：是的。

兰德雷思博士：他在要求你说一个你不想说的词语。那么，你要怎么对他说呢？

凯西：我不想说这个。

兰德雷思博士：我觉得这么说很好。

凯西：好吧，但我认为，在这整个特殊游戏时光活动中，我应该做他想让我做的任何事情。

兰德雷思博士：那也是有界限的。

艾米莉：你知道，要是他想在墙上画，你就不能让他这么做。

凯西：是的，没错，我不会允许的。

兰德雷思博士：所以，还是有界限的。这不是一种完全没有边界的自由或完全放任的关系。

传授专业知识

场景1：虽然治疗师承认自己并不完美，但他依然是在儿童行为领域受过心理健康专业训练的专业人员。在小组培训期间，治疗师应抓住机会向父母们传授专业知识。

兰德雷思博士：当你说"你是因为不想睡觉，所以才对我如此生气"时，你的目标是让孩子在第二天晚上或者下个星期能学会说"我生气了"，而不是"我讨厌你"。如果孩子说"我讨厌你"，我建议你不要往心里去，因为你们并不是真的"讨人厌"。我建议大家先想一想"孩子在努力表达什么"，然后再去回应。

场景2：治疗师可以重新调整父母对孩子行为的贬义描述，变成对行为的另一种解读，这种解读要么是更积极的，要么是更符合孩子心理发展的阶段。通常情况下，治疗师会帮助父母认识到他们在问题中扮演的角色。

兰德雷思博士：在你的这段游戏活动的视频里，你的儿子很明显在积极探索。我不知道大家怎么看，但你的孩子充满好奇心而且积极探索，这是一件非常好的事情。如果大家能够看到这样的行为并且说"我好开心我的孩子对这些事物产生兴趣了"而不是"老天爷，他老是沉迷于这些有的没的"，那将对孩子的成长很有帮助。你们不会想要这样的反面——一个孩子从来不会专注做任何事情，对什么都缺乏兴趣。那不会是一个很有创造力的、自主的、外向的孩子。所以，如果你的孩子积极探索周围的事物，那是一件很好的事情。

劳拉：但我们却试图让他们符合相反的设定。

兰德雷思博士：没错，这就是我们说的，大人缺乏包容心。但是，劳拉，在30分钟的游戏时间里，你的孩子得到了你全部的包容和耐心。

采用类比方法帮助父母加深理解

场景1：有些知识点即使是最认真的家长也可能无法理解。治疗师可以用类比作为另一个工具来向家长解释这些知识点。

兰德雷思博士：我听你说可能她两种感受都有。

黛比：是的，她可能是这样的。我觉得她当时是生气的。

兰德雷思博士：那就多回应她的愤怒。

黛比：但是我感觉，就在这件事情上，她想操控我。

兰德雷思博士：哦，那你知道她在做什么。

黛比：是的，但是在睡前这个时间，认可她的感受并不能改变该睡觉了这个事实呀。

兰德雷思博士：没有人指望她改变。

黛比：好吧，可能是我脑子里这么想。

兰德雷思博士：这些回应即使看起来没用，但其实在发挥作用。我来解释一下。你有没有割伤过手指？你给伤口上药，还贴上创可贴。过了30分钟以后你又把创可贴揭掉，伤口看上去没发生变化，于是你把药擦掉，又扔掉创可贴。你这么干过吗？

黛比：没有。

兰德雷思博士：你会让药继续敷在伤口上。为什么这么做？

金：这样药物能让伤口慢慢愈合。

黛比：你知道药物最终会发挥作用的。

场景2：把知识点的核心内容描绘进日常的情景中，从而让父母们会更容易理解。

兰德雷思博士：在你嗓子很痛的时候去看医生，医生说这个药一天服两次，连服七天。你吃了一天药，第二天早上醒来发现嗓子还是痛，你有没有试过把药片扔掉？你不会这样做呢，为什么？

黛比：因为你知道你要花点时间等待药物起效。

兰德雷思博士：你预想药物会起作用，而且药确实也在发挥作用，只是没有看到立竿见影的效果而已。对于刚才说的这些回应，你也不总能都看到立竿见影的效果。但随着时间的推移，你的女儿会意识到你理解她，那么她就不需要费那么大劲向你传达信息了。

鼓励角色扮演和技能实践

场景 1：在亲子关系治疗课程中学习新技能时，角色扮演和实践练习都是不可或缺的环节。

兰德雷思博士：我们来快速地做一些角色扮演。你们两个可以做搭档，你们两个搭档，还有你们两个搭档。每一对离我近的那位先扮演孩子。我们要做两件事情。首先是设限。扮演孩子的同学模仿一些类似威胁的行为，比如说"我要往墙上画啦""我要切开这个"或者"我要把这个弄坏"，等等，然后让"父母"给你设限。然后是自由游戏。扮演父母的同学，请练习我们刚刚从视频里学到的技能，包括追踪性描述，建立自尊的回应，还有设限。

（小组角色扮演）

兰德雷思博士："孩子"们，请给你们的"父母"一些反馈。说说他们做得怎么样，要具体一些，不要只是空洞地夸。

（小组开始两两给出反馈意见）

兰德雷思博士：现在我们来互换角色。"孩子"现在变成"父母"，开始互换。

（小组角色扮演）

兰德雷思博士：好了"孩子"们，现在可以停下来。请给"父母"提意见。说说他们做得怎么样。

（小组开始两两给出反馈意见）

场景 2：治疗师鼓励父母们在面对真正的两难情况前，要思考可能遇到的各种情况，并预先练习好回应，让父母对新的技能或技巧有更强烈的代入感。

兰德雷思博士：我们来看看效果如何，如果你提前练习了那个反应，那么，你就预先获得这个方法。要是他用飞镖枪打你，你就说"我可不是靶子"。然后你继续下一步回应："我可不是靶子。你可以假装波波玩偶是我，然后去打它。"然后你指向波波。

索妮娅：能不能这样，我说"我不是靶子"，如果孩子还不听，就说"如果你还要拿飞镖打我，我就要把它从游戏室里拿走了"。可以这样设限吗？

兰德雷思博士：这样也可以。你自己想到了。

提出改进建议

场景1：父母在面对针对他们育儿技能的批评时都很敏感，所以提出改进建议时一定要非常小心。治疗师帮助父母寻找替代的方式，并协助他们构思能改善亲子关系的回应方式。

黛比：我女儿坚持要玩别的玩具，她就是对游戏时光活动没兴趣，她就想和小朋友们一起玩。

兰德雷思博士：如果你要回应她的感受，那么你会怎样和她说？

黛比：我用了"5分钟"的方法。我说，咱们再玩5分钟。然后5分钟刚到，她就又开始闹了。

兰德雷思博士：你一定要回应她的感受。"如果你没有别的玩具可玩，那你就压根不想玩了。如果得不到你想要的玩具，你就觉得没那么有意思了。"这可能是表达她愤怒的开始。那么你通过理解来打开这扇门，可能就能让她坚持到底。我们下周来看看效果如何。

场景2：治疗师不会告诉父母们他们哪里说得或做得不对，而是常常把一些建议或者变通方案放进他们的备选方案当中。

兰德雷思博士：这个回应方式还可以做一些变通。不说"你想让它是什么，它就是什么"。而当他问"这是什么"时，然后几乎把东西砸在他脑袋上的时候，你可以说"我觉得它就是干这个用的"。我认为这是一种非常恰当的回答。我希望大家都能做一件事，那就是对我们在课上学到的一些东西做变通，这样你们的回应就更能成为"你"的东西。不用非得按照我们课上说的一字不差地来。

场景3：面对一名家长本能的爱插手和说教，可能就需要给出具体的建议。

凯西：我告诉他我希望我们把手铐玩具摘掉。他想要摘掉手铐，但我不知道他能不能做得到，所以我就把手铐都摘掉了。

兰德雷思博士：我还听到你说"我觉得你不会"。

凯西：也许我不应该那么说的。

兰德雷思博士：你当时确定他做不到吗？

凯西：不，我当时不确定他是不是能做到，但是……

兰德雷思博士：那么，你要让孩子尝试。他会不会发现自己没法摘下手铐，这应该由他自己来决定。你只要在旁边见证他。这样，他就能以更加积极的方式感受到自己的力量。因为在我看来，他想要感受到自己的力量，他把你指挥来指挥去，要你说一些话。但也许这样不太好，他可以通过做一些建设性的事情来感受到力量。比如当他自己想办法摘掉手铐，然后听到你建立自尊的回应，这样他就会以更加积极的方式获得力量感。

确认从游戏活动中能挖掘到的信息

场景 1：虽然亲子关系治疗并不强调解读，但治疗师会帮助父母们认识到孩子的感受和没说出口的心里话。

兰德雷思博士：如果你把自己放到儿子的位置上，你觉得妈妈喜欢和你一起参与这个游戏环节，她也期待着这个环节，你们在一起的时候很开心。你的儿子会有什么感受？那会给他带来什么感受？

金：很特别的感受。

兰德雷思博士：没错，很特别。

金：感觉被爱。

兰德雷思博士：被爱，没错，而且他会感到自己很重要。"我很重要，因为妈妈想要和我在一起。"这是你给他一份特别的礼物。

场景 2：父母的行为，哪怕是最微小的改变会对孩子的未来有多大的效果，治疗师都会让父母知道，以此来鼓励他们。

索妮娅：很多时候，我女儿只是想让我认可她对一件事情的感受。就像那次她说："我不喜欢你，你不再是我的朋友了。"但我并没有把这句话听进去，只是大概地闪过一个想法，她要么是生气，要么是沮丧了。一般来说，她这样就是生气了。我就说："听起来你很生气，因为我没有做你想让我做的事情。"效果非常好。

兰德雷思博士：那一刻，你的孩子知道，她的信息已经被你收到了。"妈妈明白了。"她也听到你回应给她的情绪标签，这个标签触及她的内在感受。也是在那个时候，你有机会教孩子给感受贴上恰当的标签——这叫生气，而不是"我讨厌你"。

确认（孩子或父母）的行为转变或其他改变

场景 1：治疗师帮助父母认识到自己的行为 / 或孩子的行为在游戏时光活动后的转变。

艾米莉：上次他这么干的时候就狠狠地发了一顿脾气，帮助他的社工不得不坐在门口挡着不让他离开。现在不一样了，他只是非常冷静地讲话，没有发脾气，也没有跟人争吵。

　　兰德雷思博士：他在家时真的变得很不一样，而且他和你在一起的时候反应方式一直不一样。

　　艾米莉：是的，是这样。

　　兰德雷思博士：那么是真的发生了一些变化。

　　艾米莉：是的。

场景2：父母可以发现看待他们与孩子关系的新的视角、看待他们自己的新视角，以及之前没能意识到的方面。

　　兰德雷思博士：妮塔，你似乎在说"我重新发现了如何做一个有爱的母亲"。

　　妮塔：是的，我以前觉得什么事都得在掌控之下，都要完美，这样才是完美的爱。现在我发现，我可以把所有东西随意地散落在四周，这样我也能照顾到自己。

　　兰德雷思博士：那么，你的生活和从前不一样了。

　　妮塔：他知道自己可以做别的事情，比如可以打枕头。他哈哈大笑，因为妈妈也这么做了——我的确这么做了。他看着我打枕头，正如他能做的一样。

　　兰德雷思博士：妮塔，我听你这么说，突然闪过一个念头，感觉就好像你在说"我现在更加自由了"。

　　妮塔：是的，我处在一段"当妈妈"的旅程里。

　　兰德雷思博士：而你来到了一个完全不一样的地方。

　　妮塔：没错。

促使父母们得出更深刻的见解

场景1：父母常常对"只需陪孩子玩几次就能带来行为上的转变"这件事非常惊讶。

　　金：看到他把每个刷子都清理干净并放好，我感到很震惊。我本来还担心他会把东西都堆成一团。但他把东西都放回原处，还都洗过，收拾干净，之后还把整个水槽都清理干净了。

　　兰德雷思博士：为什么你的孩子在30分钟的游戏活动里就愿意承担这样的责任呢？

　　金：这是他自己的选择。不是妈妈在旁边站着让他去这么做的。他也没有站在那里说"我不会因为你叫我干什么，我就去干"。

　　兰德雷思博士：没有对抗。

　　黛比：没有。

　　兰德雷思博士：当孩子可以自由地做出一些这样的决定时，他们自然会朝着照顾自己也照顾环境的方向发展，而不会有太多麻烦。这是一个多么重要的发现！要不是有这么一个自由的游戏时间，在这段时间里，你不是老师、不是领导，你也不纠正他们，我们怎么能发现这一点呢？你孩子内在的自我指导就出来了。你只有在这样的自由时间里才能发现。这是管用的！

场景2：为父母提供工具，帮助他们的孩子学习成长以及成为负责任的社会成员所需要的技能。

> 妮塔：我可能会说"我看出来你对我很生气，但你不能踢我、打我或骂我。你可以告诉我你生我的气，也可以打波波玩偶或者砸地板"。
>
> 兰德雷思博士：很好。你所有的步骤都做到了，现在他有了一个选择。他可以说出来，也可以发泄出来。会不会是在很多时候，你的孩子就是没有想到其他的办法？
>
> 索妮娅：你知道，真正有趣的是，我们大人在生活里会努力寻找自己还有哪些选择，比如在买车或者做所有的事情时，我们的选择余地越大，就会感到越自由，能选择对自己最好的。
>
> 兰德雷思博士：对孩子来说，发现自己有选择，并且学会如何做决定是很重要的。当你做出决定时，会发生什么？责任在哪里？在做决定的人身上。所以，你要帮助你的孩子学习这种承担起责任的感觉。

解释与澄清

场景1：父母要学会如何帮助孩子停止自己的行为。在这个过程中，给予选择是不可或缺的。

> 兰德雷思博士：在设限的过程中，很重要的一点是，在给出选择的同时，要指出哪个选项是可接受的，并总是指向可以接受的选择。这样，我们不需要抓着孩子，不管是语言上的还是象征性的，强制他停下。我们的目标是要帮助他们从内心对自我说"不"。当他们开始要捣蛋的时候，我们说："墙上不能乱画，可以在纸上画。"这时，如果孩子选择不在墙上乱画，而是去纸上涂画，那么孩子就停止了自己的行为。他对自己说了"不"。当孩子长到13岁或15岁，离开了家，不在你的掌控之中时，他们需要阻止自己，因为别人可能不会阻止他们。他们要对自己说"不"，需要知道对自己说"不"是什么样的。

场景2：家长要明白，制止孩子的行为不是他们的责任，而是孩子自己的责任。孩子们能够学习做到这一点。

　　艾米莉：游戏时光活动给我和儿子带来了不同的维度，情况比原来要好得多了。在做游戏之前，我们已经做了一些设限，但我们并不总是贯彻执行。现在，我们不打算这么做了。很多时候我会直接制止孩子的行为，现在我多次看到他握紧自己的拳头，就这样握着，但不会做出后续的行为。

　　兰德雷思博士：那么，他就是在制止自己。

结论

　　本章阐述了很多 10 单元亲子治疗模式的历程要素和教学要点，这些是亲子关系治疗模式的关键组成部分。显然，上面列出的实际群体对话节选并不能涵盖亲子关系治疗中的所有技能和方法，但这些摘录有助于展示这一模式所包含的主题和技能的广度。

第 6 章

亲子关系治疗的技能、概念和态度

本章将更详细地介绍亲子关系治疗中教授的以儿童为中心的游戏治疗技能、概念和态度，为亲子游戏治疗师提供一个理论框架，并对这些原则和流程有更深的理解。在以儿童为中心的疗法上，有良好基础的、有经验的游戏治疗师可能已经熟悉这些基本技能和概念。对这些游戏治疗师来说，这些信息可以作为在 10 单元亲子治疗模式中教授的必要技能和概念的回顾。

本章的材料广泛地取自兰德雷思所著的《游戏治疗：关系的艺术》一书，并有限地使用了由吉奥达诺（Giordano）、兰德雷思和琼斯（Jones）于 2005 年合著的《建立游戏治疗关系实用手册》（*A Practical Handbook for Building the Play Therapy Relationship*）一书。

亲子游戏时光活动的目标

亲子游戏时光活动的重点是放在孩子身上以及孩子能够成为什么样的人上。这种关系被视为改变过程的载体。因此，总的目标是能够让父母与孩子的关系释放出孩子的内驱力，更好地成长。考虑到这一点，亲子游戏治疗师应帮助父母将特殊游戏时光活动的重点放在以下目标上。

- **为孩子营造一个稳定且可预见性的氛围**。在一个完全没有限定的关系中，孩子是无法感到安全的。父母在游戏活动中的反应和行为的一致性可以促进安全感和可预见性。

- **理解并接纳孩子的世界**。通过允许孩子在游戏活动里选择做任何事情，表现出真实而热切的兴趣，传达对孩子世界的接纳。接纳也意味着耐心跟随孩子的游戏节奏。理解是通过放弃成人的现实，从孩子的角度看问题来实现的。

- **鼓励孩子表达自己的情感世界**。游戏材料很重要，但更重要的是，它所促进的孩子对自身情感的表达。在游戏时光活动中，不会有对感受的任何评价。无论孩子的感受是什么，都会被不加评判地接纳。

- **营造自由感**。特殊游戏时光活动中的一个重要方面是，孩子感觉到在这种环境下所获得的更大的自由，能以一种在其他时间里可能不被允许的方式来表达他的思想、感情和需求。然而，这并不是一种完全放任的关系；父母要学会在安全的界限内给予孩子更多的自由。允许孩子做出选择，也会创造一种被包容的感觉。
- **促进孩子做出决定**。实现这一点，主要通过家长避免成为孩子的答案来源。选择玩哪个玩具、如何玩、用什么颜色或把某些东西变成什么，这些都让孩子自己做主；反过来，又促进了自我责任感的形成。
- **给孩子提供承担责任的机会，培养孩子的掌控感**。其实，一个人不可能总是能掌控自己所处的环境。但重要的一个变量在于，让孩子感受自我掌控。在30分钟的游戏时间里，孩子要为自己做的事情负责。当父母代替孩子做他们自己所能做的事情时，儿童就被剥夺了体验自我责任感的机会。掌控感是一个强大的变量，有助于孩子形成积极的自尊。

建构特殊游戏时光活动

建构是一种非常重要的技能，它不只是计划游戏、摆放玩具这么简单。这里的"建构"指的是帮助孩子理解游戏时光的性质，其中包括告诉孩子"在我们的特殊游戏时光内，你可以用很多喜欢的方式玩这些玩具""你可以决定……这取决于你"等。这些说法打破了限制，将责任导向交给了孩子。在与儿童沟通自由、自我指导以及关系的参数时，要慎重用词。而自由的边界是通过"很多你喜欢的方式"这样的表达来传递的，这实际上沟通的是对行为的限制。这是一个关键的短语。避免使用"任何方式"，因为这不是一个完全自由的时间。家长有时会向孩子介绍游戏时光活动，说"这是我们的游戏时光活动，在这段时间里，这些玩具你想怎么玩就怎么玩"，但在快要被飞镖枪射中或孩子将玩具飞机扔向台灯的时候，却不得不收回这种绝对许可。

在第一次游戏时光活动里，家长以非语言方式传达游戏时光活动的特殊性，比语言来得更重要。家长被鼓励要带着热切期盼进入游戏时光活动。由于这是以孩子为中心的时间，父母应该坐下来，最好是坐在地板上或与孩子平齐，进一步向孩子表达你有兴趣并且愿意跟随他的主导。一直站着可能会让父母变得高高在上，并传达出要由父母来主导或父母会随时离开去做其他事情，所以孩子就会一直等着。当孩子专注于自己的游戏时，父母应该靠近孩子，当被孩子邀请时，父母也应该加入他的游戏。重要的是，父母在与孩子的游戏过程中要保持舒适，而不是疏离。

父母也可以参与到孩子的活动中去，成为其中的一部分，不必只是目光默默地跟着孩子转。父母也可以通过改变身体的姿势或前倾靠近孩子的活动，积极表达出有兴趣和想参与的愿望。

在督导的过程中，我们经常观察到不少父母的头转过 90 度，用眼睛跟踪孩子，而身体的其他部分却不动声色地投射到远离孩子的地方，仅仅维持最低限度的参与。当父母的整个身体转向孩子，传达出真正的兴趣和全心地投入时，孩子就会感受到父母就在身边。

大拇指原则

父母的脚尖应当跟随鼻尖。

帮助父母进入孩子的世界

虽然父母在一个时间和空间里跟孩子在一起，但很多父母并不了解或理解孩子。孩子需要有与父母进行情感交流的时间。亲子游戏时光的一个主要目标，是帮助父母学会如何促进与孩子的这种关系。这个过程首先要帮助父母进入孩子的游戏世界，从而对孩子的情感世界更敏感也更理解。希望在这种时候，父母心中最重要的想法是"我想更了解我的孩子"。家长要学会思考："我对孩子的爱、温暖是否表现在我脸上？""我的语气中是否透露出善意？""我的孩子是否知道，我认为他很重要，是此刻世界上最重要的人？我的眼神是否表现出了这一点？""我对孩子内心感受的关心是否被传达出来了？我的话语是否传达了这种关怀？"

大拇指原则

敏锐感知孩子的世界。

通过接纳孩子的态度、感受和想法，父母进入了孩子的世界。这样一来，孩子就会感到被父母理解和接纳，亲子纽带也就开始加深。

一种新的语言：表达"在一起"

在亲子互动中，典型的做法是根据对孩子的了解和以往的情况来评价孩子的态度。父母很少努力去了解孩子的直接内部参照物，即孩子的主观世界，无法真正地与孩子"在一起"。敏感地理解孩子，是基于父母能够抛开个人经验和期望，欣赏孩子的人格，以及孩子的活动、经验、感受和思想的程度发生的。在孩子体验到他们的主观世界被理解和接纳的关系之前，他们不能自由地探索、试探界限、分享他们生活中感到恐惧的部分，也不能有改变。在与孩子"在一起"的过程中，父母的态度至关重要，这样才能让孩子感到被理解和接纳。这种理解的深度和维度意味着要摆脱风格化的角色，深入且有意义地参与到理解孩子的工作中去。这意味着父母要放下评价和判断的倾向，能从孩子的角度看问题。

对许多父母来说，以表达敏感、理解和接纳的方式回应孩子，并传达自由和责任，就像学习一门外语一样，需要彻底转变态度，并重新调整反映性回应中使用的词语。从这个新的角度来看，孩子被视为有能力、有创造力、有弹性和有责任感的人。亲子关系治疗的目标是帮助父母发展一种态度，即真正相信他们的孩子有能力在他们的发展能力的界限内自己能想出办法，并在游戏时光活动中通过对孩子的反应来传达这种态度。

在孩子的游戏中，父母通过做一个在言语上积极反应的参与者，来表达与其"在一起"。孩子可能经常沉浸在游戏中，正在做游戏时不爱说话，父母没有明显的感觉，也察觉不到。在这种时候，父母可以通过反映观察到的内容对孩子的非语言游戏做出反应。"你用了很多颜色来做。""现在，你要把她放到床上去。""那个就直接撞到了另一个了。"这些被称为"追踪描述"的反应，传达了家长的参与、兴趣和理解。父母要避免冗长的回应，因为这些回应会扰乱孩子的注意力，导致孩子被迫花精力去试图理解父母说的话，这往往会改变孩子的表达方向。回应应该是简短的、互动的，就像对话一样。

家长还要通过准确反映孩子的情感水平，来表达对孩子的理解。父母应避免对一些小事过分兴奋，超出孩子的情感水平，如："哦，天哪！是不是很奇妙啊！你在盒子里找到了一块彩色的石头！"这种兴奋可能会让孩子觉得不对劲，或者因为没有感受到同样的兴奋而怀疑自己的反应。超出孩子的情感水平的反映是建构化的，会导致孩子表达的情感和行为超出孩子的真实感受。正如在这个反应里，当大卫只用最小的力量打了一下波波玩偶后，而父母的回应是："哇！你重重地打在它身上！"然后，大卫就会一边更用力去打波波玩偶，并且一边看着父母，以获得赞许。

父母的另一种典型反应是提问，它阻碍父母与孩子的全然"在一起"。提问把父母放在主导、控制的地位。一般来说，如果父母有足够的信息作为提问的基础，那么就有足够的信息来发表意见。一般来说，提问意味着缺乏理解。"这让你生气了吗？"这句话传达了家长的不理解，然而家长确实感受到了孩子的愤怒，否则他不会问这个问题。家长应该相信自己直觉系统中出现的东西，并做出陈述："你觉得很生气"。直觉陈述要进入孩子的内心和灵魂，而提问则会进入大脑皮层，需要进行分析和评估。

表达对孩童世界的理解："在一起"的姿态

只有当孩子开始习惯于特殊的游戏时光活动和父母的新式口吻时，孩子才会开始表达和探索已经经历过的有意义的情感体验。父母必须等待这种变化的到来，不能着急，也不能强求。这是孩子的时间，他有没有准备好游戏、表达或探索，都应该尊重。

在与父母的共情和有爱的关系中，孩子体验到可以自主游戏的自由和宽容，就会发展出自律和毅力，这种自律和毅力来自开展或完成自己选择的活动或项目所需的持续努力。在孩子独立选择活动、指导行动、依靠自我获得结果的过程中，增强了自我，发展了自立能力。

父母在这段关系中的责任就是保持在亲子关系治疗培训中所说的"在一起"的态度，它可以概括为以下四种治疗性信息。父母要努力在任何时候都与孩子沟通，不仅仅是语言上的沟通，而是用全身心去沟通。

- **我在这里**。没有什么会让我分心，我在身体上、精神上和情感上完全跟孩子在一起的。这样我和孩子之间没有距离。我想完全进入孩子的世界，在孩子的世界里自由活动，感知他所感知的，感受他所感受的。一旦我达成这种联结的感知，就很容易知道：我什么时候跟孩子失去联结；我能否这样完全进入孩子的世界，以至于我没有必要去评价和判断孩子。

- **我关注着你**。我会用耳朵和眼睛仔细倾听有关孩子的一切，听他们说了什么，没有说什么，我想听到孩子的全部心声。我能够像孩子那样体验、听到他吗？要达到这样的倾听，我内心必须有足够的安全感，允许孩子与我分开。

- **我理解你**。我希望孩子知道，我理解她所表达的、感受的、体验的和玩耍的内容，所以会努力把这种理解传达给孩子。我想理解孩子的体验和感受的内在深度和意义。在特殊的游戏时间里，至关重要的方面是将这种理解和接纳传达给孩子。

- **我关心你**。我真的关心我的孩子，并且希望他知道。如果父母成功充分传达了前三个信息，父母就不会被孩子视为威胁，他就会允许父母进入他的世界。那么，孩子就会知道父母是在意他的。这种关爱会释放出孩子身上本来就存在的动态潜能。

表达接纳："在一起"的必要维度

接纳来自对孩子真正和真诚的关心，相信他能够为自己承担责任。在与父母的特殊游戏中体验到这种接纳气氛的孩子，明白他们可以从他人身上获得支持，同时发展自己的适应性和独立性。父母通过耐心以及愿意相信过程，来向孩子传达接纳。耐心使父母得以从孩子的角度看问题。父母的接纳体现在：不提供意见、建议或解释，不质疑或打断孩子。父母的共情反应向孩子传达了理解和接纳，从而使孩子能够自由地进行更多的创造和表达。

通过感同身受地反映发生的事情和感受，父母表达出对孩子的尊重，也肯定了孩子拥有情感和通过行动表达自身的权利。哪怕必须对孩子的行为进行限制，父母也会传达出对孩子的接纳。因此，接受是与容许一起发生的，但不一定意味着赞同孩子的行为。

父母的态度以及所表达的接纳，鼓励孩子进一步探索思想和感受。当孩子的感受被父母表达和接纳时，孩子体验到的感受就不会那么强烈。孩子就能更专注、更具体地表达积极和消极的情绪，从而更充分地整合和处理感受。关注孩子的感受，肯定了孩子作为人本身而不是问题的重要性。

让孩子主导游戏，激发孩子的自我导向意识和责任感

父母通常处于"专家"的地位，孩子向父母寻求指导、允许和答案。在游戏时光活动里，家长不是老师，也不是纠正孩子反应的人。甚至在游戏时光活动中，孩子能够把"长颈鹿"叫成"马"，而不被纠正。

孩子可以说"5 加 1 等于 7"，可以选择任何他自己决定的方式拼读单词，游戏时光活动应营造一种接纳、包容的环境；孩子可以等游戏活动结束后再去学习拼写和加法。

将责任"还"给孩子，鼓励独立决策

孩子主导，家长跟随。在适当的边界内，由孩子决定玩什么玩具和如何玩，允许孩子解决问题，而家长没有解决方案。在 30 分钟的游戏时间里，家长没有孩子需要的信息，角色扮演也由孩子导演。

"将责任'还'给孩子，鼓励独立决策"意味着什么

当孩子提出问题或寻求帮助时，父母会做出回应，把责任还给孩子。这些回应鼓励孩子自己做决定，并对当前的问题负责。

> 孩子：我先玩什么呢？
>
> 父母：现在，由你来决定先玩什么。

为何要培养孩子的责任感和自主决策能力

孩子在年幼时就能学会如何做决定和为自己负责。这些技能是在整个童年时期发展起来的，并为其在青少年时期和成年时期做决定做准备。有机会学习决策和自我责任感的孩子，会变得更有自我动机、自我动力，并感觉到对生活的掌控感。

责任感是通过经验来学习的。当父母代替子女做出他们自己能够做的决定时，子女就被剥夺了学习的机会。孩子不但没有培养自我责任感，反而学会了依赖父母。

允许孩子有参与决策过程的自由，为他们提供了机会，使其能够将自己的个人意义投射到物品或材料上。这种做决定的内心体验加强了孩子的自我概念，并为其提供了经验，这些经验可以融入一个转变的自我观念中。这是一个成长的过程，将使孩子能够以更有效的方式对未来的问题和情境做出情绪上的反应。因此，父母拒绝承担在游戏中为孩子做决定的责任，无论这个决定看起来多么微不足道。面对孩子的问题："月亮是什么颜色的？"父母回答说："月亮可以是任何你想要的颜色。"这样，鼓励孩子接受自我的责任，并在这个过程中发现个人的力量。

治疗性的促进反应将责任还给孩子，从而帮助其感到自己在控制之中，并发展出内在的动力。父母通过允许孩子做决定来传达对孩子的信任，并通过避免干预这一过程，致力于为孩子提供自我引导的机会。

第一次游戏活动刚开始的时候，孩子往往会依赖父母来确定该做什么，用什么东西，以及如何避免做困难的事情。孩子可能会拿着一个他明显知道名字的玩具问："这是什么？"这时，家长并不能确定问题背后的动机。给物品取名可能会抑制孩子的创造力，固化孩子的表达，或者把责任掌握在父母手中，因此可以通过回答"那可以是你想要的任何东西"，把责任还给孩子。取决于孩子的要求，类似的回答可能是"你可以决定"或"那是你可以做的事情"。如果孩子需要帮助来完成一项她没有能力完成的任务，那么父母可以回应："告诉我你想做什么。"这些回答可以让孩子承担起责任，做出决定，通常，在课程结束时，孩子就会说出是什么，而不要求父母做出决定。

只要父母不要太快回答，孩子通常就能自己找到许多问题的答案。有时候，父母需要说的只是一句若有所思的"嗯……"。

父母交还责任的回应示例

1. 孩子：（捡起手铐问）这是做什么用的？

   父母：现在由你来决定它的用处。

2. 孩子：（捡起奶瓶问）这是什么？

   父母：你觉得它是什么，它就是什么。

3. 孩子：大象是什么颜色的？

   父母：你喜欢什么颜色，就可以给大象涂什么颜色。

4. 孩子：（正努力打开胶水瓶）

   父母：嗯，你费了好大劲要打开它。

   孩子：帮我打开吧，好吗？

   父母：给我示范一下你想完成的事情。

5. 孩子：开心怎么写？

   父母：在这里，你想怎么写都行。

父母帮助孩子做出自主决定的回应示例

孩子：（进入游戏室环顾四周）我应该做什么（亲子游戏在一个诊所进行）？

父母：现在由你决定要玩什么。

孩子：（走向工艺桌拿出一张纸）我知道要做什么了。

　　父母：你知道自己想做的事了。

　　孩子：我要给老师画一幅画。

　　父母：你有了自己的计划，还知道了要做什么。

　　孩子：（从水彩笔/蜡笔盒里挑选各种颜色的笔开始涂画）我要画一道彩虹。

　　父母：你不但知道要做什么，还知道了怎么做。

　　孩子：对……但我应该用什么颜色画彩虹？

　　父母：你可以决定用什么颜色。

　　孩子：用蓝色和红色吧，因为我最喜欢这两个颜色。

　　父母：你自己确定了要用的颜色。

反映孩子的非语言游戏行为（追踪描述）

什么是"见证非语言行为"

　　父母对孩子的行为和非语言游戏做出反应。父母描述他们看到、听到和观察到的孩子的行为。例如：

> 你推着它（车子），穿过那里（隧道）；
> 你把好多沙子装进那里（桶）；
> 注意：除非孩子先给物品命名，否则家长不要说出物品的名称。

为什么要见证非语言行为

　　当孩子几乎不做语言回应，且没有表现出明显的情绪时，见证孩子的行为有助于孩子感受到父母对他们的世界感兴趣，关心他们的世界，以及父母在努力理解他们的世界。

不给玩具命名的理论原理

　　若非孩子已经给游戏时光活动里的玩具取了名字，否则父母都不用告诉他们这些玩具叫什么。父母给玩具命名会把孩子与现实固定在一起，不利于他们发挥创造性和想象力。如果家长将一个玩具称作"货车"，它就无法成为"校车"或"救护车"。如果家长用"它""那个""她"或"他"来指代玩具，孩子就能决定这个玩具是什么。当孩子拿起玩具车放进盒子的时候，家长回应说："你刚刚把那个放到了那里。"这样，孩子就有自由继续遵循自己的本意，仍然把那辆玩具车看成一只大虫子。这样的回应方式也传达出家长"在一起"的姿态。当家长以成人的视角来指称玩具和行为时，可能会做出不准确的猜测和不恰当的回应。比如，家长看到孩子将积木往沙子里塞，便回应道："你要把积木塞进沙子里。"但实际上，孩子可能已经把积木想象成了一辆推土机、一艘飞船或一只小动物。避免贴标签的回应是：

"你在把那个推到沙子里。"当父母给玩具贴上不准确的标签时，有些孩子会纠正父母，有些孩子则不会。如果玩具的标签不准确，孩子可能会觉得受到限制，不太被父母理解。不给玩具贴标签会创造一个更自由的环境，鼓励孩子发挥创造力，以其他方式而不是传统方式使用玩具。

非语言游戏行为的回应指南

- **回应过少**。如果父母在孩子玩耍时保持沉默，孩子会觉得自己被监视了或者父母对自己不感兴趣；相反，父母要让孩子觉得父母是游戏的一部分。这类似于与成人的对话。当一个人倾听并做出口头回应时，成年人就知道这个人关心并听到了他们的声音。同样，父母用耳朵和眼睛倾听，并将他听到的和看到的口头表达出来。

- **过多回应**。如果父母太频繁地描述非语言行为，可能听起来就会像一个体育评论员在做实况播报。这种解说听起来并不真诚，也不像对话。孩子可能会认为它具有侵扰性。家长的回应要真挚且有对话性和互动性，真诚地传达一种"在一起"的态度：我随时都在，我在听，我理解，我在意。

- **肯定非语言行为 / 个人化回应**。以"你在"或"你是"开头来回应孩子。这样可以使信息个性化，并将重点放在孩子身上而不是玩具上，这也使孩子有掌控的感觉。例如，孩子正在玩一辆小车玩具，他之前已经认定是一辆汽车，正在开着它绕着大圈。"你开着那辆车转来转去"（重点在孩子身上；帮助孩子感受到被赋能）。"那辆车在绕来绕去"（重点是玩具；非人格化的信息，不能帮助孩子感到重要或被赋予力量）。在第 1 单元游戏治疗过程中，父母可以多说一些话，多肯定非语言行为，以帮助减轻孩子的不安。但如果孩子完全沉浸在游戏中，则可能需要较少的反应。

家长肯定非语言行为的回应示例

孩子：（推着货车穿过地毯）轰轰轰。

家长：你正推着它穿过那儿呢。

孩子：（起身环顾房间四周）

家长：你在找另一个东西。

孩子：（将塑料士兵玩具放在地毯上，用他拿来的所有玩具开始摆场景。）

家长：你已经拿到了你想要的东西，现在你要用你的方式把它们摆好。

孩子：（把所有玩具士兵摆成一条直线，然后围着它们筑起了一道墙。）

家长：你把它们排成了一队，还在它们四周筑了一道墙。

孩子：（开始拿着玩具士兵互相打斗）嘭！梆！轰！

家长：它们听起来真的在战斗。

反映孩子的语言表达（内容）

什么是反映内容

家长对语言稍做变动，重复孩子说过的话。例如，孩子在角落里一边玩一边说"很快就会发生大地震。没有人能够阻止它，超人也不行"的时候，家长就可以回答："**没有人能阻止这场地震。**"当孩子把盘子放在地上，描述道："晚饭时间到了，大家马上来吃饭。"家长便可以说："**你告诉大家可以吃晚饭了。**"

为何要反映内容

反映内容可以帮助孩子知道你有听到他，并且理解了他的信息内容，同时让孩子有机会提取信息，听到自己说过的话。这有助于他确认自己的观点，更清晰地了解自己。当面对反映感受或是内容的选择时，要对孩子的感受做出回应，或者将感受和内容的回应结合起来。如果孩子的感受并不明显，倾听孩子使用的语气，来帮助你分辨在信息里的感受。

家长反映内容的回应示例

孩子：要地震了。

家长：地震要来了。

孩子：蜘蛛侠和罗宾在这儿（孩子把一些人物丢在地震发生的地方）！

家长：蜘蛛侠和罗宾在地震发生的地方撒了一些东西。

孩子：但他们没办法阻止它。

家长：无论他们做什么，都不能阻止地震。

反映孩子的感受／需求／愿望

由于大多数父母的生活经验没有教会他们重视和表达情感，所以，亲子游戏技能中最难教的部分就是，帮助父母识别和反映孩子的感受、需求和愿望。父母需要觉察他们在生活中习惯回避或不习惯处理的感受。有时，孩子的这一类感受很不容易被肯定。以下例子是一些识别孩子的感受和愿望的反应："似乎很沮丧，因为……""你看起来很高兴……""你很生气，因为……""你很困惑……""你看上去很兴奋……""你很伤心……""你真的很喜欢……""你不喜欢……""你真的想要……""你希望……"

为何要反映感受 / 需求 / 愿望

反映感受可以传达对孩子的感受和需求的理解和接纳。它还向孩子们表明，你对他们感兴趣，你想了解他们。这个过程有助于孩子理解、接受、标示和沟通。如果一种感觉、愿望或需要被表达出来却没有被确认，孩子们可能会认为这种感觉或表达方式是不可接受的。

反映感受 / 需求 / 愿望的行为准则

- 认真观察孩子的眼睛，寻找感受的相关"线索"。
- 确定孩子的感受之后，用简短的回应方式描述这种感受，用"你"开头，将传达的信息个人化，如"你看上去很伤心""你现在真的很生我的气"等。
- 一开始做反映的时候，要避免重复使用"听起来像"等短语。

家长反映孩子感受的回应示例

> 孩子：我喜欢上学，因为可以和朋友一起玩。
>
> 家长：你喜欢学校，也喜欢和朋友开心地玩。
>
> 孩子：（走到画纸旁边开始画画）没错，但有时候我们必须得读书。
>
> 家长：听起来你不喜欢在学校被迫读书。
>
> 孩子：（开始玩飞镖枪）我喜欢这个。
>
> 家长：你又找到了一样喜欢的东西。
>
> 孩子：是呀！我可以用它射东西！
>
> 家长：你发现可以用它来做这个，你很兴奋。
>
> 孩子：对——看我射得多远！
>
> 家长：你真的很自豪。

建立自尊和鼓励

亲子游戏治疗的一个目标是让孩子通过内化他对自己的积极陈述来建立自尊。而表扬则是非描述性的评价性陈述，包含"美妙""好""伟大""美丽"等，这些词语评价的是孩子或孩子的作品（一幅画、一座积木塔等）。评价者掌握着权力，孩子就学会需要额外的表扬才能感觉良好。这种类型的表扬不会对孩子产生长期的积极影响，因为它缺乏描述。如果孩子依赖外在的表扬和评价，他的同伴、家庭成员和其他成人的评价就会决定他的想法和对自己的感觉。

另一方面，对孩子投入时间、努力和辛勤工作的评论，以及描述一幅画、一座积木塔的创作过程等这类信息都可以被内化。"我努力地搭了这座塔"。因此，父母对努力和辛勤工作的认可会融入孩子的自我概念和对自己的信念中。孩子也就学会了认可自己的个人品质、投入和努力。

我们的反映始终应该是个性化的，要观照到孩子的存在。比如，大卫正在击打波波玩偶，你说"大卫真喜欢打那个波波"，会让孩子觉得被你说成像一个活生生的人。"你真的很喜欢打那个波波"是描述孩子个人的。用"你"就观照到了孩子的价值，也承认了他的所有权。

有的家长容易不恰当地把自己放进互动当中。贝丝谈到踢足球，以及她很想赢，但她的球队输了。家长的回答是："有时候，我们很想赢的时候却输了，这感觉很难受。"但其实家长并没有经历足球这件事，而使用"我们"将焦点从孩子身上转移开来。本书第 14 章以及配套的培训手册提供了更多关于自尊的内容，以及家长回应方式的具体示例。

表扬 vs 鼓励

表扬是对孩子的能力和自我价值的评判，它告诉孩子的是你对他的能力的看法。它教会孩子要根据别人的正面或负面评价来评价"自我"，因此就造成了外部控制中心的建立。孩子就允许别人的想法和信念来指导他的生活。表扬的例子包括"干得好！""画得真漂亮""你真是个好孩子""看起来真棒""你很擅长这个""好漂亮的塔"等。

鼓励肯定的是孩子的努力，它能帮助孩子形成一种内在的控制力，从而成为能自我指导和自我负责的人。有内在动机的孩子不需要别人的赞美和评论来确定自我价值，他们能够为自己的努力和成就鼓掌。鼓励性的回答包括"你正按照自己的意愿来做""你做到了""你理解了""你在努力尝试""你为此很努力""你真的很喜欢你的（图画）""你知道自己想要它怎么做""你为（你的积木塔）感到骄傲""听起来你对（恐龙）很了解""你知道怎么数数（喂宝宝、搭积木、写自己的名字等）"。"你知道怎么做"这句话反映的是能力，而不是对孩子的能力做出判断（"你很会数数"）。

场景 1：孩子画好了一幅画后问："看，妈妈，你喜欢我的画吗？"

表扬语言示例："**这幅画非常漂亮！**"

这样的回应强化了孩子对外在评价的需要。孩子能画出漂亮的画，自然也有可能画出让家长不满意的画。

鼓励语言示例："**你为了完成这幅画付出了不少努力。**"

这种回应有助于孩子学会认可自己的价值，欣赏自己的能力。孩子会学会为自己感到骄傲，不会只根据别人的评价来形成对自我概念的想法。

场景 2：孩子用玩具做了一顿"饭"，在盘子上放了一个玩具鸡腿递给家长，问道："你觉得怎么样？"

表扬语言示例："**这顿饭美味极了！**"

这个回答评价和判断的是厨师的表现。这样实际上鼓励孩子要通过你的评价和表扬来激发自己的动力。

鼓励语言示例："**辛苦你为我做了这顿饭。**"（用感恩的语调）

这句话的重点落在孩子的努力和付出上，鼓励孩子发展内在动力。这样一来，孩子就能够实现自我驱动，而不是依赖别人的表扬。

表达鼓励、建立自尊的家长回应示例

孩子：（搭出了一座非常高的积木塔）快看，它太棒了，对吧？

家长：你很喜欢自己的劳动成果。

孩子：没错。不过，你觉得它怎么样？

家长：你花了很多时间完成它，而且你看上去对这件作品非常自豪。

孩子：我确实为这座塔自豪（走到美术纸旁在纸上写下乘法问题）我还会做乘法。

家长：你知道怎么算乘法。

孩子：（写下"20×20"并在下面写出"400"的答案）你看（自豪地说）！

家长：你对自己会做乘法这件事非常兴奋和骄傲。

孩子：（又写下一个乘法问题和答案）我是做了很多作业才学会的。

家长：为了学会乘法，你付出了很多努力。

鼓励在过程中需要帮助的孩子

- 当你看到孩子完成一项任务很吃力时，不要插手帮忙。等到孩子要求帮助的时候再去帮助他。在孩子努力完成任务的时候，鼓励他："你真的很努力，想要完成这个任务。""你正在想办法把那个打开。"每当你代替孩子完成一件事而不让他自己努力想办法时，你就剥夺了让他感到自己"有能力、能做到"的机会。

鼓励孩子独立完成适宜他年龄的任务。例如，一名三岁的孩子或许很难打开塑料罐子上拧紧的盖子。这时，就适合和他一起合作打开盖子。在共同完成任务的同时，要鼓励孩子："**你没有放弃，真棒。**"

- 不要替没有进行过尝试就求助的孩子完成任务。

- 如果孩子：（1）力图完成任务；（2）向你寻求帮助；（3）相对其年龄，任务的挑战过大，家长可以这样回应：**"告诉我你想做什么？"** 这种回答鼓励孩子对他希望你如何帮忙做出决定。这种方法还能帮助孩子把注意力集中在为完成任务而具体需要做的事情上。本书第 15 章以及配套的培训手册涵盖了更多关于鼓励的内容，以及家长回应方式的具体示例。

设置治疗性限制

在以儿童为中心的游戏治疗中，设置限制技能是亲子游戏课程有效性的基础。因此，仔细学习兰德雷思在 2012 年出版的《游戏治疗：关系的艺术》的第 11 章内容"治疗性设置限制"就很有必要。本书设限的有关材料，仅仅是对前者的摘要概括。

设置限制是亲子游戏治疗中最重要的内容之一，也是大多数家长最头疼的问题。一致的限制为孩子提供了结构和安全感，对发展健康的亲子关系至关重要。父母在尝试以新的方式限制孩子的行为时，往往会感到不安全，他们可能会迟迟不实施限制。有时，父母不愿意或不一致地设定限制，是因为想让孩子高兴。

设置限制的基本准则

在特殊游戏时光活动中的包容并不意味着接受所有的行为。限制为孩子提供了一个学习自我控制的机会，让他们知道自己有选择，知道做出选择是什么感觉，知道责任是什么感觉。因此，当应该设置限制而没有设置时，孩子就被剥夺了学习跟自己有关的重要知识和能力的机会。在治疗性的限制设定中，孩子有机会选择。因此，在特殊游戏时光活动中，他们会变得对自己和自己的幸福负责。

家长相信孩子会选择积极的合作行为，这时是游戏过程中一个重要的、有影响力的变量。当孩子体验到对自己的尊重和对自己的感受和行为（包括积极和消极的感受）的接纳时，他们更有可能遵守限制。因此，父母在继续表达对孩子的基本理解、支持、重视以及对孩子的真诚信念的同时，关注孩子未表达的反抗需求，将是最有帮助的。

在治疗性限制设置中，**焦点和重点始终在孩子身上，以明确传达责任所在。** 像"我们不在墙上画画"这样的回答是不恰当的，因为父母丝毫没有在墙上画画的意愿。然而，使用"我们"和"我们的"意味着父母是这个过程的一部分。

在何时、以何种方式引入限制条件

在第一次游戏时光活动开始时就提供一长串限制是不必要的。这样做容易造成一种消极的基调，干扰了建立自由表达气氛的目标。由于特殊游戏时光活动对儿童来说是一种学习的经历，所以最好的学习时机是在限制问题出现的时候。在练习自我控制的机会出现之前，孩子是无法学会自我控制的。

设立绝对限制而不是相对限制似乎最有效。绝对限制较少让孩子感到困惑，也有助于让父母感到更安全。"你只能在桌子上画一点点"，这就使问题变得悬而未决，不知道到底要画多少。绝对限制则是"桌子上面不能画画"。孩子现在清楚地知道什么是不允许的。相对限制，如"你不能用力踢门"，会成为有争议性的东西。父母认为的用力，孩子可能不认为是用力。

> **大拇指原则**
>
> 限制只在需要的时候登场。

在实施限制时，必须保持一致和贯彻始终，这一点怎么强调都不过分。不贯彻执行的父母会发出"你不能指望我会按我说的做"的信息，从而损害他们与孩子的关系。

治疗性设置限制的原理

接受孩子的所有感受、愿望和追求，但不是接受所有行为。破坏性的行为不能被接受，但可以允许孩子象征性地表达自己，而不必担心受到责备或拒绝。在 30 分钟的游戏过程中设置限制的治疗原理包含在以下六个命题和相应的讨论里。

- **限制为孩子提供身体上和心灵上的安全和保障。**在游戏时光活动里，以基本的健康和安全常识基础上的限制为主。孩子不能把铅笔插到鼻子里，也不能用剪刀割伤自己。同样，孩子可能也需要被保护，以免产生潜在的罪恶感，比如当孩子想用记号笔在父母的脸上画画，在父母的衣服上倒胶水，或者用飞镖枪射击父母。虽然孩子可能会表达出想打父母、打碎玩具或损坏家具的愿望，但为了防止伴随而来的内疚感和焦虑感，这种行为是需要被限制的。在应对这里所描述的情况时，父母始终对孩子的感受和愿望保持一种接纳的态度。当孩子发现游戏时光活动关系中的界限在哪里，并体验到这些界限被持续地维护时，他们就会感到安全，因为在这个关系和环境里，事情是可预测的。

- **限制保护了父母的人身安全，从而能促进对孩子的接纳。**孩子内在的成长潜能是由父母的接纳和温暖的关怀激发的，正是限制的设置，保证了父母在整个游戏过程中保持对孩子的共情和接纳。对于一个拿着玩具剑打家长脸的孩子，家长要想保持一种温暖、关怀、接纳的态度几乎是不可能的。在这种情况下，家长很可能会体验到怨恨和排斥的感觉，而这种感觉又会在某种程度上传达给孩子。任何形式的带攻击性的直接身体行为或攻击父母的行为都应该被禁止。这种行为在任何情况下都是不能容忍的，因为它们会干扰父母对孩子的共情接纳。

- **限制有利于培养儿童的决策能力、自我控制能力和自我责任感。**在经历强烈情绪的涌动时，儿童往往意识不到自己的行为，因此就同样地感受不到自己的责任。限制设置针对眼前的现实情况，通过"墙不是用来画画的"等语句，间接地唤起孩子对自己行为的关注。如果孩子不知道自己在做什么，怎么会产生责任感呢？而如果他们防备心太强，无法改变自己的行为，又怎么能体验到自我控制的感觉呢？因此，父母应该关注孩子的感受或欲望，实事求是地说出规则，而不是把注意力放在孩子做了什么不能接受的事情上。比起"比利，不要把它放在地毯上"，"你想把橡皮泥放在地毯上，但是地毯不是用来放橡皮泥的"的表达方式显然更合适。这一点可以从以下的例子中清楚地看到"你想在地毯上玩橡皮泥，但地毯不是用来放橡皮泥的"，而不是"比利，不要把那个放在地毯上"。通过提供可接受的替代方案，如"你可以在盘子上玩橡皮泥"（指着盘子），进一步传达责任。这样的表达并没有试图阻止感觉或需求。这样的陈述清楚地向孩子指出了一种被允许的表达方式。现在，孩子面临着一个选择：是按照原来的冲动行事，还是通过替代行为来表达自己。选择权在孩子，父母允许孩子选择。决定是孩子的，责任伴随着决策。如果孩子选择在托盘上玩橡皮泥，那是因为孩子决定了，并且进行了自我控制，而不是因为父母让孩子这样做。

- **限制使游戏时间与现实挂钩**。当父母口头提出限制时，这种体验很快从幻想的游戏世界转向与成人的关系现实。在这种关系中，某些行为是不可接受的，就像游戏时光活动之外的世界一样，只是在游戏中对行为的限制要少很多。当父母插进来说"你真的很想把橡皮泥倒在地毯上，但橡皮泥不是用来倒在地毯上的。你可以把橡皮泥倒在盘子上"时，孩子面对的是越过了不可接受的界限的现实，并有机会选择下一步该怎么做，从而体验到随之而来的责任。

- **限制条件能促进一致性**。有些家庭的特点是，成年人的行为不一致，因而难以维持规则。在这些家庭中，今天被禁止的行为明天可能会被禁止，也可能不会。父母在游戏中建立一致环境的方法之一是通过引入和使用一致的限制。限制是以一贯的不带威胁的方式提出来的，而且父母要一贯地确保限制得到遵守——不是以僵硬的方式，而是以坚定的方式。因此，**限制有助于提供一个结构来创建一致的环境**。上次被禁止的事情在这次游戏中也被禁止。因此，游戏时光活动具有可预测性。没有一致性，就没有可预测性，没有可预测性，就没有安全感。

- **限制条件能够保护游戏材料和游戏室**。如果允许随意破坏玩具，可能会使游戏时光活动变成一个昂贵的过程，同时对孩子的情感成长也没有帮助。因此，"波波玩偶是用来打的，不是用来用剪刀刺的"。虽然孩子跳到娃娃屋上，把娃娃屋砸得粉碎，可能会非常好玩，但很可能无法修复，应该用"娃娃屋不是用来跳到上面的"来保护。价格较低的物品也不适合打碎或砸碎。这些都是设定限制的机会，从而让孩子有机会学到有价值的东西：如何让自我受到控制。游戏时光并不是一个毫无限制的自由之地，在这里孩子可以做任何事情。

然而，还有一个需要考虑的重要因素是，孩子应有机会通过一些可以接受的替代物品来适当地表达自己的感受。仅仅限制行为是不够的。因此，每个游戏时光活动的盒子里都应该有一些廉价的物品，可供砸、打碎或扔。蛋盒似乎很适合这个用途。蛋盒可堆叠起来踢过来，可跳上去砸，可拆开，可扔，还可涂抹。橡皮泥也可作为可接受的可以用来砸的替代品。

其实，在游戏中设置的限制条件是极少的，包括对以下几个方面的行为设置限制：

- 对孩子和父母有害或危险的行为；
- 破坏常规或程序的行为（时间到了还想玩）；
- 破坏房间或垫子；
- 拿走游戏时光活动中的玩具；
- 社会不能接受的行为。

治疗性设置限制的过程

设置限制的过程是一个经过深思熟虑的流程，旨在向孩子传达理解、接受和责任。父母设置限制的目的不是要阻止行为，而是要帮助孩子以更能被接受的方式表达动机、愿望或需要。**父母是表达的促进者，而不是行动的禁止者。**

父母的目标不是试图阻止行为，而是以这样一种方式来回应孩子，让孩子承担改变其行为的责任。如果父母告诉孩子该怎么做，那么父母就要负责任。当父母相信孩子有能力做出负责任的反应，并传达："灯不是用来扔的，袋子是用来扔的。"孩子就可以自由地决定下一步该怎么做，从而能负起责任来。

以下不同的语句表达，对一个即将在墙上画画的孩子，显然都传达了不同的信息：

- 在墙上画画或许不是个好主意；
- 你不能在墙上画画；
- 或许你可以在别的地方画画，但不可以在墙上画；
- 我们的规则是，你不能在墙上画画；
- 墙不是用来画画的。

治疗性限制设置过程的步骤

家长可以采用限制设置的 ACT 三步法，来促进沟通理解和接受孩子动机的过程，明确限制，并提供可接受的替代行动和行为。当需要设定限制时，家长可以记住，在制定过程序列中的步骤时，要采取 ACT 三步法：

- **理解**（A）——理解孩子的感受、愿望或欲求；
- **告知**（C）——告知限制的条件；
- **提供**（T）——提供可接受的替代选择。

第一步，理解孩子的感受、愿望和欲求。言语上表达对孩子感受或愿望的理解，就表示接受孩子的动机。仅仅设置限制而不承认孩子的感受，可能会向孩子表明他的感受并不重要。口头表达对感受的理解往往有助于化解这种感受的强度。在愤怒的情况下尤其如此，而且往往会是孩子开始改变其行为所需要的全部。对感受或愿望的接受往往使孩子感到满足，对该行为的需要也就不存在了。感受一旦被认可，就应该马上及时反映出来："你在生我的气。"否则，等到积木在室内满天飞的时候，对感受的接纳就不再有力量了。

第二步，告知限制条件。限制应该是具体的，应该清楚地界定所限制的具体内容。"模糊不清"或不明确的限制会影响孩子接受责任和负责任地行事的能力。

家长不一定总能按部就班地执行这三步。例如，眼看孩子就要把玩具货车砸向窗户，家长或许需要先告知设定限制："窗户不是用东西砸的。"然后再反映："你想用货车砸窗户，但是窗户不是用东西砸的。"在这个例子中，孩子没有表现出明显的感受，因此家长反映的是孩子的意图。

第三步，提供可接受的替代选择。孩子或许意识不到还可以选择其他方式表达自己当下的感受。此时，孩子可能只想到一种方式来表达自己。在设置限制的这一步，家长应当为孩子的行为表达提供其他替代方案，包括可以提出不同的选择："玩具屋不适合踩在上面，你可以选择站在凳子上。"可能需要一个不同的表面来画画："墙不是用来画画的，你可以画在纸上或是鸡蛋盒上。"可能需要选择一个替代品来代替父母成为攻击性行为的接受者："艾伦，我不是用来打的。波波玩偶才是用来打的。"替代选择的非语言提示，与语言表达的替代选择结合使用，特别有助于把孩子注意力从原来的关注焦点转移出来，促进选择的过程。喊孩子的名字也有助于吸引孩子的注意力。

下文是运用 ACT 三步法的案例之一。六岁的罗伯特对父母的愤怒到了极点，他拿起镖枪，瞪着父母，开始给镖枪装子弹：

家长：罗伯特，我看得出来你很生我的气。

罗伯特：没错！而且我要把你打个稀巴烂！

家长：你对我实在太生气了，所以想用枪来射我（罗伯特此时给枪装上了飞镖子弹瞄准了家长），但我不是用来射击的靶子（家长刚要说出限制条件罗伯特就打断了他的话）。

罗伯特：（拿枪指着家长）你别想阻止我。没人可以阻止我！

家长：你很强大，没有人能阻止你。但我不是用来射击的靶子。你可以假装波波玩偶是我（家长指向波波玩偶），朝它射击。

罗伯特：（把枪一挥瞄准波波玩偶大喊）接招！

这里一个重要的考虑因素是，孩子的感觉被表达出来，并且对感觉和行为控制都承担了责任。这是治疗过程中重要的一步，在过程中学习自我控制和自我指导，并且学习感受是可以被接纳的。

限制被打破的时候

当孩子不愿意遵守限制并突破界限时，父母不要威胁孩子或让后果波及下一次游戏时光活动。选择和相应的后果应该只适用于当下的游戏。每一次游戏时光活动都应该是孩子新的开始的机会。

当孩子坚持表达或实施原来的行为，并继续打破既定的限制时，家长可能有必要口头说明限制设置序列中的一个额外步骤。在解释这个步骤之前，先要提醒一下。很多时候，家长会过度介入，试图强迫孩子接受限制，并过快地实施这最后一步。**耐心是贯穿始终的准则**。在大多数情况下，在口头宣布最后一步之前，前三个步骤至少要依次进行两到三次。这最后一步应该很少使用。

第四步，说明最后的选择。到这一步，家长会将最终或最后的选择放在孩子面前。家长向孩子示意，他将以行为表明，要么选择在剩余的游戏时间内禁止使用该物品，要么将结束游戏作为最终的选择。这一步必须仔细说明，让孩子清楚地明白他有选择权，无论发生什么事情都将是他选择的结果。"如果你选择再向我开枪，你就选择今天不再玩枪或结束我们的游戏时间。"以这种方式提出的限制，既不是惩罚，也不是拒绝孩子。如果孩子再向父母开枪一次，孩子已经用行动明确表示选择离开游戏时间或停止玩枪，这要看提出的是哪种选择。在这个过程中，离开游戏活动或让家长取走玩具枪都不是家长的选择。因此，孩子没有被拒绝。

孩子需要明白，他们拥有选择的权利，结果与他们的行为有关。因此，一旦家长提出了最后的选择，孩子也通过行为表明了自己的选择（或是停止射击，或是继续射击），那么家长就必须贯彻规则，确保孩子的选择得到对应的结果。所以，如果孩子选择再次打破限制条件，家长就应该起身说："我明白了，你选择结束今天的游戏时光活动。"

情景限制

★ 带走用于游戏活动的玩具或游戏材料

当孩子可怜兮兮地哀求道："我能不能把这辆小汽车拿去玩？我真的想让它和我的卡车和警车一起玩。"这种情景真的会牵动父母的情绪。家长的第一反应可能是"当然可以，为什么不可以？这里还有很多其他的玩具，甚至还有一个和那个一样的玩具。"不允许从特殊游戏时光活动盒子里拿走玩具有两个基本原因：将玩具的使用限制在特殊游戏时光活动内，可以增强游戏时间的特殊性，也有利于培养孩子学习如何延迟需求的满足。

面对孩子要从游戏时光活动的盒子里拿走玩具，家长可以这样回应："玩那辆车很有趣，但这些玩具是用来留在游戏时光活动的盒子里的，所以下次我们的特殊游戏时间，它们还会在这里。"这一回应涵盖了所有的玩具，这样就不必在孩子想从盒子里取走别的 10 种物品的时候，反反复复地重申限制，而且用"我们下一次的特殊游戏时间，它们还会在这里"可以表示出对孩子的极大尊重。

★ 结束游戏时光活动

在游戏时光活动内，孩子不可以随意开始或停止。30 分钟的游戏时间是父母每周为孩子稳定持续提供的一个结构。孩子需要明白，坚持完这个时间是他们不能逃避的责任，而且，对一段关系的承诺意味着留下来解决问题，尤其是在已经设定了一个限制，或者孩子刚刚表达了一些愤怒或害怕的情绪时。允许孩子离开房间并随意返回，会让这种经历变成一种游戏而已。在孩子出去和进来几次之后，父母可以告知孩子，如果孩子选择离开，就等于选择当天的特殊游戏时光活动结束。

在大多数情况下，除了喝水或上厕所之外，最好不要允许孩子中途离开，直到预定时间结束。通常，规定外出喝水和上厕所各一次就足够了。但是，这也不能太死板，因为有些孩子可能真的需要上厕所。为了避免这个问题，家长应该在每次游戏开始之前带孩子上厕所，或可以带一小罐水或果汁等。

★ 时间限制

30 分钟的游戏时间就足够了，无论跟孩子沟通的时间是多长，都应该坚持遵守。当游戏时间还剩 5 分钟时，家长应提醒孩子。对时间概念不明确的幼儿和完全沉浸在游戏中的孩子可能需要额外增加一个"1 分钟提醒"。这些提醒可以帮助孩子准备结束体验，并给他们一个完成手头任务的机会，或者迅速转到他们计划要做的其他事情上。后一种行为是很多孩子的典型表现，说明他们在游戏中是有计划的。

第 7 章

10 单元亲子治疗培训流程

利用小组的形式，父母接受基本的以儿童为中心的游戏治疗原则和技能的培训。在以儿童为中心的游戏治疗中，亲子关系治疗不是专注于解决具体的问题或"快速修复"，而是结构化地加强关系，在这种情况下，父母在亲子关系中是作为改变的治疗代理人出现的。游戏是儿童表达自己和解决问题的主要方式。因此，亲子关系治疗利用游戏作为促进互动和加强父母和孩子之间关系的手段。家长在每周 30 分钟的特别游戏中与孩子一起练习这些新技能，并向小组报告他们的经验。

课程教学、课程要求的亲子游戏时间实践以及在支持性氛围下的督导等方面的结合，提供了一个动态的过程，这是亲子游戏治疗培训与大多数纯教育性质的父母培训计划不同的地方。这些关键的培训内容是成功的亲子关系治疗培训过程的关键，怎么强调都不过分。亲子游戏治疗师在 10 单元的培训中面对的最大挑战在于，既要给予父母所需的支持和鼓励，又要完成培训课程安排，确保父母能学到必要的理念和技能，从而能够在家里与他们的孩子成功地开展特殊游戏时光活动。平衡这两方面，即使是对最有经验的治疗师来说，也是一个挑战。

每周亲子游戏时光活动

每周 30 分钟的亲子游戏时光活动是亲子关系治疗成功的关键要素，其重要性不言而喻。家长应用每周的游戏时光活动，为所有的学习和转变提供了结构。家长要接受以儿童为中心的游戏治疗流程的培训，以创造一个接纳和不带评判的游戏环境。在这个环境中，他们的孩子可以在一定的界限内自由地表达他们的思想、情感和行为。亲子游戏治疗的基本原则包括以下四点。

- **在游戏时光活动中，孩子应该完全自己做决定玩什么、怎么玩。**孩子主导，父母跟随但不提出建议或问题。

- 父母的主要任务是与孩子共情，理解他的行为意图，理解他的想法和感受。

- 家长接下来的任务是通过适当的回应将这种理解传达给孩子，尤其是要找机会，尽可能把孩子积极体验到的感受用语言表达出来。

- 家长对孩子为数不多的几个"界限"要明确、坚定。需要设定的几个界限包括时间界限；不能破坏游戏时光活动的玩具；不能伤害父母的身体。

由于父母的主要任务是对孩子表达共情，那么父母对孩子以及孩子的潜力就产生一种新的感性认识。此外，由于父母学会跟随孩子的主导，孩子可以自由、充分地表达自己正在发展的创新和智慧，进而体验到随之而来的责任。在 30 分钟的时间里，孩子可以在父母设定的适当的界限内，自由地引导自己，可以有创意，可以霸道，可以傻傻的，可以忧郁，可以严肃，只享受尽情活在当下的充实感，而不必担心父母的拒绝。在这种有力的背景下，父母和孩子的内心都会发生变化，亲子关系也会得到提升。

虽然有时亲子游戏会在治疗师的办公室 / 游戏室进行，但重点是帮助父母学会在家中与孩子进行这些特殊游戏时光活动。因此，在培训时，我们会花时间帮助父母选择必要的玩具和选择进行游戏时光活动的地点。游戏地点应该是一个方便孩子活动，并且允许一定程度的混乱，而不需要过分限制的地方。治疗师必须强调建立一个稳定的时间和地点来进行游戏时光活动的重要性。根据我们的经验，大多数父母都很难做到在维持孩子生活中的一致性，坚持固定的游戏时间也是如此。我们要求家长把亲子游戏时光活动的"约会"时间当作与雇主的重要会议一样对待——他们可不敢错过与老板开会！由于父母只需在每周一次有限 30 分钟固定游戏时间内，运用他们所学到的技能，他们就不会感觉被胁迫着去完全改变自己的养育方式。本书的第 9 章和第 10 章提供了更多关于帮助父母计划并成功地运行每周游戏时光活动的建议。

一对一陪伴

在 10 单元亲子游戏时光活动中，父母要选择一个孩子进行一对一的专注陪伴，孩子年龄在 2~10 岁之间。因为亲子关系治疗的重点在于亲子关系，特殊游戏时光活动也总是在一位家长和一个孩子之间一对一进行的。治疗师会帮助家长决定哪个孩子最有可能从每周的游戏时光受益。在某些情况下，最需要父母的未必就是表现出最多行为问题的孩子，多子女家庭的父母往往会难以选择。对于家庭中其他孩子不能拥有特殊游戏时光活动的担忧，治疗师建议，在对一个孩子进行游戏时光活动的时候，安排一些特殊的活动让其他孩子参加（例如，让一个亲戚带他们去公园或吃个圆筒冰激凌）。如果父母都参加亲子关系治疗培训，则在培训期间，每人选择一个孩子（假设家里有不止一个孩子），每周与之进行游戏时光活动。如果是独生子女，且父母双方都参加培训，则父母每周各自与孩子进行一次游戏时光活动。

虽然亲子关系治疗通常用于 2~10 岁的儿童，但以儿童为中心的基本原则和技能也可适用于婴儿和前青春期的儿童。对于年龄较大的孩子，可以用更符合其发展阶段的活动来代替"游戏"时光活动，如烘焙、南瓜雕刻、建鸟屋、做手工、制作飞机模型等，重点仍然是让孩子主导或选择活动。

培训结构：平衡教学和小组动态内容

亲子关系治疗融合了讲授元素和情绪感受反应的实时探索，父母通过小组互动分享对自己和孩子的感受。在小组环境中，这些感受的表达和对其潜在动态的探索，有助于父母形成洞察力，并防止情绪的累计在家中表现出来。因此，促进团体治疗的技能和经验，以及游戏治疗的专业知识，对于考虑从事亲子关系治疗的专业人员是必不可少的。亲子游戏治疗师必须在游戏治疗方面有足够的培训和督导经验，拥有必要的自信心，为父母有效地示范并展示特定的游戏治疗技能。经验不足的亲子游戏治疗师往往倾向于探索父母的感受，而忽略了提供必要的技能培训。在教授具体技能和探索情感体验之间保持敏感的平衡是非常重要的。亲子关系治疗并非专门的团体治疗，父母也需要学习新的养育技巧。

缺乏小组带领方面的培训和经验不足的亲子游戏治疗师经常会犯这样的错误：让父母主导小组讨论，导致其他小组成员感到自己被冷落和不重要。所有家长都需要分享的机会。小组形式和 10 单元有时间限制的模式，都要求一个熟练的治疗师来平衡亲子关系治疗培训的讲授部分和动态部分。每一节课都会有一些特定技能的讲授、示范和练习，以确保父母在家中能成功运行特殊游戏时光活动。对于刚入行的亲子游戏治疗师，可以邀请一位合作带领人，这样做的好处很明显，可以帮助分担责任，确保涵盖每周的课程内容，同时参与小组动态以及回应个别家长的需求。

成功的亲子关系治疗带领者应具备的另一个重要特征是自发性和创造性。当信息和技能是在他们自己的生活背景下呈现的时候，父母会更有动力去学习这些新技能。因此，当带领者能够抓住机会，将家长自发提出的问题作为一个技能进行教授或强化时，家长学习的动力就会增强。如果带领人能利用这个机会探讨小组中的感受和情绪反应，学习的动力就会进一步提高。在整个过程中，即使是最小的成功也必须给予鼓励。归纳一个家长的具体意见，融合进其他家长的经验，是带领者应该利用的另一个重要策略——使学习最大化。第 5 章已为读者深入描述了小组过程的组成部分，并提供了案例来说明这一过程。

小组形式

小组的基本形式是六到八位家长和治疗师围坐一圈（不要有桌子，桌子会造成阻碍）参与讨论，让家长之间热烈互动。一个组有 10 位家长的话，人数就太多了，无法对每位家长每周的游戏时光活动进行必要的督导，为小组互动带来太多的限制，而好的互动是小组有效进程的前提。形成小组氛围和凝聚力是亲子关系治疗过程的重要维度。因此，小组一般是典型的封闭式，第 2 单元课程之后不再增加新的成员。而且后进组的家长很难补上前几单元缺课的内容。亲子关系治疗培训也可以适合对单个家长或一对夫妇进行，很多时候，治疗小组成员很难全部聚在一起，因此单独训练也是培训的一种必须模式。需要注意的是，当夫妻一起参加培训时，关系问题可能会在交流中出现，带领者可能需要付出额外的努力，使讨论集中在培训目标上。

我们更倾向于采用小组形式，因为小组的动态特点以及家长之间随时可以相互学习；不过，我们在第 25 章还提供了每周一次的 10 单元课程小组形式的各种变化，包括针对个人和夫妇的亲子关系治疗课程的应用原则和流程。该模式的其他变化包括将 10 单元缩减为五周，每周两次集体培训课程，以及每天进行游戏时光活动的强化应用模式（特别是在庇护所和其他"病人"环境中使用，在那里父母和孩子都是短期居住）。此外，还介绍了一个周末的密集培训模式，也是把 10 单元培训修改为四个周末、每次四个小时的课程模式。

培训形式

避免长篇讲授，尽可能把重点放在家长身上。除了既定的培训内容外，还结合家长自发表达的对子女的顾虑，传授教学要点和信息。这种结合家长当前的困境传授知识的方式，能使家长更有针对性地接收并融入这些信息。家长所担心的问题的解决办法和回应孩子的新方式往往是从小组内部发起的。每次培训都留有家庭作业，以帮助保持家长在两次培训之间的参与度。治疗师需要注意，不要用家庭作业或培训的内容量来压倒家长。每 1 次培训的开头，治疗师都应和家长一起切实地回顾上节课的家庭作业，向家长传达这些作业的重要性。体验活动，包括示范、角色扮演和家庭游戏时光录像的督导，对家长成功学习到相关技能至关重要，在每次培训课程中都要大量地使用。

督导形式

10 单元亲子治疗模式的一个重要组成部分是它的结构以及督导，特别是要求家长对他们的游戏时光进行录像，以便进行督导。每周安排一两位家长带着他们的录像在小组中播放。如果能安排指定的家长到诊所或游戏室进行录像是最好的，不过，大多数家长都有摄像机，可以在家里录下他们的游戏时光（尽管更有可能会出现设备故障或家长"忘记"录像）。家长能够观察自己的录像，以及他们之间互相观摩都是无可替代的。这种相互学习的机会，其他形式都无法与之相较。对治疗师来说，能够亲眼观察到父母的技能运用也是非常宝贵的，最重要的是，它提供了让治疗师给出准确和支持性的反馈机会。

基本训练要素

我们的方法强调，家长要有成功的经验，以获得对其新角色的信心，这一点至关重要。我们精心组织培训体验，以确保家长感受到成功，并为他们实施正在学习的新技能做好准备。虽然第 5 章已经详细介绍了以下的培训特点，但我们认为这六个要素对培训的整体成功非常重要，所以在此再次简要总结。

- 亲子关系治疗是一种基于优势的家长培训模式，而不是以问题为中心的方法。鼓励家长关注孩子以及自己的优势，并在这些优势的基础上发展。我们着眼于未来以及发展的潜力，而不是试图纠正过去。

- 在每周的家长培训课程中，家长都要学习和练习以儿童为中心的游戏治疗所需的技能，它的重要性怎么强调都不过分。为了让家长做好准备开始每周与孩子的游戏时光活动，我们遵循描述、示范和实践的 3D 原则。我们首先描述技能，然后通过视频和现场实例演示技能，接着让家长通过角色扮演来完成他们在演示中看到的内容。

- 父母只被要求在每周 30 分钟的特殊游戏时间内练习他们正在学习的技能，他们并没有被要求或期待完全改变与孩子互动的方式。事实上，他们最初会被特别告知不需要在游戏时光活动之外练习这些技能，以避免产生挫败感。若被期待与孩子的所有互动中都使用这些新技能，这种失败感将不可避免。通常情况下，当父母对他们的技能越来越有信心时，他们会逐渐开始自发并成功地在游戏时光活动之外运用他们的新技能。

- 我们相当注重帮助家长选择每周开展游戏的时间和地点，重点在于帮助家长订立一个他们最没有压力也最不匆忙的时间，以便以饱满的情绪来陪伴孩子。

- 结合在支持性氛围下的教学指导，为父母提供安全、支持和鼓励的体验。这类型的环境对于父母表达自身的脆弱、分享他们作为父母的失败经历以及开始承担风险去促进成长和转变是至关重要的。

- 通过对家长的录像和 / 或现场游戏活动进行督导，可以促使家长对学习负责，并使他们得以在有意义的背景下，从亲子关系治疗师 / 亲子游戏治疗师和其他小组成员那里获得准确和支持性的反馈。

选择家长

该模式的研究（见第 26 章）支持其应用于不同的人群以及广泛的问题，包括被监禁的母亲、被监禁的父亲、居住在家庭暴力庇护所的母亲、移民的亚裔父母、美国原住民父母、被性虐待儿童的非犯罪父母、慢性病儿童的父母和学习困难儿童的父母等。在特殊游戏时光活动中建立的以儿童为中心的关系，使亲子游戏治疗成为不同文化背景下的父母的理想治疗媒介。

父母被转介接受亲子关系治疗培训的原因多种多样，包括许多比较典型的儿童适应问题和亲子关系困难，以及有行为和情绪困难的儿童。即使是在适应良好、稳定的家庭中，也会发生一些经历，可能导致亲子互动的暂时中断或儿童情绪反应，使父母必须对儿童的情绪反应和需求特别敏感（如：婴儿的出生；学习上的压力；难以管教孩子；夜间恐惧；搬家；父母、兄弟姐妹或亲密朋友去世；父母一方太忙于工作而不在家；失业或父母收入的重大变化；卷入车祸）。这些经历可能会导致孩子恐惧、焦虑或黏人，或者他们可能会有退缩或冲动行为。许多父母不知道如何以情感滋养的方式对这些反应或行为做出合理的回应。他们会自然地倾向试图阻止这种行为，而不是试着理解孩子。

许多父母参加亲子关系治疗培训小组，只是因为他们想成为更好的父母。最近一些获得孙子（女）监护权的祖父母（和其他亲属）也来参加亲子游戏培训。一些富裕的家庭派他们的居家保姆来学习如何进行特别的游戏时光活动。最近，一位 20 岁出头的年轻保姆被她的雇主（一个 14 个月大的孩子的父母）送来参加课程，这对父母很在意保姆对于孩子的情绪发展和需求的敏锐感知，而这位保姆在她的游戏课程中给予了那个四个月大的婴儿非常好的情感回应，她的表现被录了下来，并被当作视频材料在课堂上讨论。一位怀孕六个月的准妈妈也报名参加了培训，因为她想"更早地开始特殊游戏技巧练习"。她借朋友的孩子来练习技巧，是组里最积极的几位家长之一。一对第一次怀孕的夫妻也报名参加了另一个小组，两位准父母每周都要在自己家里对亲戚家的孩子开展游戏时光活动。一名五岁女孩的父母来参加培训，因为孩子的父亲即将入狱服刑，他们认为在父亲入狱前与孩子建立关系纽带很重要。亲子关系治疗可以是一种预防性的方法，对所有家庭都有帮助，而不仅仅是那些遇到严重问题的家庭。

这种模式的研究绝大多数呈现出积极的结果，这些结果表明，亲子关系治疗是比传统游戏疗法更有效的干预，且是在更短的时间内。然而，根据临床原理，亲子关系治疗并非可以用于所有家长和儿童。彻底的背景调查和最初的接收筛选是必不可少的，有以下情形的父母，不适合参加亲子关系治疗小组，包括有严重抑郁症或其他严重情绪问题、滥用药物和酒精、脱离现实世界，或有虐待行为史的父母。正在经历大量个人困扰，包括婚姻 / 伴侣冲突的父母，往往难以专注于孩子的需求。在这种情况下，父母需要先进行自己的治疗，然后才有能力学习和促进与孩子进行治疗性游戏的技能。另外，正如大多数儿童治疗师所经历的那样，许多父母不愿意或没有动力参与孩子的治疗。内疚、怨恨、时间不合适、经济不富裕和精力不够等问题只是父母不参与的其中几个原因。

除了因为父母的问题不能参加亲子游戏治疗培训外，也可能是孩子并不适合这种方法。有时，儿童的情绪问题可能超出了父母的能力范围。在孩子有严重情绪困扰的情况下，父母可能无法为其提供有效的治疗体验。然而，研究表明，如果孩子和父母有坚定的决心来参加，亲子游戏治疗将是他们首选的治疗方法。

操作／运营事项

宣传亲子关系治疗

多年来，我们曾交替使用几个术语向父母推广 10 单元模式，因为亲子游戏治疗这个术语对很多人并不熟悉。以亲子关系治疗培训这个名称来推广这个课程最为成功，因此这个名称也就沿用下来。我们也很喜欢 "CPR" 在这里的双关意义（CPR 是心肺复苏的缩写），家长可以很容易将这个词识别为一种救人的方法。同样，我们认为，亲子游戏治疗培训的应用可以在情感上拯救孩子。营销策略示例，包括广告宣传单、文案及小册子，都包含在配套的培训手册里。

与家长初始会面

我们建议在第一次课程之前与家长单独见面，这样做最主要的原因是筛选小组成员。与家长会面的其他目的是：（1）建立关系；（2）回应家长关于亲子关系治疗培训的问题，以及如何使家长和孩子受益；（3）费用说明；（4）进行评估；（5）收集背景资料；（6）获得知情同意。一个主要目标是帮助家长选择一对一的 "陪伴对象"。我们认为，在培训前进行家长会面，对第一次课程的成功有很大帮助。亲子游戏治疗师得以从大部分运营工作中解脱出来，可以把全部注意力放在小组进程和培训内容上。

培训环境

培训的最佳环境是诊所的游戏治疗室，在这里有一面双向镜子，还可以为学员的孩子提供托儿服务。这种类型的环境有利于在现场进行演示、观察和角色扮演。观摩受训者的家长培训课程录像是培养学员技能和洞察力的绝佳方法。如果培训小组人数较多，可能需要一台电视显示器。

托儿服务

　　提供托儿服务很重要，特别是对单亲父母而言，他们往往缺乏经济资源和 / 或必要的支持系统，无法在参加培训期间协助照顾孩子。孩子们似乎很喜欢来到诊所，看到父母来学习"和他们玩的特殊游戏方法"。在现场提供托儿服务，还可以让治疗师有机会进行现场示范，让家长亲身观察游戏环节的技巧。由于训练小组的时间较长，应该为孩子们提供零食。有时候，我们会为一些贫困家庭的孩子和家长提供简餐。

治疗目标

　　亲子关系治疗的总体目标是提高和加强父母与孩子的关系。与以儿童为中心的游戏疗法的原则一致，这种关系被视为改变过程的载体。因此，目标是帮助父母与孩子的关系，以释放孩子内在的方向性、建设性、前进性、创造性、自我治疗的力量。总的来说，儿童的治疗目标包括症状的减轻、应对策略的发展、自我价值和信心的积极感受的增加，以及对父母更积极的看法。对父母来说，广泛的治疗目标包括对孩子的情感世界更加敏感，对孩子有更积极的看法，以及发展更有效的养育技能。父母和子女以及家庭的具体目标如下。

家长的目标

- 增加他们对孩子的理解、接纳和敏感度，尤其是孩子的情感世界。
- 学习以儿童为中心的游戏治疗的原则和技能。
- 学会如何鼓励孩子的自我指导、自我负责和独立自主。
- 培养对自我和孩子更现实、更宽容的认知和态度。
- 洞察自我与孩子的关系。
- 增强家长的自我接纳和自身养育能力的信心。
- 基于适合孩子发展阶段的策略，发展更有效的养育技巧。
- 重新发现养育孩子的"快乐"。

孩子的目标

- 通过游戏的媒介，与父母交流想法、需求和感受。
- 通过感到被接受、被理解和被重视，体验到更多自尊、自我价值、自信和能力的积极感受。
- 通过增加信任和安全感，改变对父母的感情、态度和行为的所有负面看法。
- 减少或消除有问题（自我挫败）的行为。
- 发展内部控制机制（自我控制），变得更能自我指导，对行动负责，并最终选择更合适的方式来表达需求并获得满足。

- 培养有效解决问题的技能。

亲子关系目标

- 增进亲子关系，培养父母与孩子的信任感、安全感与亲密感。
- 改善家庭互动，表达亲情。
- 提高父母与孩子之间的游戏水平和乐趣。
- 提升应对和解决问题的能力。

后续培训课程

家长简要地分享自上次见面以来在游戏环节中的经验，重点是他们观察到的自己和孩子身上的变化。治疗师利用这段分享时间简要回顾基本的亲子游戏原则，但主要目的是鼓励和支持每位父母自培训开始以来的成长。同样，也强调将游戏环节的技巧推广到典型的养育问题中。我们要求家长举例说明，他们何时成功地使用了新的技能。如果家长有足够的兴趣，可以安排在 2~3 个月后再进行一次后续培训。同时，感兴趣的家长可以在明信片写下地址，届时向他们寄出以示提醒。

案例分析

第 8 章至第 17 章详细介绍了 10 单元培训课程的内容和材料。因为它是由一位经验丰富的亲子游戏治疗师和一组父母之间进行的，为了让读者有机会检视 10 单元亲子治疗模式的过程，每章后面都提供了部分的培训实录，这在亲子游戏治疗文献中是非常难得的资料，可以有机会"进入"个别父母的个人感性世界，并跟随他们感受亲子关系治疗训练的体验之旅。培训中的治疗师是加里·L. 兰德雷思博士，培训课程是在北得克萨斯州大学游戏治疗中心的游戏治疗室举行的，以方便进行录像，并提供现成的玩具进行角色扮演练习和示范经验。记录中的亲子关系治疗培训小组由七位母亲组成，她们都按照亲子关系治疗方法完成了 10 周、每周两小时的培训课程。在每一次培训里都涵盖亲子关系治疗培训的动态、处理突发事件、应对父母的情绪表达、回答问题、灵活应对父母需求的重要性，以及治疗师在提供治疗维度以及培训维度中的作用。这些层面的内容无法通过文字来描述，只有在亲子关系治疗小组里才能体会到。

从每期培训中选取的内容摘录主要集中在小组的少数家长身上，以便提供对个别家长的经验动态以及 10 单元亲子治疗培训进程的深入观察。为清晰起见，将七位家长以及他们对应的一对一游戏的"对象儿童"的姓名和呈现的问题列举如下（所有姓名均为化名）：

- 黛比和四岁的瑞秋，瑞秋被描述为过于刻薄和专横（黛比还在训练期间提到了她的另一个孩子——婴儿乔什）；

- 索妮娅和两岁半的珍妮，珍妮被描述为有恐惧症；

- 艾米莉和四岁半的养子克里斯，克里斯被描述为曾被虐待和忽视，情绪暴躁；

- 妮塔和三岁的杰夫，杰夫被描述为有冲动行为，感觉阈值低；

- 凯西和四岁的科迪，科迪被描述为脾气暴躁且有冲动行为；

- 金和四岁的托比，托比被描述为发育迟缓并被诊断出患有注意力缺陷障碍；

- 劳拉和六岁的道森，道森被描述为愤怒、苛求和嫉妒他两岁的妹妹。

每一个阶段的分析都会集中关注在其中一位母亲黛比身上，突出她个人的挣扎、她所经历的学习过程、她的洞察力的发展以及她的态度和行为的动态变化。

✏ 案例：黛比和她的女儿 ✏

黛比是一位已婚的家庭主妇，有两个孩子——四岁的瑞秋和三个月的乔什。她到诊所做初次会面时，就表示她感到孤立、抑郁、愤怒，并对养育孩子感到不知所措。她与丈夫的婚姻关系是典型的缺乏沟通，两个人在大多数重要问题上都无法沟通。黛比感觉自己好像是独自在养育孩子，没有得到丈夫的支持。"我就是一个人在养孩子，他只会帮倒忙。晚上我哄完瑞秋睡觉，后来她醒了，他就认定她是饿了，喂她吃东西。结果她就彻底睡不着了，在屋子里到处乱跑，我就只好去照顾她。"（数年后，黛比将这一时期称为"婚姻中的至暗时刻。"）她觉得自己已经失控了，家里的一切都不受控制。许多小事情不断积累，似乎随时要变成爆炸性局面。黛比觉得自己无力去营造一个理想中的家，无法成为自己理想中的母亲，因为"我不知道一个家、一个家庭应该是什么样的，我不知道什么是正常的家庭。我没有榜样。"

她希望家里能有一种宁静祥和的感觉，但不知道该如何实现。"我没有建立一个家庭的基石。我的生活没有规律。"黛比没有家的感觉，也不知道如何在家里建立秩序和常规。"在瑞秋很小的时候，我会把她放在安全座椅上，然后在外面待一整天，直到丈夫下班前我才会回家，整个房子就像一个灾区。"

黛比不知道如何在她的生活、家庭和孩子中建立常规。然而，她迫切地想要这样做。"我想把事情理清楚，想把自己的家变得更好，想成为更好的家长。我需要技能，这样我就不会对孩子们感到那么愤怒和不知所措。我需要知道我应该做什么。我渴望了解相关知识。"

　　第 23 章更深入地评估了亲子关系的对抗以及亲子治疗对黛比及其孩子的影响，包括：（1）在 10 单元培训结束后不久进行的访谈，以评估亲子关系治疗培训对黛比及其女儿的直接影响；（2）对黛比进行的 4 年和 13 年的后续访谈，为读者提供了一个不同寻常的机会，以评估黛比经历的 10 单元亲子治疗培训后的持续和长期影响。

第 8 章

亲子关系治疗培训第 1 单元：
培训目标与反映性回应

概述

　　向父母介绍亲子关系治疗的基本前提和目标，强调让孩子通过游戏来交流他们的经验、想法和感受。培训的重点在于帮助父母通过反映性回应的技巧来发展对孩子情感世界的敏感性。家长将学习到基本的"在一起"的态度——我在这里，我关注着你，我理解你，我关心你——作为一种非言语的方式向孩子传达共情。家长介绍自己和家庭，并简单讨论他们的养育顾虑。第 1 单元的主要目的，是架构小组培训的形式，为父母创造一个安全舒适的分享环境，特别强调将父母的经验联系起来，帮助他们看到自己在亲子对抗中并不孤单。本章结尾将以第 7 章中介绍到的七位家长的亲子关系治疗第 1 单元的部分记录作为结束，来呈现小组动态的重点，并将相关的关键概念和教学要点巧妙地贯穿于其中。

材料

　　建议的材料包括：

- 亲子关系治疗第 1 单元的治疗纲要；

- 家长姓名徽章；

- 亲子关系治疗培训用的"家长笔记"（我们建议打印完整的家长笔记本，包含 10 单元的培训材料和家庭作业，装在一个三环活页夹中，供家长使用）；

- 家长信息表，包括家长 / 游戏治疗对象 / 年龄等（留有空间以便添加附加说明）；

- 第 1 单元的讲义和作业，包括第 1 单元家长注意事项及家庭作业、回应感受的课堂练习题及家庭作业；

- 配套的培训手册，提供了完整的亲子关系治疗课程，包括 10 单元中每一单元的详细培训提纲、家长讲义及每次培训课程的额外补充讲义和材料。

内容和步骤

鉴于第 6 章或第 8 章至第 17 章末尾的记录，对每一单元流程的各个部分的许多培训要点和技能都有详细的描述，亲子关系治疗各单元的流程部分将可能不再就某一培训要点进行完整描述。需要提醒读者的是，治疗课程的记录只包含了两小时培训互动的部分内容。因此，在培训形式里描述到的一些材料可能不会出现在这些记录中。如果将每一节课的完整记录纳入其中，就会过于烦琐了。

非正式问候和小组分享

第一节课正式上课前，治疗师会在家长到达时向他们问好，分发名牌和家长笔记本，促进家长之间的闲谈，以便开始建立关系和联结。提醒家长每周带上笔记本是非常重要的。在家长到达并填写一些漏填的必要文书时（同意书、背景信息、儿童行为检查表等），可以选择提供一些茶点。在第一次小组会面之前，治疗师应该已经与每个家长通过电话或当面交谈过。初次家长面谈的目标是筛选家长是否适合接受亲子关系治疗训练，开始与家长建立关系，并简要解释什么是亲子关系治疗培训，以及这种方法如何帮助减轻孩子和 / 或家庭的困难（关于筛选家长和初次面谈的更多信息，请参考第 7 章）。这时，可以向家长发放培训手册。理想情况下，应在第一次培训之前，从家长那里收集完所有必要的文件，可以在初次面谈时获得，或者对于那些通过电话联系的家长，可以通过邮寄的方式让他们在亲子关系治疗开始日期之前填写完并寄回。如果都没能实现，那就安排没有填写所需表格的家长第一次培训提前一些时间到达。我们的目标是在正式上课前处理完大部分行政工作，哪怕不是全部。在介绍培训内容之前，留出大约 15 分钟的非正式分享时间。这种非正式的分享作为每周一次的仪式，旨在帮助家长感受到支持和联结。本章末尾的记录展示了一位经验丰富的亲子关系治疗师，同时也是一位经验丰富的小组带领人，如何在这个最初的分享中促进小组动态。如果治疗师在第一次小组会面之前没有与父母单独会面并获得必要的文件，这种互动是无法实现的。

亲子关系治疗目标和要点

首先，简要概述亲子关系治疗的基本前提。适时参考配套的培训手册，提醒家长记下作业和要点。根据特定家长群体的需要，（下文讨论的）要点可以用更简单的术语来阐述或解释（可参考培训手册），但不要用长篇大论的解释来压倒家长。没有必要去预测家长可能遇到的所有问题或解释整个亲子关系治疗的过程。鼓励家长提出问题，利用他们的问题作为跳板，借以强调重点。培训要点不一定要按顺序介绍，也不一定要一次全部介绍，绝不是讲座式的讲授，那样会让家长觉得枯燥乏味。时不时地提供少量信息，不至于让家长不知所措。鼓励家长提问，有助于保持兴趣和热情。理想的情况是，利用家长的提问和评论，将家长的经验联系起来，促进小组的活力，并将教学要点穿插其中，正如本章末尾的记录展示的那样。在讨论当中的相关点上做介绍，主要观点总是能更有力地传达到。然而，根据以往的团体治疗和心理教育经验，新手治疗师最初可能会更愿意遵守一个更有条理的大纲；亲子关系治疗课程既允许结构化，也可以灵活地介绍。

在提出关键概念的同时，促进一个让家长感到支持的小组过程，其重要性怎么强调都不为过。要认识到，这些家长的一个主要优势就是他们在场，并且愿意从繁忙的日程中抽出时间，向孩子传达他们的爱和关怀。在第一节课里应该介绍以下关键概念。同样，这些要点不一定要按顺序或一次讲完。理想的做法是在小组过程中穿插教学要点。

> **大拇指原则**
> 热情的接纳和大量的鼓励。

游戏是儿童的语言

儿童用游戏来交流他们的经验、想法、感受和愿望。尽管他们也用语言和行动来交流，**但幼儿在具体的游戏和活动世界里，能进行更有意义的交流**。游戏对儿童来说不仅仅是乐趣，他们还可以通过游戏来理解一件令其困惑或不安的事件，并解决他们的问题。亲子关系治疗的重点是帮助父母成为孩子游戏的"敏锐观察者"。**学会理解他们孩子的游戏，为父母提供了一个了解孩子内心世界的窗口。**

目的：教导父母理解儿童的需求，预防问题的出现

亲子关系治疗培训为父母提供了工具，来更好地理解孩子，即更好地理解孩子通过玩具进行的表达。当孩子感到被理解时，他们会感觉更好。孩子的感受和他们的行为之间有直接联系。**孩子的感觉更好，表现就会更好！**

亲子关系治疗培训可以加强亲子关系

父母是孩子生命中最重要和最有影响力的人。与父母之间安全、有爱的关系是孩子未来生活获得幸福和成功的最大预示。在面对压力的时候，牢固的关系尤为重要！亲子游戏课程为父母和孩子**带来更亲密、更快乐的时光，并建立了温暖、特别的记忆**。治疗师可以问问家长，20 年或 30 年后，他们最希望孩子记住自己的什么？

关注甜甜圈[①]，而非中间的洞

亲子关系治疗的重点是关系（甜甜圈——好的部分），而不是问题（洞——缺失的、需要修复的部分）。一个父母所带给养育的最大能量，是他们与孩子的关系和对孩子的爱；无论处境多么困难，对亲密的亲子关系的渴望都是一种有力的基础。通过关注家长做得好的地方来鼓励家长，它的重要性是亲子关系治疗培训成功的关键。只有这样，家长才会对孩子有同样的态度。一般来说，在10单元培训中，家长最显著的成长就发生在这方面。向家长强调，在10单元培训中，他们要关注的是自己和孩子的优势。

目标：家长每周只需花费30分钟，只需在这30分钟内改变自己的做法

亲子关系治疗培训的这项内容是它与其他亲子培训模式的不同之处，其理念是每周留出30分钟来练习这些技能，将促进家长的一致性，并最终促进家长的成功。向父母强调，并不要求他们改变所有与孩子相处的方式。没有人能够做到这一点！治疗师也是父母，可以用个人故事来强调这一点。**强调这将是父母每周最重要的30分钟**。家长承诺每周只花30分钟专注地与孩子游戏，真的会有不同的效果！研究表明，这些每周一次的特殊游戏时间能显著改善孩子的行为，显著影响亲子关系，并显著减轻父母的压力（见第26章）。亲子关系治疗的前提是，随着亲子关系的加强，孩子们会发展出更多的自信和自我控制能力，从而改善行为问题。

家长可以学习游戏治疗技能，成为孩子的治疗代理人

治疗师需要向家长说明的是，在10单元培训中，他们将学习基本游戏治疗技能，这与研究生在一个学期（15周）的课程里所学习的基本技能是相同的。在这种方法中，家长被看作孩子的治疗代理人，而不是专业人员。强调父母在完成培训后不会成为游戏治疗师，但他们会学到一些游戏治疗师用来帮助遇到问题的孩子的技能。研究表明，父母在学习基本的游戏治疗技能方面同样有效，在帮助孩子解决他们的问题方面与专业人员一样有效（在某些情况下甚至更有效）。向家长说明游戏活动的角色扮演和视频示范会用于技能学习的同时，还可向家长保证，在他们开始游戏活动之前，他们将有许多机会观察和练习。亲子游戏治疗师要鼓励并亲身示范"不完美的勇气"，在这个培训的初始阶段是至关重要的。如果亲子游戏治疗师也身为父母，用个人故事来说明治疗师自己作为家长的失败经历，有助于家长减少失效感，更愿意承担风险。

---

① 甜甜圈可以作为点心，帮助治疗师展示这个概念，他可以举着甜甜圈问家长："你首先注意到甜甜圈的哪个部分？"大多数家长的回答是"洞"。治疗师利用家长的回答来强调，这就是我们作为家长所做的事情——关注洞，关注缺失的部分，而不是甜甜圈——所有好的部分。

亲子关系治疗技能可以帮助家长重拾掌控力

"掌控"这个词对父母来说是非常有吸引力的。我们的经验是，大多数家长来参加亲子关系治疗培训时，都觉得自己作为父母失去了掌控，而让孩子有了太多的控制权。他们太想控制自己的孩子了！治疗师的工作是帮助父母理解，父母重新获得掌控意味着要发展对自己的控制，以及他们如何回应孩子。此外，还要让他们知道，他们将要学习的技能会为他们提供所需的工具，以便在困难的情况下，有目的、有效地回应孩子。他们将知道该做什么，该说什么——这就是控制的含义。这个概念在小组分享的时候很容易引入，因为总会有家长讲述一些事件，让治疗师能够回应"听起来有的时候你觉得无法控制"，所以可以将这作为一个转折点，讨论亲子关系治疗培训将如何帮助他们。

强调这些新技能不仅能让父母感觉更有控制力，还能帮助父母教会孩子自我控制。回应（反映）而不是反应。孩子的感受不是父母的感受。当孩子的感受和行为升级时，父母可以以一种有益的方式做出回应，而不是简单地做出反应，让父母的感受和行为也升级。有掌控力的父母就像孩子生命中的恒温器。而失控的父母就像温度计，只对眼前的情景做出反应。

> **大拇指原则**
>
> 要做孩子生活中的恒温器，而不是温度计[①]。

治疗师还可以向家长强调："10 周后，你会变得不一样，你和孩子的关系也会变得不一样！"（如果需要的话，可以根据培训的实际时间来修改这句话。）用比喻、大拇指原则、视觉、故事或示范等方式来呈现观点，往往能帮助他们更容易理解，当然，也能帮助他们记住学习的内容。

互相了解：家长自我介绍和选择一对一游戏对象

家长介绍自己及他们的家庭。避免绕圈子可以让他们一个接一个按顺序轮流分享。在描述他们的家庭时，家长会被要求选择其中一个孩子，他们的 10 单元培训将围绕这个孩子展开。家长将要与这个孩子进行特殊游戏时光活动，每周一个单元，持续 10 周。通常，重点关注的孩子是最需要帮助的孩子，或者是父母与他的关系遇到最大困难的孩子。有些父母不止一个 2~10 岁之间、适合亲子游戏课程年龄的孩子，这就需要帮助他们决定，目前哪一个孩子最需要这样的特殊游戏时光活动。为了促进一致性，要求家长在培训期间只针对一个孩子进行游戏时间活动。在每周的游戏时光活动里，把所有精力都集中在一个孩子身上，这个策略也是为了确保家长能成功地应用这些亲子关系治疗技能。

最初，大多数父母都渴望与所有的孩子进行游戏时光活动，但治疗师必须牢牢把握。允

[①] 你可以通过问家长"温度计和恒温器有什么区别"来介绍这个概念，温度计只是对温度做出反应：温度升高，温度计数值会随着温度升高——它不会做任何事来调节或改善情况（室温）；与之相反，恒温器可以对温度的微小变化做出回应，立即采取行动，调整现状（室温），为我们创造出更加舒适和愉快的环境。

许父母每周与一个以上的孩子进行游戏时光活动，会导致他们最终的失败。大多数父母要坚持每周与一个孩子进行 30 分钟的游戏时光都有困难，更不用说两个或更多的孩子了。然而，有些父母会非常抵触，认为把他们的其他孩子会排除在外了。建议父母为没有获得特殊游戏时光活动的孩子安排其他性质的特别活动（如烤饼干），这样可以将他们的抵触降到最低。向家长指明，在 10 周培训结束以后，他们可以开始与其他孩子进行游戏。家长往往需要指导师的帮助才能明白，先满足一个目前更需要他们的孩子是可以的，而其他孩子也在延迟满足中上了宝贵的一课。他们也会有特别的游戏时光活动，只不过还得再等七周罢了（在日历上做个标记对年幼的孩子会有帮助）。

如果父母双方都参加亲子关系治疗培训小组，且只有一个适龄的孩子时，那么他们每周各自与孩子进行一次特殊游戏时光活动。当父母双方都参加，且有两个适龄的孩子时，那父母两个就各自选择一个孩子作为一对一游戏对象。所有的游戏单元都要由同一家长进行，父母两个交替进行游戏单元会影响信任的建立和各单元主题的发展。在最初的家长面谈中帮助家长选择一对一游戏对象时，要避免冗长的讨论，否则会占用家长的时间，即让他们分享他们参加亲子关系治疗培训的原因的时间。

在描述孩子的情况时，父母一般都会把重点放在孩子的问题上。这些描述通常会导致强烈的情绪被传递出来。"我对我儿子很生气！我受不了他！"治疗师应该在小组中迅速对这样的感受进行概括。"还有谁曾经对你的孩子非常生气？"这样可以保护家长，将其经历正常化，有助于防止家长产生过重的负罪感。通过这种方式，父母很快就会开始感知到这并不是他一个人的问题。在父母分享的过程中，治疗师要澄清和反映与父母披露相关的内容和感受，仔细倾听揭示其中的潜在信息，帮助了解孩子的真正需求，而不是停留在所呈现的问题上。治疗师要通过肯定家长的关注或感受，巧妙地限制每位家长分享的时间，并将焦点重新回到小组。例如，"黛比，听起来你真的是手忙脚乱，我们将在你和瑞秋的特殊游戏时间活动中帮助你解决这个问题。"

大拇指原则

你做了什么不重要，重要的是你在之后怎么做。

利用家长所披露的内容作为一个契机，向家长解释更多关于培训和特殊游戏时光的内容，并在一些教学要点中开展工作。我们肯定会犯错，但我们可以修复。我们如何处理我们的错误，才是最重要的。（这条大拇指原则及其相关的故事在本章结尾的亲子关系治疗培训课程第 1 单元的记录中有所描述）。治疗师可以用个人故事有效地说明大拇指原则和其他教学要点，并吸引家长的关注。

注意：不要落入陷阱去试图解决家长的问题。如果父母能听到一个快速的解决方案，回家就能成功应用，他们就不需要参加亲子关系治疗培训了。他们可以在电视上、杂志上、书本上找到很多建议——这些建议关注的都是问题。但问题其实不在问题上！真正需要关注的是关系以及父母对孩子的看法，而这需要时间——没有快速的解决办法！回应家长的担忧，一个有效策略是，简单地让他们知道你听到了他们的担忧，你把这些都记录了下来，几周后回来讨论（一定要记录下家长关心的问题，到第 9 和第 10 单元再进行讨论，这两阶段的重点是帮助家长应用学到的游戏活动技能来解决具体的养育问题）。

治疗师要详细记录家长对其游戏对象（孩子）所描述的细节，可以作为培训课程改进的参考。这些笔记也会在第 10 单元向亲子关系治疗小组宣读，以此让父母来评估他们孩子的进步程度，同时也为每位父母对其孩子的成长和行为转变所做的贡献提供了依据。

反映性回应

反映性回应是亲子关系治疗培训中教授的主要技能，这种技能将教会父母**用眼睛和耳朵去倾听，并带着共情来回应孩子**，而不去问问题。家长在游戏环节中使用反映性回应，向孩子传达他们看到孩子在做什么，听到孩子在说什么，体验到孩子的感受。反映性回应为孩子提供了一面镜子，让孩子更清楚地看到自己。最重要的是，这种回应方式帮助孩子感到自己**被理解**、**被重视**、**被接纳**、**被赋能和有能力**。

家长要学会基本的"在一起"的态度——我在这里，我关注着你，我理解你，我关心你——作为一种用非语言向孩子传达共情和理解的方式。这些态度是反映性回应的基础。如果不能让孩子感知到这些潜在的态度，那父母再巧妙的回应也没有办法有效地传达共情。父母在游戏过程中，这种全然地、毫不分心地与孩子"在一起"的概念，怎么强调都不过分。

回应感受

在反映性回应中，如何帮助父母识别和反映孩子的感受、需求和愿望是最困难的。第一节课的技能发展，有一大部分时间都将花在识别和反映感受的技能上。更多的信息和回应感受技能教授的例子详见第 6 章。

大多数父母的生活经历都没有让他们学会重视和表达情绪。所以，当父母刚开始识别孩子的感受时，都倾向于问一个问题："你难过吗？"而不是反映说："你看起来很难过。"治疗师需要帮助家长明白，问问题意味着"我不理解"，而反映则更有力量，它传达的是"我在听，我理解"。反映孩子的感受，传达了对孩子感受和需求的接纳，进而帮助孩子感受到被理解，帮助孩子更好地理解和标注自己的感受。我们发现，用镜子的类比可以帮助父母理解这一点。父母就像孩子的一面镜子，父母把自己从孩子的脸上听到的、看到的准确地"反映"出来（标注感受）；然后孩子就可以从父母的"反映"中更准确地"看到"或理解自己的感受。反映的次数越多、越准确，孩子就越能感受到被理解。镜子可以成为一个有力的类比，帮助父母理解到，孩子对自我的看法基本上是通过他生命中的重要成人所反映的内容形成的。孩子的"镜子"里反映出接纳、鼓励和肯定，他就会觉得自己被接纳、被重视、有价值。

感受被父母准确反映出来的孩子，也会学习他们的榜样，学会用语言交流自己的感受；相反，如果孩子的感受得不到父母的认可，他们就认为表达感受是不被接受的。有些父母可能会担心，如果他们接受孩子的感受，就等于纵容了不可接受的行为。这个问题即使不提出来，这个担忧也有可能在父母的心里。因此，有必要进行一些讨论，来辨别其中的差别。

《生命最初的感受》视频

这段视频生动地展示了反映性回应的重要性，帮助家长理解和识别感受。把视频倒回到开头部分的片段，显示当母亲脸上不带任何感情地回应孩子时的情绪反应（视频来源和视频各片段的文字部分详见培训手册）。询问家长对视频片段的反应，利用他们的反应来强调教学要点。家长一般会评论母亲对婴儿没有回应所造成的巨大影响。这类评论提供了一个机会来讨论父母的非语言回应的重要性，以及以一种符合孩子感受的方式来回应他们的重要性。孩子们从父母脸上看到的东西和从父母说的话中感知的东西一样多，甚至更多。

一个很有帮助的做法是，询问家长是否可以回想一下当孩子还是婴儿的时候（比如孩子小时候的视频），问："你们有多少人认为，理解那个年龄段孩子的需求会更容易一些？""你们中有多少人感觉在那个时候的孩子更可爱？"家长普遍会回答说，在婴儿时期更容易理解孩子的需求，更喜欢那个时候的孩子。指导师可以和他们一起探讨，这当中发生了什么变化（孩子开始会走路、迷上一些东西、学会说"不"等）。向家长指出，面对婴儿的时候，你要花更多的时间看他们的脸，寻找线索去理解他们的需求，因为他们无法告诉你。

发放描画愤怒、快乐、悲伤和恐惧等情绪的"回应感受：课堂练习题"。接着，播放《生命最初的感受》视频的第二段，说明各种情绪（该段视频的文字在配套的培训手册中有描述）。该片段展示不同面部表情的黑白图，并找出搭配面部表情的情绪。请家长特别注意在练习题上的四种情绪，以及这些情绪的表达在孩子的面部表情中的变化。家长最难区分的是悲伤和愤怒，因此，应该多花时间关注这两种情绪。每隔一段就暂停录像，进行观察及知识点讨论。

回应感受：课堂练习题

带领人要朗读练习题上提供的情景，用声音和非言语表达出明显的情感，然后请家长分组讨论，确定孩子的感受。家长统一意见后，比如"兴奋"的感受，让他们把它写在空白处。接下来，请大家用这个词，以"你"开头，对感受进行简单反映，如"你很兴奋"或"爷爷奶奶要来了让你很兴奋"。之后按照相同步骤完成另外三个练习。然后给家长分发"回应感受：家庭作业"（如图 8–1 所示），并指导家长利用家庭作业的格式，在一对一关注的孩子身上找出这四种相同的情绪，并对每种情绪做出反映性回应（做孩子情绪的镜子）。

说明：（1）看着孩子眼睛，推测孩子的情感；（2）确定孩子的情感之后，写出情绪词和你的简短回应，以"你"开头，比如"你看上去很难过""你现在很生我的气"；（3）谨记，你的面部表情和语气要跟孩子的感受相匹配，这点很重要，共情多是通过非语言形式传达

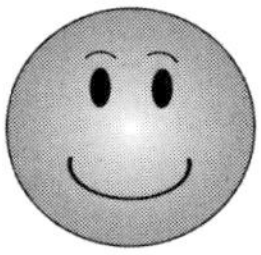

高兴

孩子：（发生了什么？孩子做 / 说了什么？）

_____

孩子感到：_____

家长的回应：_____

修正后回应：_____

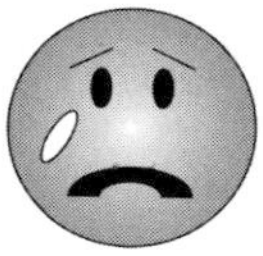

难过

孩子：（发生了什么？孩子做 / 说了什么？）

_____

孩子感到：_____

家长的回应：_____

修正后回应：_____

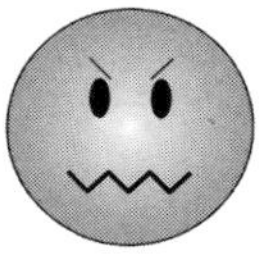

生气

孩子：（发生了什么？孩子做 / 说了什么？）

_____

孩子感到：_____

家长的回应：_____

修正后回应：_____

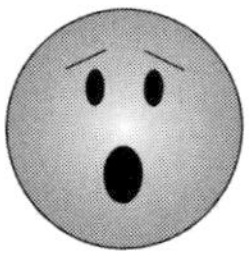

害怕

孩子：（发生了什么？孩子做 / 说了什么？）

_____

孩子感到：_____

家长的回应：_____

修正后回应：_____

图 8–1　回应感受的家庭作业

　　需要提醒每位家长：（1）看着孩子的脸，寻找孩子感受的线索；（2）找出一个感受词；（3）配合孩子的感受强度，以"你"开头，用他们找出的感受词，做一个简短的感受反映。然后，家长要在家庭作业上写下孩子做了什么或说了什么、孩子的感受，以及家长的回应。要按照步骤一步一步完成。这一点要着重强调，这个看似简单的作业，家长做起来也会有很

大的困难。提醒家长在下次培训时，要把填写好的表带来。如果时间允许，多练习识别和回应感受是有好处的，对家长来说，练习这项技能的难度最大。一个非常有效的训练策略是，找到三到四个视频片段，每个片段都描述了孩子明显表现出一种感受的情况。在"发生"后停止录像，问家长孩子当时的感受如何，然后帮助他们把这个词变成"你"的陈述。

角色扮演体验

对父母而言，角色扮演和示范是非常重要的体验。单独培训个别父母或某对夫妇时，父母可以与他们的孩子一起练习。但小组形式的课程一般没有空间或时间这样做；相反，在小组里，父母首先需要许多机会，让治疗师示范他们应该怎么做，然后彼此进行角色扮演。对于这个练习，联合带领人的作用就非常重要。

在第1单元，治疗师要求家长先通过角色扮演，让成年人之间相互倾听，练习反映性的倾听和回应。一般来说，这项作业比一开始就让家长扮演自己的孩子压力会小一些。给家长留出时间扮演反映性回应，治疗师可以通过说"让我们一起来练习反映性倾听和回应"引入活动。将家长分成两人一组。治疗师先和家长志愿者一起角色扮演，示范反映性回应（如果有联合带领人的话，也可以和他进行示范）。请家长志愿者谈谈本周家里发生的与孩子有关的事情。请其他家长仔细观察和倾听治疗师在这个过程中如何做，因为治疗师希望通过这个方式，展示在与家长伙伴一起练习反映性倾听时要如何做。治疗师完成角色扮演后，让家长谈一下看到治疗师是如何做的、如何说的。然后请各组家长进行角色扮演。每组请一位家长说说这一周发生在孩子身上的事情，另一位反映内容和感受。提醒倾听者不能提出任何解决方案、建议或自己的故事。3分钟后，每组家长交换角色。然后，大家对角色扮演进行反馈。如果时间允许，可以播放回应感受和/或让孩子主导的视频片段演示。

家庭作业

1. **30秒集中关注**。治疗师告诉家长有一个特别的家庭作业，让他们和孩子一起做，而且只需要花30秒！问问家长，有多少人遇到过孩子在最不恰当的时候要求你关注他，比如电话铃响的时候。一般来说，所有的人都会举手。向父母解释："下次当你的孩子在你通电话的时候，要求你关注他，跟电话里的人说：'你能等我30秒吗？我马上回来'。然后俯下身子对着孩子，在30秒的时间里，把你的注意力全神贯注地集中在孩子身上，珍视他说的话或给你看的东西，仿佛那一刻这对你来说是世界上最重要的。当30秒结束后，告诉孩子你需要回去接着讲电话了。"（关于如何向家长介绍这一点，请参见本章末亲子关系治疗课程的记录示例。）这项作业在第1单元就布置给家长，因为它很容易让家长掌握，而且大多数时候确实有效。这项任务也让家长有了一个简短的体验，让他们了解到满足孩子对于全然关注的需求所带来的力量。**在第1单元的训练结束后，让家长尝试一个成功率高的、有用的技能，**

也有利于鼓励和激发他们想要学习更多的技能。请家长在第 2 单元汇报进展。

2. **关注孩子一个新的身体特征（可能是雀斑、耳朵的形状等）**。向家长解释，这项作业的原因是让家长练习在特殊游戏时间活动中，成为孩子的敏锐观察者。家长就只要关注他们的孩子，它的价值是不可低估的。大多数家长一开始会抗议说，孩子身上不可能有什么东西是他们还没有看到的。然而，我们从来没有遇到一位家长，在第 2 单元回来的时候说没有任何新发现！

3. **带一张最喜欢的"一对一游戏时光"的孩子的照片**。要求家长带一张能让他们微笑的照片，一张最能触动他们内心的照片。同时，告诉家长会在下一单元分享他们孩子的照片[①]。

4. **回应感受：家庭作业**。提醒家长完成家庭作业并在下一单元带来。最后再次提醒家长下一单元要带上他们的培训手册，并要求他们提供所有他们没能在上课前提供的文件（在最初的家长会面时发给他们填写的）。如果家长还没有告诉孩子为什么要来参加亲子关系治疗培训，建议他们这么告诉孩子："我参加培训是为了学习如何和你玩。"

可选：用一个激励性的故事或诗歌来结束第 1 单元的课程。可以用来激励父母现在开始做一些不一样的事情，让他们和孩子在关系上有所改变，而不是懊悔自己之前没有做得不一样。家长在离开第 1 单元课程时，需要被赋予动力，以坚持完成 10 单元的学习。因为你正要求他们投入巨大的努力。

5. **与家长回顾本单元学习的大拇指原则**。

亲子关系治疗记录介绍

章节末尾的部分文字记录，描述了亲子关系治疗培训课程过程以及内容，这份记录来自一个亲子游戏治疗培训小组，一共有七位父母，没有夫妇一起参加。治疗师是加里·L. 兰德雷思博士，课程在北得克萨斯州大学游戏治疗中心的游戏治疗室进行，目的是方便录制视频，为家长提供舒适安全的氛围。在这里上课的第二个好处是，容易进行角色扮演练习和示范体验。

从每一节培训课程中选取的部分内容主要集中在小组中的少数家长身上，以提供对个别家长的动态体验和 10 单元亲子关系治疗课程进程的深入了解。在每节课中，关注点特别集中在一位母亲黛比身上，以突出她个人的挣扎、她所经历的学习过程、洞察力的发展以及她在态度和行为上的动态变化。第 7 章对黛比的困难和挣扎进行了概述，展示了她的孩子的某

[①]　大多数家长都会带上孩子婴幼儿时期的照片，这可以为下一单元的课程提供额外的教学点。

些行为动态。在 10 单元培训结束后不久进行的访谈，让我们有机会评估亲子关系治疗培训对黛比和她女儿的影响。在第 23 章中对黛比进行的 4 年和 13 年的跟踪采访，提供了一个不同寻常的机会，来评估 10 单元亲子关系治疗培训给黛比带来的持续和长期的影响。这是一个难得的机会，得以"走进"个别父母的个人感知世界，跟随他们经历亲子游戏治疗培训的体验之旅。

其中每一单元的课程里都涵盖到的有：亲子关系治疗培训实施、处理突发事件、回应父母的情绪表达、解答问题的动态过程，灵活回应父母需求的重要性，治疗师在提供治疗的维度以及在培训维度上的作用等，这些都无法通过内容的描述来传达。这些维度只有深入一个正在进行的亲子关系治疗小组，才能体验得到。这些记录提供了一个机会来观察亲子关系治疗的过程，这个过程是由治疗师和父母共同实践出来的。

✒ 亲子关系治疗第 1 单元记录节选 ✒

说明：集体在一间游戏治疗室见面。

兰德雷思博士：首先我要讲一讲这次训练的情况，然后我会回答大家的所有问题。我的目标不是改变你的生活，或者改变你对子女所做的一切，而是在 10 周内，尽我所能教你如何与子女开启一段特殊的游戏时光。游戏十分重要，因为玩具在孩子看来就如同单词，游戏则是他们的语言。我教的技能正是这所学校所有初级游戏治疗师需要学习的技能，因为我相信在这个房间里，我们无论作为专业人士，还是作为你的孩子和其他孩子的治疗师，所做的一切都有帮助，所以我要把我理解的游戏治疗教给你们。虽然课程完成之后你并不能成为游戏治疗师，但你能够掌握一些技能，让你在特殊游戏时光活动中懂得如何反映孩子的情感，并将你对孩子的观察告诉他们。

这样做的目的是让孩子觉得你能够理解他们做的事，而且你对他们的行为产生了兴趣，孩子会觉得你对他们很感兴趣，你在关心他们。所以，我们关注的是你和孩子的关系。我们发现，这些特殊游戏时光有助于改善儿童行为。随着课程的深入，我们会在你们关心的问题上下功夫。你们的特殊游戏时光将在几周后开始。

我要先教你在特殊游戏时光活动中做什么，再让你和孩子一起游戏。我会跟你们一起通过角色扮演来练习新技能，我们还会看一两段我的游戏时光活动视频，视频里你能看到我是如何应用技能与孩子们游戏的，然后你就可以在家里开始你的特殊游戏了。

我现在最想让你们了解的是，我并不想改变你的生活，也不是说你们回家后的每分每秒都要按照我教的做。我自己也做不到，我也不可能经常跟我的孩子们一起做这些事。但我希望你们每周腾出 30 分钟做一次。听上去可行吗？

我跟你们每一位都在电话里谈过，不过你可能还在想："好吧，我还是不知道他到底是什么意思，也不知道我该怎么做。"所以现在我很愿意回答你们的任何问题。

凯西：这是否能帮助我们制定规矩，改善孩子与我们在一起时的行为？

兰德雷思博士：我猜，你问这个问题是因为你经常遇到类似的事情。

凯西：是的，没错。就像昨天晚上，我们去买冰激凌的时候，他直接跑到柜台后面挑选配料去了，我不得不过去把他拎出来。有时候我觉得他做的事情有点傻。你懂得，我也必须跑到柜台后面去。

兰德雷思博士：你们有没有遇到过类似的事情，孩子在公共场合做出让你感到尴尬或窘迫的事？

小组成员：有。

兰德雷思博士：我们都会遇到这种事，不是吗？孩子不会总是按照我们希望的方式做事。我早就发现了，相信你也有同感。凯西，你问题的答案是肯定的。我们会学治疗性设置限制，不过今天不会讲，几周后我们学的时候，我会教你如何帮孩子学习自我控制。我想这就是你想要的。

凯西：没错。举个例子，我说该从自行车上下来回家了，他会觉得我不是认真的。他表现好的话，我们会做一些特别的事。可如果他做了不该做的，我们就什么都不做。但这样我们怎么相处呢？他知道那样做会把我惹毛，但他就是要把我惹毛，然后我们都崩溃。

兰德雷思博士：直到你快爆发了。

凯西：是的，他也是。他只会生气，我们冷战越久，他就越生气。但他知道他不应该，因为他本来就不对。

兰德雷思博士：听起来你有时会感到失控。

凯西：经常这样，非常多，真的。

兰德雷思博士：我们要做的事情之一就是把掌控力还给你。这不一定代表总是控制你的孩子。因为掌控意味着……

索妮娅：（点头微笑）

兰德雷思博士：索妮娅，你来说。

索妮娅：控制自己，或者控制你对孩子的反应和感受。

兰德雷思博士：因为你会知道该怎么做。当你知道该做什么，也知道怎么运用一项新技能时，你就有了掌控力。凯西，我们要做的事情之一就是如何帮助你的孩子在不受"贿赂"的情况下坚持到底。

妮塔：（点点头）

兰德雷思博士：你也有类似的困扰，是吗，妮塔？

妮塔：我们会玩拼字游戏。我们得用很多贿赂手段才行。

索妮娅：我有个问题。那就是说我们不需要把孩子带到这里，是吗？

兰德雷思博士：不是，在这次训练过程中，会有一到两次让你们把孩子带到这里，录下你们的游戏时光。这样我们可以相互观察，你们可以先看我的视频，之后经过技能练习，你们会觉得更加自在一些。你们将把孩子带过来，然后我们会录制视频，再把视频带到其中一单元上进行反馈。在前三次训练完成之后，我们每次课程都会看一段家长的游戏活动视频。

黛比：游戏治疗的目的是什么？目标是什么？

兰德雷思博士：我不期望你们都能成为游戏治疗师，但我会教一些我知道的技能，这样你就会成为孩子的治疗代理人，会对他们有所帮助。特殊游戏时光活动的目的是跟孩子建立更好的关系，同时教会孩子自律等。你的孩子可能会往地上扔沙子，而沙子不是用来往地上扔的；所以我会教你如何设定限制条件，这样孩子就可以克制自己，你也不用非得跳起来才能阻止他们。它可以帮你教孩子学会自我控制。还有其他问题吗？

妮塔：我不喜欢说我专横，或者控制欲强，但我确实属于过度控制型人格，我在和儿子罗杰的关系中很能体会到这一点。我真的很想变得更有自我意识，改变自己，而不是改变他。

兰德雷思博士：这就是我们要做的。我所说的重新获得掌控力，意味着你必须先意识到自己的行为，然后才能掌控自己。

妮塔：那么我们也要处理自身的行为和反应？所有妈妈都知道，孩子做的一些事能把你气得暴走。如果你没那么忙，没那么大的压力，还可以花点时间想一想，说不定就想通了，能够理解孩子的行为。但在日常生活里做到这一点并不容易。我有时候觉得我儿子最大的问题就是我。他也很像我。

兰德雷思博士：我听到你提到了压力，我想让你们明白，我相信家长在这种情况下会尽最大努力。有时情况并不是很好，你有很多事情要做。艾米莉，你收养了五个孩子？

艾米莉：三个是收养的，两个是亲生的。

兰德雷思博士：那你真是要忙得不可开交。我的经验是，孩子们不可能等到我们状态最好的时候才索要他们需要的东西。你们谁有四岁或四岁以下的孩子？四岁、三岁和两岁的孩子什么时候最想引起你的注意？在你做什么的时候？

所有人：做饭、打电话、洗澡。

兰德雷思博士：好像提前约好的，对不对？只要电话一响，他们马上就能发现必须立刻给你看的东西，晚一点都不行。如果孩子非要博得你的关注，比如在你打电话的时候，你可以使用一个小技能。这个技能叫作"30秒集中关注"。具体可以这样做：你正在打电话，孩子来了，非得现在向你展示他们的惊奇发现，那你可以在电话里对朋友说"对不起，我30秒后回来找你。"然后你放下电话，在30秒内全身心关注孩子。你仔细关注孩子说的话或是给你看的东西，然后对孩子说"感谢你给我看这个，感谢你跟我说这个，现在我要打电话了"，接着拿起电话。

这一招不一定每次都起作用，但在大多数时候，对大多数孩子都有用。如果不放下电话，花 30 秒时间关注孩子，你会怎么做呢？（家长用动作示意推开孩子）如果我们把孩子推开 10 分钟，继续打电话，就代表我们就拒绝了孩子。这并不是你真正想做的，因为你不想让你的孩子感受到你的拒绝。因此，宁愿让你的朋友等 30 秒，也不要让你的孩子感受到拒绝。本周的任务之一就是为孩子集中注意力 30 秒，下周告诉我们结果。你们每周都要带上笔记本，记下作业和要点，以便在特殊游戏时光活动中练习。有几位没带笔记本，所以今天给大家发几张纸写字。

兰德雷思博士：为了让我们大家更熟悉，我们按顺序轮流聊聊你的家庭，家里有几个孩子，都叫什么名字。边说边考虑选出一位 2~10 岁的孩子与你共度特殊游戏时光。我知道有的家长每周都很忙，没时间与五个孩子开展特殊游戏活动，所以先选一个孩子就够了。以后我们会讨论再加一个孩子进行特殊游戏活动。想想哪个孩子最需要你，或者你们之间似乎问题最大。我们把选出的孩子称为"核心玩伴"，你每周务必与这个孩子开展特殊游戏时光活动。特殊游戏一旦开始，我会要求你们不能受到任何事情的干扰。

黛比：我是黛比，我有一个三个半月大的儿子和一个四岁大的女儿瑞秋。我要跟女儿一起做特殊游戏。

兰德雷思博士：跟我们说说你女儿。

黛比：我觉得她是个敏感的孩子，但是极其执拗。我已经到了否认她个人的地步，因为我有很多问题，不知道怎么同她相处。我一直觉得只要打孩子屁股，孩子就会改正，做该做的事，一切都会变好，但一点没用。我得了解她的需求。她会先朝自己乱扔 30 秒的沙子，紧接着就要求我清理干净。

兰德雷思博士：也就是她很苛刻，很专横？

黛比：很对。

兰德雷思博士：那她专横跋扈的时候你会怎么做？

黛比：大吼大叫。我也变成了一个三岁孩子。我们两个就像孩子吵架，不管我说什么，她都不会做。

兰德雷思博士：听上去你有时会生气。你们其他人会不会生孩子的气？

全体：会。

兰德雷思博士：索妮娅，你会怎么对孩子发火？

索妮娅：我有时会对她大喊大叫，我也知道不该这样。

黛比：我不知道该怎么办。我们去商店买比萨饼，她想要玩具，我跟她说"不行"，她就躺在地上撒泼尖叫。这种时候我有两个选择，要么在大庭广众下打她，要么无视她。我感到沮丧和愤怒。她在做给我看，我也必须做点什么。但我有点优柔寡断，有时我会忽视她，有时我不得不离开。我认为这是不对的。

兰德雷思博士：因此你觉得生气、沮丧、愤怒？

黛比：她赢了对不对？

兰德雷思博士：这么做行不通。

艾米莉：你有没有试着通过说"我知道你想要这个玩具"来证实她的感受？然后解释她为什么不能要，再安排一个她可以做的零工来挣钱。也许这样能增强她的自尊感。

黛比：我还没考虑让她挣钱，因为她才四岁。

兰德雷思博士：那么钱对她来说可能并不重要。

黛比：是啊，前两年她一直跟我们一起睡，这是我丈夫的问题。我在和自己的无能做斗争，我也反对我丈夫把女儿当朋友来看待。

兰德雷思博士：那就是说他有时在纪律上不能坚持原则。

黛比：根本不存在纪律这回事。

兰德雷思博士：黛比，我听到好几个人的反应和回应都是"你忙得不可开交"。

黛比：所以我到这儿来。

兰德雷思博士：我们会解决的。我们继续吧，妮塔，说说你的家庭。

妮塔：我叫妮塔，我和丈夫有个儿子，几周前刚满三岁。我儿子一直患有腹绞痛，直到四个半月大才治愈。他每天平均要哭八九个小时。直到26个月大才能每天睡四个小时以上，所以他天生就这样。他很活跃，很早就会爬，五个月就会走路了。他紧张兮兮的，好像一切都是关乎生死的大事。我猜，过去是这样，将来也是这样。他的感觉阈限很低。我确定是我的感觉阈限很低，但专家说不是，他的更低。

索妮娅：你说的"低感觉阈值"是指他很容易接收到周围的一切，比如触觉和视觉？

妮塔：为了让他睡觉，他的房间必须是漆黑一片，还必须开着音响。他总是半睡半醒，要是太阳躲在云后，他会坐起来问："妈妈，光到哪儿去了？"他对光很敏感，对衣服和亮色也很敏感。他很容易激动，因此很多东西都不能享受。我必须在某种程度上保护他，非常严格地安排他的日程。如果不按计划行事，他就会崩溃，产生感觉超载。

兰德雷思博士：他会感到失控。

妮塔：我有点担心他的自尊。他以前很擅长处理事情，愿意不断尝试。但自从我们重新装修了房子，我又因为怀孕住院后，我变得越来越累，越来越暴躁。他似乎会很快放弃，他会说："我就是做不到，妈妈。我就是做不到！"我以前以为这对他来说不是问题，但现在我觉得他的自尊心有可能不像我想的那么强大。

兰德雷思博士：所以你很疲惫，家里一片混乱，而他似乎对这一切都有很大的反应。凯西，跟我们说说你的家庭情况吧。

凯西：我儿子六岁了，现在我觉得有时候他对我的控制比我对他的控制还要多。我们正经历着他说"不"和"闭嘴"的阶段，他说的很多话我都不喜欢，比如"我不需要"。我觉得他体格比我强壮。他长得很像他爸爸。我们正在分居，这对孩子来说很艰难。我一个人带了他两个星期。我只要 1 分钟不盯着他，他就会偷偷溜进那里，让我火冒三丈，他真的会这么做。他让我十分疲惫。他要是得不到想要的东西，就会生气，会踢我、掐我、抓我。我很难给他定规矩。

兰德雷思博士：听起来你觉得他已经失控了。

凯西：在学校里，他既刻薄又讨人厌，于是学校把他赶了出来。

兰德雷思博士：也就是说他不管在哪里，对任何东西都有强烈的反应。

凯西：有时候我不耐烦就朝他大吼。

兰德雷思博士：我们来看看这个问题。在这个过程中，我将与你们分享一些**大拇指原则**，其中有一条用在这里非常适合——**你做了什么不重要，重要的是你在之后怎么做**。我和你一样，是个情绪化的人。你可不能这样想："哦，加里·兰德雷思总是和他的孩子们一起做美好的事情。"我并不是这样的。

下面说说这个大拇指原则怎么用。一天下午我回到家，我的妻子已经受够了我们五岁的女儿，大约 30 分钟后，我也受够了她。接下来，我开始冲着她大喊大叫。我从来不会教家长"回家冲你的孩子喊叫，这是为他们好。"我不信那一套。可是，那个时候我就在做我不相信的事。接下来我意识到，我在用"你要是再不停下来，我就……"这句话威胁她。听着熟悉吗？我做了两件我不信也不教的事。

我当时就把关系搞砸了。那天下午我们的关系出现了很大的裂痕，但我并不觉得对女儿做的那些是最重要的事情。两小时后，我坐在她床边，我说了这么一段话——"卡拉，今天下午我冲你大喊大叫的时候，我不该那样做。我现在想清楚了。但是卡拉，今天下午，我对你很生气，我想不出别的办法了。"她躺在那里，把这些话都听进去了。当我说完，她回复的是"爸爸，你可以说'我生你气了'。"这正是我教的东西。我不得不让一个五岁的孩子来提醒我。那么，我五岁的女儿那天学到了什么？

艾米莉：即使爸爸也会犯错。

兰德雷思博士：爸爸也会犯错，还有呢？

黛比：你可以说"我生你气了。"

兰德雷思博士：你可以说"我生你气了"，还有呢？

索妮娅：道歉？

兰德雷思博士：你可以承认你犯了错。难道你不希望所有孩子和大人都能这样做吗？这其实很难。我们的孩子要想学到这一点，只有一种方法，那就是言传身教。我相信你们都是孩子最好的老师。我希望你们能解放自我，更有效地利用自己。我女儿还学到了关系是可以修复的。那天最重要的是我坐在床边修复了我们的关系，我在那里说了一些重要的事情。如果你有什么重要的事情要对孩子说，坐下来。如果你站在房间里，会给孩子这样的信息，"妈妈不会在这儿待很久。"如果你坐在床边，给孩子的信息就是"妈妈会在这儿待上一会儿。我可能得妥协了。"如果你站起来，他们会觉得"妈妈会很快离开"。如果你坐下，他们会想"妈妈估计得坐好一会儿"。

（父母们继续讨论大拇指原则和对自己的影响）

金：我是金，我有三个孩子，年龄分别是四岁、三岁和三个月。我来这里是因为我最大的儿子是早产儿。他正在参加儿童早期干预项目。他被诊断为注意缺陷障碍，这两年耳朵受到了严重感染。他在两周岁的时候被确诊为语言障碍，现在在接受物理治疗和语言治疗，我要在家里帮助他，所以他就是我要帮助的孩子。我三岁的女儿特别早熟，人小鬼大。她让问题变得更加尖锐，因为她遥遥领先，大儿子却远远落后。

兰德雷思博士：跟我们多说说您的儿子，他是怎样的孩子。

金：他耳部感染的时候，我们以为他能听见我们说话，但他不能。所以他完全沉浸在自己的小世界里，他的某些症状有点类似孤独症。

兰德雷思博士：只考虑他本身，他是什么样的孩子呢？

金：他自尊心不强，总是落后别人，所以你必须把他当作两岁的孩子。但就他的年龄来说，他很大了，而且很可爱。你得一直告诉自己："他只有两岁，不是四岁。"

兰德雷思博士：还有呢？

金：他真的很有爱心、很善良、很贴心。我们刚生了个孩子，他对她很凶，但并不是刻薄；医生说他的感知能力很差，他必须触摸、感受他的世界。

兰德雷思博士：那么他喜欢接触，喜欢感受。他什么地方最让你烦恼？

金：他自尊心太低。我真的很担心他，我丈夫也很担心他。

兰德雷思博士：你怎么知道他自尊心低呢？

金：他常常懊恼，他想跟妹妹做一样的事。他的运动能力停留在 24 个月大的孩子的水平。我觉得他知道自己不如别的小孩。

兰德雷思博士：那么他对自己没有耐心？

金：很没有耐心。如果你不了解真相，会以为他有孤独症。

兰德雷思博士：特殊游戏时光活动对他来说是一个学会耐心的极好机会，就像你对他很有耐心一样。当你对孩子有耐心时，他会对自己更有耐心。你会通过游戏时光解决这方面的问题。

金：我们都没学过怎么当父母。

兰德雷思博士：有时候这一点很令人灰心，因为没有什么能教我们做父母。只希望我们能无师自通。在这里，我们要做一些帮得上父母的事情。艾米莉，你呢？

艾米莉：我有两个亲生子女。他们分别是四岁和十岁。我跟他们之间没有任何问题。他们都很好，是全面发展的孩子。我还收养了三个孩子，分别是四岁半、六岁半和七岁半。这个四岁半的孩子会是我重点关注的对象。他被母亲遗弃八次后被送到寄养中心。正因为这样，对任何权威都缺乏尊重，妈妈首当其冲，也就是我。他被诊断患有创伤后应激障碍和广泛性发育障碍。按时间算，他比正常儿童的发育时间晚了一年左右。他是个非常聪明的孩子。他跟我们在一起已经一年了，我们会在一个月内收养他。

兰德雷思博士：你真的很爱他。

艾米莉：确实。他是一个特殊的孩子，可能还是一个劣性不改的熊孩子。我主要想解决他总是对母亲发怒的问题，因为他曾遭到身体虐待和遗弃。

兰德雷思博士：他平时是个怎样的孩子呢？

艾米莉：他很讨人喜欢，但是……他和我们六岁的女儿一样高。他是个很帅的小男生，他也知道这一点。

兰德雷思博士：你说他讨人喜欢，但是……

艾米莉：他好几次大发雷霆。我觉得不是因为他晚饭后不能吃饼干的问题。更像是因为在他生命中的某个时刻，他妈妈不让他吃饼干，所以他就大发脾气，却为此挨了一顿打。他每天都在考验我，似乎想知道"我要多坏就会被抛弃？"大约六个月前，他还在撕墙纸、剥地毯。这孩子有很多问题。我定了规矩，也一直在遵守，我对他还算冷静。那天晚上一切都结束后，我对他说了"无论我多么生气，无论你多么生气，无论你破坏多少东西，我都会永远爱你"。这样的话，他用"不，你不会的"回应了我。

兰德雷思博士：所以他有时是想知道你是不是真的爱他。我听到最多的是，艾米莉，你理解这个小男孩。即使他很生气、很难对付，你也明白他气的不一定是你。好的，劳拉到你了。

劳拉：我是单亲妈妈，我仍然喜欢说我有五个孩子，其中一个在天堂。我有一个十五岁的女儿，一个九岁的儿子，但是 1 月 1 日的时候去世了，一个六岁的儿子，一个四岁的儿子，还有一个 22 个月大的女儿。四岁的道森将是我重点关注的孩子。我和他的问题是我抓他抓得太紧了，就好像他是我的最后一个孩子，然后是这个 22 个月大的小女儿来到了人世。她是我的意外之喜。道森非常生气，因为我和小女儿在一起的时间很长，他非常不满。他很在意我陪他时间的长短，要求很严苛。他很不好管教。他随时都会消失在门外，躲在我们这片区域其他拖车房下。我给我们家的门上了锁，但他还是能从窗户出去。有一次我们花了两个半小时的时间才找到他。

兰德雷思博士：那种情况一定吓得你心惊肉跳。

劳拉：对，我一找到他就抱着他哭了。他真是一个难缠的孩子，给我很大挑战。

兰德雷思博士：他在哪些方面给你带来了挑战，劳拉？

劳拉：他会给我很多考验，而且在我不得不和他打交道之后，我感到身心俱疲。

兰德雷思博士：听上去你们当中有几家孩子在试探你们，不断挑战你们的极限。

劳拉：我知道，如果我坚持某些限制条件，坚持让他遵守这些条件，可以起作用，但真的很难做到。我觉得如果一个孩子知道你会在三小时后让步或放弃，他就会考验你三个小时，直到你崩溃。

兰德雷思博士：听起来跟道森在一起的处境让你沮丧且疲惫。他有没有什么特别让你恼火的地方？

劳拉：他总是要占用我的时间。

兰德雷思博士：我不确定你说的意思，但听起来你好像在说"我永远无法逃离他"。

劳拉：有时他甚至会爬到我床上或者抓着我头发让我注意他。

兰德雷思博士：他想要你的全部，这真的让你心累。这是我们要改进的方向。索妮娅，给我们讲讲你的家庭和你的"核心玩伴"吧。

索妮娅：我叫索妮娅，我有两个女儿，她们可爱又体贴。一个两岁半，另一个一岁。我已经当了快一年的单亲妈妈。离婚的事还没敲定，但确定不会和解，现在的情况比我想象的要难。做单亲妈妈并不在计划之列，现在我很担心两岁的孩子，因为我觉得她想跟我说些什么。

兰德雷思博士：但你不确定她要说什么。

索妮娅：是的。有时候她会说害怕。偶尔她会变得很黏人，可她一般不会这样。她口齿伶俐，能做很多四岁孩子才会做的事情。我们经常出门，从来不用体罚。自从我和丈夫分开以后，探视时间就不固定了。她爱她爸爸，可他偏偏不在，他从来没有真正全身心地陪伴过她。我很难从情感上区分她的痛苦和我的痛苦。我想打开心扉让她谈谈，但我觉得她感觉到有些话题不合适，比如她是否想念爸爸，或者她是否害怕或生气。她开始做一些让我感到困惑的事情。

兰德雷思博士：似乎你想成为她的一切，但这根本不可能。

索妮娅：是啊，让我很疲惫。

兰德雷思博士：在我看来，你还说你很想知道你女儿想对你说的话，但她就是不能坐下来说。这是我要做的事情之一，帮助你们理解孩子的游戏行为。在30分钟的特殊游戏时光活动中，你们将是孩子游戏的敏锐观察者。通过游戏，你们将尽可能多地了解孩子，因为游戏是孩子说话的方式。

他们将用这些玩具来传达信息。我会告诉你们如何记录特殊游戏时光，然后你们可以把笔记本带过来跟大家说说孩子跟这些玩具之间的故事，我会尽力帮你们理解孩子想对你表达的内容，这样你就可以解读孩子的游戏行为。让我们一起改变方法吧（艾米莉离开了课堂）。我们注意到孩子十分重要（黛比离开了兰德雷思博士身边的座位，穿过房间，坐到艾米莉的椅子上）。

黛比：没有冒犯的意思（全场大笑）。

兰德雷思博士：并没有感觉受到冒犯。

黛比：你长得确实很像罗杰斯先生。

兰德雷思博士：那我就当你在夸奖我。我很崇拜罗杰斯先生。你们本周的任务是关注孩子某些你以前没有发现的身体特点。说不定你能发现以前没看到的酒窝或雀斑。研究研究你的孩子，试着找一些你以前没有注意到的东西。布置这项任务的目的是让你们通过练习，成为孩子的敏锐观察者。在你们开始特殊游戏时光活动的时候，我会对你们说："现在我想让你成为孩子游戏的敏锐观察者。我要你用眼睛倾听孩子。"孩子在你脸上看到的东西也很重要，我们来看一下到底有多重要。

［打开录像机，播放《生命的初始情感》（*Life's First Feeling*）的视频片段，显示婴儿在母亲脸上没有表情时的情绪反应。］

妮塔：这让我有点难过，因为我来这里的部分原因是，在我儿子两岁以前，我跟他很合得来，即使他日夜尖叫，我也能听懂他的意思，但现在我做不到了。我总在想，等他克服了所有困难我就能适应了，但我已经察觉不到联结的感觉了。也许你在他们断奶后就没有母子连心的感觉了。

兰德雷思博士：你们将在这里学习如何与你的孩子更合拍，就从观察脸上的表情开始，因为孩子会对他们在我们脸上看到或没看到的东西做出反应。

黛比：我女儿会叫"妈咪"，然后把我的脸扭过去对着她。

兰德雷思博士：这就是我想让你们知道的信息，孩子们会根据我们的脸色做出反应。本单元课程的第二项任务就是识别孩子的这四种情绪（兰德雷思博士分发"感受回应：课堂练习题"）。在我们研究这张表之前，先看几个视频，识别孩子的情绪（播放几个涵盖面部表情和情绪解说文字的视频并适时暂停）。如果你在孩子身上看到了这种情绪，你要说"你对这个很感兴趣"，让孩子知道你从她脸上读出的信息。当你看到其中的任何一种情绪时，就要在心里练习回应"你生气了，你很感兴趣，你很难过。"不管是什么情绪，用"你"开头，然后在心里说出来。

我们再看几个视频，你可以根据看到的情绪在心里练习回应（播放几个视频然后停止）。许多父母把愤怒误认为不高兴。视频中的孩子被留下来，妈妈走开后，孩子生气了。妈妈回来后想让孩子高兴，但并没有用，因为孩子是生气，而不是不高兴。

黛比：我不知道怎么区分不高兴和生气。

兰德雷思博士：目前你们还不需要区分这两者。我只是想向你们介绍一下所有的情绪（播放几个视频然后停止）。这周你们要做的就是在孩子身上找出这张纸给出的四种情绪。我们来确认一下，看看大家拿到的资料是否一致。练习上的第一个情绪是……

全体：高兴。

兰德雷思博士：如果你看出孩子很高兴，你会怎么回应？

金：你看着很高兴。

兰德雷思博士：你看着很高兴。你很高兴。你为这个高兴。大家有没有注意到我每次都是哪个词开头？

全体：你。

兰德雷思博士："你"指的是孩子，意思就是"我知道你很高兴。你真的很喜欢它"。练习上的第二种情绪呢？

全体：难过。

兰德雷思博士：如果你的孩子因为某事很难过，你会说……

索妮娅：你看起来很难过。

兰德雷思博士：你看上去很难过。你对此很难过，或者你真的很难过。索妮娅，我发现你在说"你看起来很难过"的时候，眉毛微微皱起，眼睛眯了眯，脸上流露出悲伤的表情。记住视频上说的，孩子会对你脸上的表情做出反应。所以，索妮娅，看来你懂得什么是悲伤（继续确定并讨论表中描述的其他感受）。

妮塔：我刚意识到我是这么做的，只是我用的是问句形式，我说的是"你难过吗？"

兰德雷思博士：这就说明你没有理解。

妮塔：我为什么要这么做？我为什么要把一切都变成问句？

兰德雷思博士：这种情况很典型。它表面是说"我不明白"，但你已经知道答案了。如果你问"你为此难过吗"说明你已经看到了悲伤。说"你很难过"比说"你难过吗"更有力量，因为问句代表着"我不明白"。每次上课我都会提醒你记住四个治愈信息，因为我们需要竭尽全力把它们传达给孩子。第一条信息是"**我在这里**。我整个人都在这里。我不会分心。"第二条信息是"**我关注着你**。我能感知到你的情绪。我能透过眼睛观察到你玩的游戏"。现在我们已经知道"我在这里。我在关注你。"第三条信息是"**我理解你**"。当你说"你看起来很难过"或"你很生气"时，你就是在表达"我理解"，不要问"这让你生气了吗？"你有没有遇到到这样的人？你已经很生气了，结果他们来了一句"你很生气吗"，就好像他们不知道你很生气似的。回顾一下，我们想传达的是我在这里，我在关注，我理解你。第四条信息是"**我关心你**"。如果你已经传达出前三条信息，那么第四条会自动传达出去。

这周如果你们看到这些情绪中的一种，记得对孩子做出回应，将他们的情绪反映出来，这有点像照镜子，需要反映孩子的情绪。你要控制住他们的情绪，然后给情绪贴上标签，把孩子的情绪反馈给他们。之后记录孩子做了什么，你说了什么。举个例子，我上幼儿园的孩子对她带回家的纸很满意，我说："你因为纸上的笑脸开心。"

下次记得带着表情图，我们把任务再过一遍。我们来练一下反映式倾听（家长两组，两人一组）。每一组比较靠近我的家长，谈一谈这周孩子身上发生的事情。另一个人做倾听者，反映你所听到的一切。就像这样。金，告诉我你家这周发生了什么事。你们可以看我做个示范，就能明白我说的话了。

金：我儿子拿出一打鸡蛋，用它们装饰厨房的地板。挺恶心的。

兰德雷思博士：把鸡蛋弄得满地都是，听起来真让人恼火。

金：我反应过度了。不过是一美元的鸡蛋而已。

兰德雷思博士：你希望自己当时的反应没有这么强烈，因为只不过是几个鸡蛋而已。你们有没有听到我是怎么说的？我对金的话进行了镜面反射，原模原样地反映回去。现在你们在小组内试一下。作为倾听者，在3分钟内，你们不要说任何自己的事情，也不要提出解决问题的建议（父母两人一组练习）。

兰德雷思博士：有时候你的孩子可能只玩游戏不说话。他们可能只玩沙箱（兰德雷思博士把沙箱里的沙子铲起来，再倒进沙堆里）。这样你可以说"你刚刚把沙子挖出来，倒在那里，堆成了沙山。"你只需说出你所看到的，这叫追踪。我们的反映要跟他们在我们脸上看到的一致。现在我们交换角色来练习反映式倾听。

（家长两人一组练习）

（全体讨论角色扮演活动）

兰德雷思博士：我能感觉得到，你们都想掌握今天学到的所有东西，我并不需要你们全部学会。我只想让大家尝试一下，看看感觉如何，下周再来的时候我们可以谈一谈。下周我将给你们发一份玩具清单，为你们的特殊游戏时光活动做好准备。

（兰德雷思博士再次复述课堂练习题后结束本单元）

第 9 章

亲子关系治疗培训第 2 单元：
游戏时光活动的基本原则

概述

第 2 单元的教学重点是复习反映性回应，让家长熟悉游戏时光活动的基本原则，从而帮助他们做好开展 30 分钟家庭游戏时光活动的准备。接着，治疗师要向家长强调建构以及设置场域对于成功开展游戏时光的重要性，这包括父母为亲子游戏包挑选所需的特殊玩具、确立固定的时间和地点、保证其私密性，并且不受其他家庭成员的干扰。

本章结尾节选的第 2 单元培训实录，展示了治疗师所需的基本技能，在提出关键概念和要点的同时，促进支持性的氛围。治疗师应具备的重要技能和特质包括：

- 鼓励和支持父母开始使用反映性回应的尝试；
- 在父母支持上做好平衡，能够在教授新概念的同时，兼顾自发性，以及把握"施教时机"提出概念的即时性；
- 有幽默感。

记录中还强调了在首次游戏时光活动中场域设置的重要性，并且通过演示和角色扮演来展示两个基本的结构技能：促进孩子自由做决定和让孩子主导。本单元会继续提醒家长回顾在第 1 单元学过的、要注意向孩子传达的四个信息——我在这里、我关注着你、我理解你、我关心你。

材料

建议使用的材料包括：

- 亲子关系治疗第 2 单元的治疗纲要；

- 家长信息表，包括对每个家长的相关说明（留有空白处，以填写额外备注）；

- 第 1 周布置的家庭作业，包括额外的所有家庭作业表；

- 第 2 单元的讲义和家庭作业，还包括游戏时光的基本原则、游戏时光的玩具清单，以及反映性回应技能的可选家庭作业；

- 可供选择的"在一起"态度展示海报、亲子游戏包样品、游戏时光的玩具陈列照片；

- 可选的演示游戏时光活动结构和设置的视频[①]（创造一个宽松的环境，让孩子来主导），如果没有视频，可以提前安排一位小组成员的孩子，由治疗师与孩子一起示范。

内容和步骤

与每一单元的开头一样，首先由治疗师主持大约 10 分钟的一般性讨论，讨论每个家长过去一周的情况，目的是与家长建立良好的关系，提供支持，并促进家长之间的联结。这个非正式的小组讨论也为迟到者提供了几分钟的时间，以便他们在回顾每周的家庭作业之前到达，并且在这个环节中，为治疗师提供了一个机会，来示范反映性倾听和对感受的回应，并以此为切入点检查家长在家关注和回应子女感受的任务情况。这个非正式分享时间也为小组提供了一个机会来汇报，看看有没有人能找到机会使用"30 秒集中关注"的技能。由于这个技能与家长要在游戏时光过程中做的事情没有直接关系，所以治疗师没有必要在这个活动上花很多时间。请记住，在第 1 单元中介绍这项技能的目的是为父母提供一种简单实用的技能，可以马上在游戏时光之外使用，而且一般都能取得成功。

我在第 1 单元的培训里说过，治疗师有责任在每位家长分享他们一周的情况时，**尽可能地在他们对孩子的回应中找到一些可取之处，给予支持和鼓励**。有些父母的回应甚至连最有经验的亲子关系治疗师都会觉得很有挑战，所以最好先放一边。如果家长跑题，要求治疗师针对某个问题给出快速的解决方案，治疗师可以继续使用这样的回应策略："这个问题我们后面会讨论。我先做个记录，以免忘记。"

注意：一定要把家长的顾虑记录下来，到第 9 或第 10 单元，在帮助家长归纳技能，来应对游戏时光之外出现的问题时，再拿出来讨论。你的目标是要让家长知道：你听到了他们的心声，他们的问题很重要，你在意他们，你到后面会回应他们的顾虑。

[①] 对治疗师来说，制作一个示范视频是很有帮助的，它可以专门演示基本的亲子关系治疗技能，家长需要学习这些技能来为他们的第一次游戏时光做准备。我们不建议使用实际个案的游戏治疗视频做演示。自然，游戏治疗当事人的视频也绝不能用于示范目的。

检查家庭作业

一开始，请家长打开"回应感受：家庭作业"。我们发现，大多数家长感到完成这项作业有困难。因此，花时间复习这项技能非常重要。这是家长第一次尝试在全组面前分享自己的反映性回应，治疗师必须给予鼓励和支持，把注意力放在家长回应中合适的部分，忽略不合适的部分。例如，在本单元后面的记录中，金分享了她对孩子开心感受的回应："你看起来好开心。那个让你很兴奋，对不对？"治疗师在这里只关注她回应的第一部分，给予了鼓励，让家长感到成功："我听到你用了'你'来开头。'你看起来很高兴……'"然后，进一步将她的这部分回应变成一个知识点。**要记住：鼓励是第一要务！**

比如，可能会有家长表达这样的顾虑：在反映孩子的感受时，孩子没有任何反应。要向家长强调，在使用这些新技能时，**不要期待从孩子那里得到反馈**。要这样向家长解释："你的孩子可能不会说'对呀，你说得对'，但是你的孩子听到了你的话，并且听进去了。有时你可能会得到一个点头或微笑，让你知道他听到了你说的话。但有时候，孩子可能就只是默默地听进去，然后继续他正在做的事。"

在开始实践反映性回应的技能时，会出现的一个典型问题是，有些父母汇报说，反映孩子的感受似乎没有作用。当然，所有的家长都希望自己的努力能很快带来显著的效果。但对一些家长来说，这个需求比其他人更迫切。治疗师需要提醒家长要有耐心，**虽然一时可能看不出来，但他们对孩子做出的治疗性反应，其实正在发挥作用**。

从本质上讲，治疗师是在要求父母**信任治疗的过程**，可大多数父母并没有类似的经验，无法建立起这样的信任。治疗师可能会发现，使用一个父母能够理解的类比会有帮助，比如问父母，当他们的手指被割伤时，他们会怎么做。家长凭自己的经验就知道，即便立即处理，给伤口上药，贴上创可贴，也不会立即就能起作用（愈合）。但他们不会因为伤口还没有愈合，就在几个小时后把创可贴撕掉，把药洗掉。他们会相信，继续涂药，伤口就会一天天好起来。他们的经验告诉他们，要有耐心，要相信伤口愈合的过程；而且伤口越深，愈合的过程越长。对于这个类比的使用，在本章末尾第 2 单元培训的部分记录中可以看到。

要再一次提醒那些对识别和回应孩子感受有困难的家长，首先停下来，想一想最能描述他们在孩子脸上看到的和 / 或从孩子声音中听到的感受的词，然后以"你"开头，用这个词做一个简短的陈述（家长有时会不理解，他们会说"大卫真的生气了"或"天呀，咱们今天火气真大"，从而使回应失去了个体的自我感）。要提醒家长的是，用"你"来开头的回应能赋予个体自我感，因此要说："你真的很生气。"治疗师也可以请一位家长志愿者上台扮演孩子，示范如何正确地做出反映性回应，也可以播放示范视频来巩固家长的这一项技能（更多教授反映性回应的示例和策略可见第 6 章）。通常情况下，少数家长会没有完成这项作业，或者忘记带家庭作业，治疗师也要鼓励他们参与讨论，要求他们分享过去一周的某个时候，孩子感受到的某种情绪，帮助他们组织一个反映性回应。这里要传达出一个信息，那就是**家庭作业和练习很重要——你要让他们负起责任！**

分享孩子的照片和身体特性

接下来，治疗师要让家长汇报他们的第二项家庭作业——他们所注意到的一些孩子的新情况，如以前没注意到的身体特征。通过探讨"简单地关注便能真正看到孩子的力量"来介绍这个活动的目的。光是用眼睛，他们就可以开始更好地认识和理解他们的孩子。家长在汇报他们对孩子的新发现时，可以让他们结合自己最喜欢的孩子照片展示。根据经验，家长一般会展示孩子在婴幼儿阶段的照片，由此可引入一个简短而生动的讨论——"对比当下的阶段，为何父母对孩子的婴幼儿阶段会拥有更多特殊的记忆。"（提示：没有那么多管教问题和亲子对抗！）分享照片也能加强组内家长之间的联结，培养组员之间更为密切的关系。另外，这个活动还可以让家长更加关注孩子们的优势——他们最喜欢或最享受孩子的哪些部分。

亲子游戏时光——基本原则与游戏时光活动的建构

第 2 单元的大部分时间将用来帮助家长为家庭游戏时光活动做准备。治疗师首先要向家长分发"游戏时光活动的基本原则"的学习材料。（完整讲义见配套培训手册中"治疗师笔记"第二部分）这份讲义介绍了父母要能成功地与孩子一同进行游戏时光活动至关重要的四个基本原则。第 2 单元的课程主要集中在以下这四大原则上（如果小组的时间有限，游戏时光活动的目标部分，可让家长后面回家阅读）：

- 家长要搭建游戏场地；
- 家长的首要任务是共情孩子；
- 家长要向孩子表达理解；
- 家长设置限制的态度要明确而坚定。

亲子游戏时光的目标

1. 通过游戏的媒介让孩子向父母表达想法、需求和感受，也让家长向孩子反馈自己对他们的理解。

2. 让孩子通过感受被接纳、被理解、被重视，体验到更多积极的自尊、自我价值、自信和能力的感受，最终形成自我控制、对行为负责的能力，并学会用适当的方式满足自己的需求。

3. 加强亲子关系，培养亲子双方的信任感、安全感和亲近感。

4. 提升亲子之间的氛围，使之变得好玩且愉悦。

亲子游戏包的玩具选择

接下来，治疗师要向家长介绍场地设置对于游戏时光活动的重要性，这需要仔细地规划和准备，而收集所需的玩具就是第一步。治疗师会向家长提供"游戏时光玩具清单"，并简短介绍包含以下三大类玩具和材料的总体理由和重要性：

- 生活 / 抚育类玩具；
- 宣泄 / 攻击性玩具；
- 创意 / 表达类玩具。

配套培训手册中的"游戏时光玩具清单"提供了更为详尽的描述和每类玩具的完整清单。

治疗师要向家长简要说明，亲子游戏包内的玩具是精心筛选过的，它们为孩子提供了广泛的表达、掌控、想象、幻想游戏、创意和活动的机会。要提醒家长注意的是：

- 尽量不要放入限制孩子创意的机械类玩具，即收集挑选亲子游戏包的玩具，应在安全的前提下，尽量减少其对孩子的限制；
- 玩具不一定要新，其实旧的更好；
- 亲子游戏包里的玩具只能在亲子游戏时光活动中使用，这样才能凸显亲子游戏的特殊性。

治疗师要用实物向家长展示需要收集的玩具，治疗师在展示玩具的时候可以对挑选这些玩具的理由做进一步说明。用于示范的玩具包要充分体现玩具的标准和指引，可以是旧玩具、折断的蜡笔和一元店里买到的廉价玩具等。如果培训课程在诊所的游戏治疗室进行，治疗师可以特别说明，游戏室里用的玩具在采购时考虑了耐用性因素，因此和亲子游戏包的玩具在质量上有差别。千万不要拿着游戏室的玩具，让家长照着买，这样他们会很容易咬文嚼字，觉得必须找到相同质量的玩具才行。游戏室的玩具一般都太贵了，而且很多都不容易买到。治疗师把游戏包的每一个玩具简要演示一遍，要特别说明一些特定玩具包含其中的理由，尤其是哺乳瓶和飞镖枪，这对家长会很有帮助，因为他们通常会对用在游戏时光里的这些玩具有一些顾虑。展示每一个玩具，同时也是一个很好的时机，可以简要地向家长示范，如何对儿童在一个玩具上的语言表达和游戏行为做出回应。

我们发现，所有玩具有关的细节，治疗师都要做非常具体的示范，包括玩具如何存放、如何摆放等。一个结实的带盖小纸箱（如打印纸的包装盒，这些都是免费的），就可以兼做娃娃屋和存放玩具。足够深的箱盖，在里面画线标示房间，在侧面画出或剪出门窗，就可以变成娃娃屋（同样地，这些内容一边描述一边演示出来，对家长会很有帮助）。平时，这些玩具需要装起来，放在不容易看到的地方，避免孩子看到之后想要玩。治疗师可以建议一个地点，如父母的壁橱或汽车的后备厢，可以避免孩子在游戏时光活动外要玩这些玩具，从而发生冲突。在本单元或下一个单元的授课中，治疗师要向家长展示在游戏时光里，亲子游戏包内的玩具要如何摆放。培训手册中收录了亲子游戏包内玩具陈列的照片示范，便于复印给家长参考。可以教家长找一床旧被子或毯子，将玩具摆放在上面，作为游戏区的边界，同时还能起到保护地毯的作用。治疗师还可以建议家长，找一块曲奇烤板或类似这种平整且易于清洁的平面，用来让孩子玩橡皮泥（避免撒得到处都是），也可用作画画的垫板。

治疗师要对家长获取玩具的来源给出建议，强调玩具不必是新的。要重点介绍让家长可以花很少钱，或者不花钱就能获得玩具的来源，例如存放在阁楼储藏室里的旧物，从邻居、亲戚、车库特卖那里获得的旧物，从一元店、杂货店或药店的玩具柜台买到的玩具等。亲子玩具清单内还包含廉价自制玩具或利用常见居家物品作为替代品的建议。有的玩具可以从孩子已经有的玩具中选取，放进亲子游戏包。但家长要跟孩子说明白，**放进特殊游戏时光盒子里的玩具和材料就只能在特殊游戏时光里玩**。对大一点的孩子，家长可以多放些手工物品。但对幼儿来说，适用性就主要考虑安全和卫生两个方面，因为他们缺乏美术材料的使用经验和协调能力。

若治疗师不强调，大多数家长不会理解为什么这些玩具只在游戏时光里使用，可能就会胡乱从孩子的房间里拿出一些玩具，用于每单元的游戏时光。所以要提醒家长，要求他们准备一套特殊的玩具，对于保持亲子游戏时光的特殊性以及提供专门挑选的多种玩具来促进孩子表达，是非常重要的。**孩子会通过游戏来向家长表达自己的想法、感受和需求，因此选择专门的玩具至关重要**。**玩具就是孩子的词汇！** 这也是讨论话题的时机：孩子需要有学习延迟满足的机会。治疗师可以利用这个机会，做一个简短的角色扮演，来演示在孩子想在游戏时光之外想玩这些玩具时，应如何对他们设限："我知道你现在真的很想玩那些特别的玩具，但这些玩具只能在特殊游戏时光里玩。明天你一放学就能玩这些玩具了。"治疗师在结束关于玩具选择的讨论时，要让家长承诺在下一单元上课前收集到表上列出的大部分玩具。

为亲子游戏时光活动选择时间和地点

接下来，治疗师要向家长介绍，为成功进行游戏时光活动建构场域的第二个关键因素：提前规划亲子游戏时光的时间和地点。治疗师要建议游戏时光的合适地点——确保隐私、不受干扰，以及最不需要担心弄脏弄乱和损坏贵重物品的地方。地点的选择也取决于在进行游戏时光活动时，其他家庭成员是否在家。理想的情况是，进行游戏时光活动时，没有其他人，尤其是没有兄弟姐妹在家。在这种情况下，厨房是最理想的地方，因为它符合前面陈述过的标准，而且还有一个额外的好处，那就是可以很容易地获得水源来进行清洁。如果必须在其他孩子在家时进行游戏时光活动，则游戏地点必须是在一个有门的房间里，并且在游戏期间关上门。要避免在孩子的房间进行游戏时光活动，因为有其他玩具的干扰。此外，客厅也不适合，因为会带来太多顾虑，担心弄得乱七八糟和损坏家庭物品。

治疗师要强调一致的重要性——每周在同一天的同一时间进行游戏时光活动，这是孩子可预期并且依赖的时间，这也应该是父母无条件承诺并且最好不受其他家庭成员干扰的时间。一致性为孩子建立一种常规的、可预期的感觉，这些是孩子获得安全感的必要条件。游戏时光不要安排在孩子放学回家后的 30 分钟内，儿童和成人一样，需要时间先放松下来。最重要的是，治疗师要让父母选择一个他们普遍感到最悠闲、最耐心、压力最小、最不赶时间的时候。在这个时间里，他们的情绪最饱满，可以自在地全身心地关注孩子，不受任何干扰。作为孩子最重要的照顾者，往往你会在没有内在资源来满足养育的需求时，就被要求付出那么多。作为父母，你也许深感失败，但在你对自己不耐烦、不接纳的时候，你也无法给予孩子耐心和接纳。

> **大拇指原则**
>
> 你无法给予他人你自己没有的东西。

引入这个类比，问问家长，空乘人员在演示紧急情况下氧气面罩的使用时，是怎么说的（有氧气面罩作为道具，更能增加趣味性）。大多数家长会回答说，乘务员会告知乘客先给自己戴上面罩，再给孩子戴上面罩。用这个类比来强调这个概念：父母如果不先照顾好自己，就没办法帮助自己的孩子。带着这一个概念，治疗师要求每位家长认真考虑，决定游戏时光的时间和地点，并在下一单元上课时汇报自己的决定。

亲子游戏基本技能的示范和角色扮演练习

治疗师需要确保在培训课程中留出时间，来示范游戏时光活动的基本原则所涉及的技能，并进行角色扮演练习，最重要的是这项结构技能——"让孩子主导"，不给建议，不提问。对父母来说，这是一个很难承担的角色，因为作为父母，他们的经验是主导一切，他们知道所有问题的答案，并且做出决定，告诉孩子该怎么做。要求父母跟随孩子的主导，需要父母进行巨大的角色转变，因此，需要大量的练习和耐心。记住，父母必须先抑制住自己想要指挥和主导的天然冲动，然后才能开始成功地运用这些新技能。提醒父母，完全与孩子"在一起"的态度与允许孩子自由地主导游戏的态度是一致的。两者都是成功建构亲子游戏时光的必要元素。回顾"在一起"的态度：我在这里，我关注着你，我理解你，我关心你。

治疗师需要帮助家长针对预料中的情况生成相应的回应方式，包括孩子来求助、希望父母替他们解决问题，以及不可避免的"十万个为什么"。这类情况都是一些陷阱，一旦落入其中，父母就很容易滑回到舒适区，变成问题解决者（参考第 5 章的策略和例子，可以看到如何教父母跟随孩子的主导，以及应对各种挑战性情景的回应）。治疗师可以与一个孩子进行现场示范（如果现场提供托儿服务的话），也可以播放重点体现这些技能的视频。如果时间允许，治疗师与家长进行简短的角色扮演，由家长扮演孩子的角色，会很有帮助。然后家长进行角色扮演，轮流做父母和孩子，练习目前为止学到的亲子游戏技能（**每一次培训都应该进行角色扮演**）。

家庭作业

1. 要求家长收集亲子游戏包对照单上列出的玩具和材料——集思广益，建议家长共享资源。

2. 请家长在家中选择适合开展亲子游戏时光活动的一个固定时间和不受干扰的地方，并在下一单元汇报这个选择。

3. 提醒家长完成一份关于反映性回应的练习题（给家长几个场景，根据孩子在游戏时光中所说的话或所做的事情，家长要写下自己的回应，练习反映的技巧）。

注：培训手册内收录了练习题示例。

4. 提醒家长记住本单元教授的大拇指原则。

5. 以励志书籍、故事或诗歌来结束，如罗伯特·蒙施（Robert Munsch）所著的《永远爱你》（*Love You Forever*）。这本儿童读物讲述了一个轻松而又感人的故事，说明亲子关系的重要性。家长需要在本单元的课堂上获得足够的动力与热情，回去开始为家庭游戏时光活动做准备。**为了让家长在第 3 单元培训课程以后成功进行第一次家庭亲子游戏时光活动，他们在第 2 单元结束时必须做好准备，积极收集所需的玩具并开始规划游戏时光活动的时间和地点，还要安排好其他家庭成员，确保游戏时光活动的私密性和最大程度减少干扰。**

✏ 亲子关系治疗第 2 单元记录节选 ✏

> 兰德雷思博士：大家这周过得怎么样？
>
> 黛比：挺好的。
>
> 兰德雷思博士：好在哪里呢？说来听听。
>
> 黛比：周一我到家的时候，瑞秋也从幼儿园回来了，当她想引起我注意的时候，我使用了"30 秒集中关注"技能，而没有被她牵着鼻子走。以前她在外面会表现得像个小女巫，这次则表现得像个小淑女。我们去了颁奖晚宴，她就坐在那里吃饼干。整场颁奖仪式她都坐在椅子上，简直像个小天使。太难以置信了。
>
> 兰德雷思博士：真的很不一样。

黛比：确实是不一样了。

兰德雷思博士：听起来她在控制自己。她坐在椅子上。

黛比：嗯，没错，而且她还穿着小裙子，要是在往常这又是一个爆发点。

兰德雷思博士：灾难时间。

黛比：没错没错——尴尬死了。当她说"妈妈这个""妈妈那个"，我就把注意力集中在她身上 30 秒，然后她就会继续该干什么就干什么了。这就是有趣的地方，她想要的只是我的一点点关注，仅此而已。她就是想说点什么，在整场颁奖晚宴上，我们都很开心。

兰德雷思博士：听起来这对你来说，是非常愉快的时光，而且我想也是一个转变的开始。

黛比：是的，很大的转变。

（妮塔迟到了。她怀有八个月的身孕，带着两个枕头进来了。）

兰德雷思博士：快进来，快进来。

妮塔：我得让自己舒服一点，我又开始出血了。

兰德雷思博士：天啊，但愿你没事。

妮塔：所以我带了枕头来靠着。

（她在地板上，背靠着桌子坐下。）

兰德雷思博士：没问题，怎么舒服怎么来。很高兴你能来上课。

妮塔：我本来是不准备来的，但是我真不愿意缺席，因为我们上周都过得特别辛苦，而且我觉得大家应该不会介意我现在的情况，因为大家都有过类似的经历。

艾米莉：可能就兰德雷思博士除外吧。

兰德雷思博士：是的，我没法说我经历过。（组员笑）你还好吗？

妮塔：我还好。怀孕到 36、40 周左右会很辛苦，所以我几乎觉得我比以往任何时候都需要来上课。因为杰夫开始……

兰德雷思博士：他开始有些反应了。

妮塔：他感受到这种紧张了。不知道我是不是需要去住院，也不知道那里是否有托儿所或浴室；我们整个家都一团乱，因为预计我到 40 周的时候再去的。

兰德雷思博士：但现在所有事情都被打乱了。

黛比：你现在多少周了？

妮塔：32 周了，所以就算现在早产，孩子也有很大概率活下来，有 90% 的概率吧。

金：我有个孩子就是 32 周生下来的，他现在很好。

妮塔：孩子在医院待了多久？

金：十二三天吧，三个月后又进医院了，不过他现在挺好的，个头也高。

妮塔：那就好，听到这个我就放心了。他们说孩子只有五磅[1]重的时候，我心想："天啊！"

艾米莉：早产儿有五磅就不小了，真的。很多足月婴儿都到不了五磅呢。

妮塔：看着好瘦小啊。

兰德雷思博士：听了你们说的，这时候确实挺吓人的。

妮塔：是啊，什么都不确定是最糟糕的，还不如让我们知道将要面对什么。我们现在就是什么都不知道。

兰德雷思博士：没错，我想大家在很多经历中都有同感，是不是？要是我们能知道接下来将要面对的是什么就好了。

妮塔：对呀。

兰德雷思博士：在这种情况下，孕期里会发生什么，你的孩子接下来要如何做，或者，这之后情况会好转吗？那让我们先来看看这周你们识别孩子情绪的情况。大家都把练习纸带来了吗？好的，现在我想让大家轮流来，每个人都分享一下发生了什么，你们说了什么来回应孩子的感受，第1项是回应开心情绪。索妮娅，从你开始可以吗？然后，我们按这个顺序一个一个来。

索妮娅：我的女儿叫简妮。她现在两岁半，情人节那天我给她买了一个超大的气球，差不多有她人那么大了，这是从幼儿园回来之后给她的一个惊喜。她看起来真的很惊喜，说："是给我的吗？"我说："我看到你开心的小脸。"她回答："是的，是的！"乐得直跳。

兰德雷思博士：也就是说她知道你理解她开心的心情。

索妮娅：没错。

兰德雷思博士：而且我想，你说的话让她觉得更开心了。

索妮娅：是的。

兰德雷思博士：一般来说，如果你很开心，别人理解到你的开心，并且用语言反映出你的心情，一起分享你的快乐，那么你的快乐会有什么变化？

索妮娅：感觉更开心了。

兰德雷思博士：没错，快乐是会增加的。那么当你和别人分享悲伤，或者你受伤了，和别人倾诉你的伤痛，而他们都理解你，会怎么样？

劳拉：如果是我的话，我就能够摆脱更多的悲伤。

兰德雷思博士：痛苦是会减少的——这就是我们人类的奇妙之处。有人跟你分担痛苦，痛苦就会减轻。因为有人理解，你会觉得没那么痛了。你和别人分享快乐，因为有人理解，快乐就会增加。黛比，你这周有找到机会回应孩子开心的情绪吗？

---

[1]　1磅 ≈0.45 千克

黛比：我没有写下来，但是我到学校接瑞秋的时候，告诉她我们要带她去麦当劳，她特别高兴。我就说"我看到你很开心"，她回答"是的，我好开心"。

兰德雷思博士：所以她知道你理解她。

金：我也是一样的经历。我通常不会停下手头的事来跟他说话，但我能看出来当时他在想："为什么你会跟我说话？"我注意到他很开心，笑容更灿烂了。他变得更开心了。

兰德雷思博士：他开心的时候，你是怎样回应他的？

金：我们当时准备带纸杯蛋糕到学校，是我们为情人节做的，他高兴得蹦蹦跳跳。我跟他说："你看着很高兴啊。你为这个觉得很兴奋，是不是？"他听了以后更高兴了。

兰德雷思博士：我听到大家都以"你"作为开头来做回应，"你看起来很开心"，这样说能够让孩子知道"这是为我说的"。

索妮娅：简妮最近刚刚学会使用幼儿马桶，我对她说"我为你感到骄傲。"现在，只要我走近马桶，她就会和我说"我真为你骄傲，妈妈。谢谢你"。

兰德雷思博士：我们要做的是，把成果归功于孩子。他们对自己做到的事情感到满意，应当出于自己为此付出的努力，而不是因为这个成果让我们骄傲。

凯西：我们去滑冰，科迪学会单脚做飞机式了。他学会新技能，我真的很骄傲。然后我对他说"我真为你骄傲"。

兰德雷思博士：我不会滑冰，但也尝试过一两次，我知道学会这个技能需要付出很大努力。他一定是非常刻苦才掌握的。

凯西：确实如此。

兰德雷思博士：那么就不要说"我为你感到骄傲"。你可以说"你练得好刻苦，来把这个动作做好"。

黛比：所以就像您上周教我们的，要告诉孩子我们看到他们做了什么。"我看到你在给画上色"或者"我看到你在做"后面加上孩子正在做的事情，诸如此类。这样说就是把功劳归于孩子了吗？

兰德雷思博士：是的，你注意到了你的孩子。既然我们已经谈到这里了，现在让我们来回顾一下第一项作业。你们的第一项作业是，在孩子身上发现一点以前没注意到的地方。这是相辅相成的。当你说"这是我用自己的双眼注意到的，是我看到的"或者"这是我用耳朵听到的"，你就在用自己的眼睛来注意自己的孩子了。那么我们在孩子身上都发现什么了？金，你在孩子身上发现什么新的或者不一样的地方了吗？

金：是的，我注意到托比在玩的时候，如果他在思考关于他的玩具车或别的什么东西时，就会扯自己的耳朵。所以周五早上我带他去检查耳朵了，医生说耳朵是干净的，这只是他的一个行为习惯。他会扯自己的耳朵，医生还说，很多小男孩都会这么做。我以前从来没注意到这一点。

兰德雷思博士：从你描述的话里，我听到了一位十分敏锐的妈妈。你注意到了需要检查的情况。索妮娅，你发现什么了？

索妮娅：我帮简妮剪脚趾甲的时候，发现她的脚真的很漂亮。她妹妹的脚很像动画片《摩登原始人》（the Flinstones）里的弗莱德·弗林斯东（Fred Flinstone），是方的。但简妮的脚非常漂亮。我以前都没注意到过。

兰德雷思博士：但是这次你注意到了，而且放进心里了。你很喜欢她的脚。

索妮娅：是的，太漂亮了。

兰德雷思博士：而且，重要的是，我们能看到我们在关注什么。很多时候，我们都只是看着，而不是看见。我们只是知道孩子在那里。但刚才我听到你说"我真的看见了她的脚"。

（家长依次汇报在自己孩子身上发现的特质，此处不一一收录。）

兰德雷思博士：好的，我听到很多妈妈的分享，你们真的在用心研究自己的孩子。研究孩子是重点，因为再过一周我们就要开始每单元一次的 30 分钟亲子游戏时光活动了，我会要求大家在这 30 分钟里，睁大双眼去观察和研究他们以及他们所做的事情。好了，我们回到这张作业表，开始下一项。面对悲伤的情绪如何做回应？哪位在这周注意到孩子出现悲伤情绪了吗？

艾米莉：我注意到了。

兰德雷思博士：艾米莉，你看到了什么？

艾米莉：我要让克里斯准备好面对接下来的事情，这对我真的很重要。以后不会有社工帮助他了，我在帮他做好心理准备。那位社工将要离开，对他来说又会是一段失去和分离的经历。当我告诉他辛迪将不再做他的社工时，他立刻就哭了。我说："克里斯，你听到这个消息非常、非常难过。"他就只是哭，然后摇了摇头，表示"是的"。

兰德雷思博士：我刚才边听你说边在想，哇，你处理得真是太好了。你识别出了他的感受。

索妮娅：从我们看的录像里我发现，很多时候我以为孩子在伤心，但他们其实是生气了，就像那种扁着嘴的表情。那天我正准备带孩子去幼儿园，但她不想去。她开始哭了，我就说"简妮，你看起来好伤心"。她回答"我不伤心，我生气"。我想的是，哦，我们要去上学，她很难过，结果她清楚知道自己不是伤心，而是生气了。从那以后我就注意到我的这个小家伙，我以为她伤心了，想要安慰她，结果她气得不行。她把我推开，好像在说"让我生气吧"。她真伤心的话，会让我安慰她的。

黛比：我们最大的难题是睡觉时间。我们能为这件事磨两三个小时，各种谈，各种讨论。光是聊她的感受和她对上床睡觉的感受，都能说上半天。可现实是，她还是得睡觉的呀。

兰德雷思博士：没错。

黛比：但是，这周情况没有任何好转，真是个老大难问题。光是嘴上说"我知道你不喜欢上床睡觉"并不能改变任何东西。

兰德雷思博士：我们也不指望一两次就能发生改变。你的这些回应表面看起来没什么用，其实是在发挥作用的。我来解释一下。你割伤过手指吗？你给伤口上药，再贴个创可贴。过半个小时你揭开创可贴，看到伤口还是原来的样子，于是你就把药擦掉，把创可贴扔了。你会这么做吗？

艾米莉和索妮娅：不会。

兰德雷思博士：你会把药留在上面。为什么？

索妮娅：因为这样伤口能慢慢愈合。

兰德雷思博士：你知道它最终会发挥作用的。你有没有试过因为嗓子疼或者头疼去看医生，医生告诉你"这个药每天吃两次，连续七天"。你吃了一天药，第二天早上起来嗓子还是疼，于是就把药片扔掉了。你不会这样做。为什么？

金：因为你知道要给时间让药物起效。

兰德雷思博士：你知道这些药会治好你，而且正在起作用。你只是没有看到立竿见影的效果。刚才提到的那些回应，也不总是立刻有效的。有些人能很快看到效果，就好像索妮娅你的女儿。她甚至还能纠正你，因为你在试着理解她。而在上床睡觉的当下，这些回应没有让情况有所改变，但是假以时日，瑞秋会明白，你理解她的感受，她就不需要用这么强烈的方式来把这些信息传递给你。我们后面还会讨论到养成入睡习惯的问题。我在这里先做个记录，后面再讨论。

索妮娅：太好了，我也有这样的问题。

凯西：好的，好的。

（家长汇报回应孩子情绪的内容，此处不逐一收录。）

兰德雷思博士：接下来我们探讨另一个话题。我们今天要学的内容之一是为亲子游戏时光活动做准备。接下来这一单元还没有开始游戏时光活动，再下一单元开始。我要给大家留几项作业。第一项是准备一个亲子游戏包，类似于我手上的这个。这是游戏时光活动要用到的玩具清单。（给家长分发"游戏时光玩具清单"）我还要你们回家告诉孩子："我正在上一个特殊的培训班，学习怎么跟你一起玩，每周一的下午去上课。我的老师正在教我们如何跟孩子一起玩，他发给我们的这个特殊的清单上罗列着我们的特殊游戏时光活动要用到的玩具。以后我们每个单元要进行一次游戏时光活动。"

然后，你们要找一个盒子，大概这么大就可以（指向盒子），让孩子帮你们收集这些玩具。其中有一些玩具是孩子房间里本来就有的。如果要从孩子原有的玩具里收集，就要向孩子说明，这些玩具要放在一个特殊的盒子里，只有在特殊游戏时光活动中才能玩。其他玩具可以找邻居或者朋友借，一些他们的孩子已经用不上的。有一些玩具得去买，我建议大家带上孩子一起去。

有些可以从别人那里淘二手货。现在我们把清单的玩具都过一遍。我要大家准备橡皮泥，一般的包装是四块一盒，但是一次只需要拿一块出来就可以了。孩子不需要一次玩四块橡皮泥。

索妮娅：不能自己做吗？

兰德雷思博士：当然可以，能自己做更好。大家对于让孩子在家里玩橡皮泥怎么看？会给大家带来困扰吗？

（简短地回应）

兰德雷思博士：如果你们选择的游戏时光活动地点铺着地毯，就需要准备一条毛巾或一块曲奇烤板。孩子拿橡皮泥出来时，要告诉他："橡皮泥要在毛巾上面玩。"这样你就设置了限制。橡皮泥只能在你指定的地方玩。还要找几支蜡笔，也许你的孩子原来已经有一些。

黛比：大概要多少支呢？

兰德雷思博士：就几支，6~8 支足够了，68 支选择就太多了。如果你的孩子有一些蜡笔，从中选几种颜色，把蜡笔掰成两段，把外面包的纸剥掉，这样蜡笔的侧面也露出来，还要把尖端掐掉。这样做是为了向孩子传递"你不需要小心翼翼地用"这一信息。蜡笔上的尖端相当于在告诉孩子"小心点用，别弄得乱糟糟"。在游戏时光活动中，孩子可以用蜡笔的侧面涂，搞得乱糟糟也没有关系，也不需要把颜色涂在线内。大家需要准备一些纸，可以是笔记本里撕下来的纸，也可以是打印纸，报纸也行。再找一把钝的剪刀。我要大家准备一个奶瓶。如果家里有闲置不用的，可以直接拿来用。劳拉，你想到什么了？

劳拉：我家道森以前一直不喜欢用奶瓶，但在去年秋天的时候，我猜是压力源不一样了，他突然想要吸奶瓶了。

兰德雷思博士：在 30 分钟的游戏时光活动里，孩子吸奶瓶是可以的。

黛比：真的？你说真的吗？

劳拉：是的，是认真的。

兰德雷思博士：有些孩子，甚至 8~10 岁的孩子，也会想要重温曾经吸奶瓶的感觉，于是就会去吸。允许他们在游戏时光活动中吸，他们很快就会发现你对这件事有多耐心，在 30 分钟里你对他有多包容。所以我真希望你找一个奶瓶，带普通奶嘴的那种。你的孩子可能会看着奶瓶说"里面是空的啊。"那么孩子真正要说的是什么？"我想要……"

艾米莉：喝点？

兰德雷思博士：是的。"我想要瓶子里装有东西来吸。"你可以说"那我们可以去厨房装点果汁或者白水，你想要哪种？"如果你的孩子想要整个 30 分钟都叼着奶瓶，也允许他这么做。这个时间就让孩子做主，但是其他时间不行。

金：我正好要问这个来着。

兰德雷思博士：放进这个盒子的所有东西平时都不要拿出来，游戏时光活动一结束，这个盒子就要放进柜子里。要是真的有困难，或者管不住孩子拿里面的东西，就把盒子锁进你的汽车后备厢里。他们只有在 30 分钟亲子游戏时光活动里才能玩这些玩具。为什么要有这个规则呢？因为这样能让亲子游戏时光活动变得真正特殊起来。第二点，也是更加重要的原因，你要帮助孩子学会如何延迟满足自己的需求。

索妮娅：我们念故事的时候简妮还拿着个奶瓶。我们半年前试过让她戒掉奶瓶，那两周简直是鸡飞狗跳。后来我觉得自己没这个精力，而且我知道现在还不会给她断奶。我想问的是，我是不是还要为游戏时光活动准备一个奶瓶？

兰德雷思博士：是的，专门准备一个游戏时光活动的奶瓶。

索妮娅：好的，我会照办。

兰德雷思博士：我还要大家准备一把飞镖枪，类似我这把。没必要一定和我这把一样，但我这种可能是最容易找到的。

艾米莉：一元店里花一块钱就能买到。

兰德雷思博士：你们的孩子都比较小，可能拉不动枪栓，枪栓还挺难拉的，这个你帮一帮孩子是没问题的。实际上，你可能还得先给孩子示范一下怎么拉枪栓。金，你对飞镖枪怎么看？

金：我只知道托比肯定会用它打我家才两个月大的小宝宝。

兰德雷思博士：这把枪只能在 30 分钟游戏时间内才能玩，而这段时间其他孩子是不在旁边的，只有你和他两个人，所以不用担心其他孩子会被打到。

兰德雷思博士：有了这把枪，你就有机会教孩子不能拿人当靶子打。孩子可能一开始会用枪打你们，这时你们就可以说"我不是用来打的"。这样孩子就学到一条重要的规则。

这把玩具枪还让大家有机会练习设限的技能——"我不是用来打的，灯也不是用来打的。"如果大家事先练习了这条回应，就会有很好的准备。"你不能打我，但你可以假装波波玩偶是我，然后打波波玩偶。那边的塑料玩具也可以打。"说的时候要用手指指向那边的玩具。他们可以打那个。

艾米莉：可不可以这样设限——"我不是用来打的。"如果孩子还不改，就说"如果你坚持要打我，那我就只能把玩具枪拿走了。"可以这样设置限制吗？

兰德雷思博士：听起来很不错。我们后面还会做更多的设限练习。大家需要准备一些玩具兵，大概 20 个就够了，哪怕 10 个也可以。但 50 个玩具兵就太多了，因为你会收拾不过来。

劳拉：我们收拾？

兰德雷思博士：看来你抓住重点了，劳拉。游戏时光活动结束后，你们要负责收拾，因为这是一个特殊时光，你们的孩子用玩具来表达自己。这些玩具就像是孩子说的话。玩具是他们的词汇，游戏就像是他们的语言。那么，在这 30 分钟的游戏时光活动里，他们会通过游戏把信息玩出来或者表达自己。如果你说"现在你要收拾玩具了",那下次孩子玩的时候就会特别小心,以免收拾起来那么费劲。

孩子可能会想帮你收拾,这样是可以的。如果他们不想帮忙收拾,也是可以的。帮忙收拾不代表可以延长游戏时光活动。

像这样的小硬纸盒可以用来存放所有玩具。在盒子一边挖一个门,另一边挖一个窗户,在底部画上些标记,像这样,这就做成娃娃屋了。

(其他玩具的展示和讨论未逐一收录)

兰德雷思博士:这些就是游戏时光要用到的玩具。现在,我们来讨论另外两件事。第一件事,在下一单元上课的时候,大家要汇报准备在家里什么地方进行 30 分钟亲子游戏时光活动。这个地方应该具有私密性,不会被家里其他人打扰。亲子游戏时,如果家里有其他人在,那么要关好游戏房间的门。如果家里没有别人,那就可以在厨房里进行。我不建议在客厅里进行游戏时光活动,可以用厨房或者小房间。不要在孩子自己的房间里进行游戏时光,因为他们的东西都在房间里,他就可能会去玩那些东西。第二件事是大家要为游戏时光选择一个固定的日期和时间,下一单元上课时告诉我。

索妮娅:买那些东西会很有趣的。

兰德雷思博士:我希望大家可以尽量不用去买就能收集到大部分玩具。用过的玩具更好。如果大家可以从旧物商店那里淘到、跟邻居借到或者从自家阁楼里翻出来以前的旧玩具,那太好了,就用这些。现在我们换下一个话题,好吗?

索妮娅:没问题。

兰德雷思博士:好的。现在我要给大家看我游戏时光活动的一段视频。我要求你们在游戏时光活动里做的事,从这个视频里大家可以看到我是如何做的。我们先来看视频,看完后一起讨论。视频里的孩子四岁,这是我们的第一次游戏时光活动。

(兰德雷思博士播放一段视频,视频清晰呈现了让孩子主导的概念,而治疗师则是跟随孩子的主导。)

兰德雷思博士:(暂停播放)现在大家说说都看到我做了什么?

黛比:他进屋的时候你给了他空间,没有靠他太近,那给了他自由,或者说空间。

兰德雷思博士:是的,我允许他走开,等他把自己安顿好,然后我才走过去接近他。大家还看到我干什么了?

金:你让他选择他想做的事。

兰德雷思博士:我让他自己选择。他是在主导的地位的。这段时间完全归他,他想玩哪个玩具就可以玩哪个玩具。

索妮娅:你坐下来让自己和他一样高。

兰德雷思博士：是的，我坐了下来，和他同高。不要站在那里。你们要对孩子说："到时间进行我们的特殊游戏时光活动了。"带孩子进房间，关上门，然后说："这是我们的特殊游戏时间，在这个时间里，你可以按照你喜欢的方式玩这些玩具。"然后在地板上坐下来。如果你想坐在椅子上也可以。但等孩子安顿下来以后，要往孩子那里靠过去一点，来表现对他在做的事情的兴趣。你也可以趴在地上用手托下巴，跟着孩子去摆弄那些小东西，但不要反客为主。这里由孩子主导。现在请大家听一听，在对话里是谁在主导。

（兰德雷思博士继续播放视频）

兰德雷思博士：（暂停播放）在这 30 分钟里，你不是孩子的答案来源库。

妮塔：我孩子看到任何东西，就会直接问"为什么？"

兰德雷思博士：但在这 30 分钟里，你得装作什么都不知道的样子。

凯西：光这 30 分钟里是这样吗？（组员笑）

索妮娅：你用了很多转述。他问你问题的时候，你只说"哎呀，我不知道为什么。"我对简妮也经常用这招，当她自己找到答案并且为那些答案喜悦时，我真的非常惊喜。

兰德雷思博士：他们会自己弄明白的。他问"为什么这些石头不能从这儿穿过去？"我也不确定自己有没有一个很好的答案。

黛比：你也表现得很好奇。你也说"对啊，好想知道为什么这些石头不能从这儿穿过去。"

兰德雷思博士：你抓住重点了。

艾米莉：真有意思。

兰德雷思博士：当孩子对什么事情感到好奇的时候，你们也表现出同样的好奇。这时你们要很认真地研究自己的孩子，投入到他们正在做的事情里，像是自己也在做这件事一样。当孩子对什么事疑惑不解的时候，你们也要表现得疑惑不解。他说："为什么这些石头不从那儿穿过去？""是啊，好想知道为什么它们不从那里过。"就好像我自己也在试着弄明白一样，而我确实想弄明白。

（继续播放视频）

兰德雷思博士：（暂停播放）谁在主导对话？

所有人：他在主导。

兰德雷思博士：在 30 分钟里，孩子是主导者，你跟随着他。

妮塔：你描述他在做什么的时候，这有什么目的吗？

兰德雷思博士：是的。劳拉，我看到你有话要说，请继续。

劳拉：当你肯定他在做的事情，你也就成了这件事的一部分。

兰德雷思博士：是的，这里要传达的信息是"我在这里，我理解你所做的。"描述出孩子在做的事情，就等于肯定你的孩子，也肯定他在做的事情很重要。

索妮娅：这不也等于在说"你对我很重要"吗？生活中引起我注意的事情，无疑会是我重视的东西，对我很重要。我会开始向孩子表达，我重视她，她对我很重要。

兰德雷思博士：是的，这就像"30秒集中关注"一样。在30秒的时间里，你专注地看着孩子，听她说话。现在我要求你们把时间延长到30分钟来做这件事。追踪描述孩子的行为表明孩子做的一切事情都对你很重要，这样孩子也会觉得自己很重要。各位要知道，除非你对某些人很重要，否则你不会觉得自己重要。你首先得对某个人来说是重要的。妮塔？

妮塔：我有点不明白。要是我儿子说"你要建这个那个"或者"你画一张小婴儿的画"，我该怎么做？

兰德雷思博士：你停下来，然后说"告诉我你要我做什么？"

妮塔：嗯。

兰德雷思博士：或者"告诉我下一步要怎么做？"如果你直接就开始建了，就变成你来掌控了。孩子可能会说"你去和玩具兵玩。"我就会说"告诉我，你想要我把它们怎么样？""你拿这些，我拿那些，你把它们排好队。""好的，你告诉要把它们排在哪里，我就把我的玩具兵排在哪里。""你把你的兵排在那边，我把我的排在这边。"这时你就知道他具体想要你做什么了。于是你开始排你的玩具兵，他也开始排他的。但是你要一直听孩子的指挥。

黛比：嗯嗯。这就像是角色置换，是不是？跟我们习惯的角色倒换过来。

兰德雷思博士：是的，通常我们都是控制的一方，由我们掌控，我们指挥孩子该干什么。

妮塔：我太习惯在他的游戏里做主了。

兰德雷思博士：平时都是我们告诉孩子做什么、怎么做。但是在这30分钟里，孩子可以发现做主是什么感觉，这叫自我负责。大家看到你们在教会孩子什么了吗？很重要的东西。

劳拉：所以，这是我们要期待孩子做到的。

兰德雷思博士：是的，你们期待孩子们能够做主并承担责任。我也相信他们能够弄明白，成为自己所希望的样子。

（继续播放视频）

兰德雷思博士：（停止播放）现在，假设你们是家长，我是孩子（捡起手铐），我会问"这是什么？"我们还没讨论过这个，所以现在我给大家一个标准回应。在30分钟亲子游戏时光活动里，对这个问题的标准回应是"你想让它是什么，它就是什么。"你们要解放孩子。如果孩子问"这是什么？"不要回答"你觉得是什么？"因为孩子会反过来回应"我不知道，你觉得呢？"如果孩子问"这是什么？"而你回答"你觉得它是什么，它就是什么。"孩子就能自由地发挥说"噢，这是个宇宙飞船，这是投炸弹的地方。"你可能会想"我从没想到这个。"大家要解放孩子的创造力。"你觉得它是什么，它就是什么。""我能玩这个吗？"

（兰德雷思博士拿起一罐橡皮泥）

黛比："在毛巾上玩。"

艾米莉："如果你选择玩这个，如果你现在想玩这个。"

兰德雷思博士：对了，"你想玩什么，就玩什么，这事由你来决定，这个在毛巾上玩。"你的孩子会开始意识到在这 30 分钟的时间里要自己做决定。"这事由你来决定。""我要拿这个家伙，然后这家伙掉进桶里了"（把玩具兵丢进沙桶）。

艾米莉："你听到它打到桶里的声音有多大了吗？"

兰德雷思博士：那如果要是没声音，你还会说什么？

索妮娅："我看到你把玩具兵丢进桶里了。"

兰德雷思博士：你只要把看到的陈述出来就好。这就叫追踪描述。在这里，"我看见"可以省略掉。

凯西："他掉进桶里了。"

索妮娅："他在桶里。"

兰德雷思博士：我们来练习一下追踪和回应。两两结成一组。一个人扮演家长，另一个人扮演孩子。"孩子"，你们要做的是，努力把"家长"带进场景。问他们一些问题，给他们机会来练习如何把主导权还给你们。在其他的时间，你们就玩玩具就可以了，让他们练习如何反映自己所看到的。

（小组进行角色扮演练习）。

兰德雷思博士：好了，大家可以停下来了。"孩子"们，告诉你们的"家长"，你们听到了哪些好的回应，让你们觉得"这个回应真棒，那个是我们前面一直讨论，应该做的回应"。不要只是说"很棒"或"你做得很好"，这种表扬太泛泛了，起不到帮助。陈述你听到的话，要具体。"当你说 _____，那个感觉很好。"或者"那个是我们在努力练习的回应方式。"好了"孩子"们，给你们的"家长"一些反馈。

（讨论）。

兰德雷思博士：好了，大家都停下。"孩子"们，现在换你们当"家长"，我们来交换角色。"家长"们，你们现在当"孩子"。

（角色扮演练习）。

兰德雷思博士：好了"孩子"们，给你们的"家长"一些反馈。告诉他们，你具体听到了哪些回应，让你觉得"这是个好的回应"。

（讨论）。

你们这周有很多事要做。下一单元的课上，我会展示更多亲子游戏时光活动的内容，我们会讨论你们准备进行游戏时光活动的地点、时间，还有是否准备好了玩具包。我这里有一份特殊游戏时光的行为准则，要做什么以及什么不能做，下一单元我们会细讲。然后，再下一单元，大家就要和孩子进行第一次亲子游戏时光活动了。

妮塔：这太难了。

索妮娅：我知道你可以的。

兰德雷思博士：这很不一样。

妮塔：我就是太习惯指挥他做游戏了，他也太习惯了，老是说"妈妈，你给我做个示范。"

兰德雷思博士：你想说的是这很难改变，但没关系。做出改变对我们大家来说都很难。好了，大家下次课见。

第 10 章

亲子关系治疗培训第 3 单元：
亲子游戏时光的技能及流程

概述

本单元的主要重点是，帮助家长为成功进行第一次 30 分钟的家庭游戏时光活动做好准备，包括需要告知孩子的具体内容，设置和进行游戏时光的流程。通过示范和角色扮演，介绍和展示游戏时光的基本"技巧"准则，包括家长在游戏时光活动中需要重点关注的八"要"和 八"不要"。回顾及练习游戏治疗的技能，包括建构和布置场地、让儿童主导和反映性回应。简要地介绍和示范设限的技巧。本章结尾处节选的实录展示了许多在第 2 单元课程里着重展示的技能，包括提出教学要点的即时性和幽默感的运用。由于第 3 单元涵盖的内容量尤其大，因此，治疗师要注意在鼓励、支持家长与讲授课程内容间把握好平衡，这对帮助家长准备第一次家庭游戏时光活动至关重要。

材料

建议使用的材料包括：

- 亲子关系治疗第 3 单元的治疗纲要；

- 家长信息表，包括对每位家长的相关说明；

- 第 2 单元布置的家庭作业，包括额外的所有家庭作业；

- 第 3 单元的讲义和家庭作业，还包括"游戏时光行为准则"（用黄色纸张打印）以及"游戏时光流程清单"（用蓝色纸张打印）[①]；

- 特殊游戏时光活动预约卡、游戏技能示范视频（很有帮助，但可选择使用）、一整套完备的亲子游戏玩具组合（包含为方便角色扮演和技能展示所需的额外玩具），以及一张展示包内玩具在游戏地点如何摆放的照片。

内容和步骤

与每一单元课程的开头一样，首先由治疗师主持大约 10 分钟的一般性讨论，讨论每位家长这一周的情况，目的是与家长建立良好的关系，提供支持，并促进家长之间的联结。这个非正式的小组讨论时间也为迟到者提供了几分钟的时间，以便他们在回顾每周的家庭作业之前到达。同时，也提供了一个机会，来检查每位家长为他们的亲子游戏包收集玩具的进展情况，对一些不好找到的玩具，也可以促进家长分享主意和想法。

当家长开始跑题，就某个问题想要治疗师给出可以快速解决的方法时，则继续使用这样的语言策略："我们后面会回应这个问题。现在我先记录下来，这样就不会忘了。"不要建议家长使用游戏时光活动的任何技能去解决他们所说的孩子行为问题。**请记住，问题并不在于孩子的行为，要把重点放在关系上！**

检查第 2 单元的家庭作业，回顾所学技能

一开始，先讨论家庭作业和回顾亲子关系治疗的技巧，重点回顾反映性回应。大多数父母很难表达出恰当的共情、理解和反映性回应。向他们举例说明，列出多个回应选项供他们选择，我们发现这是很有帮助的一个策略。

提醒：要家长先识别出感受，然后用这个感觉词做共情或反映性回应，是一种非常有效的策略。再次强调，亲子关系治疗培训的首要目的是构建活动，帮助家长在努力的同时，感受到鼓励和成功。

接下来，家长要汇报特殊游戏时光活动的安排——什么时间、在哪里进行，并汇报他们根据清单收集玩具的进展情况。第一次家庭游戏时光的成功，就取决于家长是否收集到清单上的大部分玩具以及仔细选择一个他们和孩子都不会受到干扰的日期、时间和地点。根据我们的经验，有些家长不会认真考虑进行游戏时光活动的时间和地点，因此要花些时间跟家长确认，这一重要性怎么强调都不为过！提醒家长，保持生活规律一致对孩子的重要性，并要

[①] 因为使用和参考最多的是"游戏时光注意事项"和"游戏时光流程清单"这两份讲义，所以最好使用彩色纸张打印，便于快速找到。

求他们选择一个肯定能坚持的日子和时间。在这个时间里，他们已经充分地休息好，有精力完全集中在孩子身上；同时，他们的孩子也已经休息好，并且不会错过对他们来说特别重要的活动。

一般来说，我们建议在孩子放学回家至少 30 分钟后再安排特殊游戏时光活动，这样孩子可以有时间放松和吃点心。家长在分享他们为游戏时光选择的地点时，要仔细听，看是否有潜在的问题，例如，有的房间父母可能会担心弄脏或者怕打破易碎品，有的地方可能会被家中其他人打扰。如有必要，回顾第 2 单元培训涉及的游戏场地选择指南。治疗师必须预见到其他所有的潜在问题，这些问题会影响父母能否获得成功。在回顾游戏时光活动的基本步骤和练习活动技能之前，要先解决这些问题。

游戏时光行为准则

分发开展特殊游戏时光活动的讲义——"游戏时光行为准则"，这份讲义包含游戏时光的总体目标、基本的注意事项，以及提醒家长在特殊游戏时光中应传达给孩子的四个信息。这份讲义是所有培训材料中使用最多的，因此我们建议用明黄色纸张打印。这样一来，家长就可以很容易地找到并参考。正如"材料"一节里建议的，将"游戏时光行为准则"制作成海报，对教授这些基本技能也是非常有用的视觉材料。

亲子游戏时光的目标

家长的主要任务是敏锐地观察孩子的游戏，并通过他们的语言、行动和在场的状态，传达他们对孩子想法、感受和行为的理解。以下的八"要"和八"不要"守则被认为是父母成功地进行家庭游戏时光活动的必要条件。治疗师应简要介绍其中的每一项，但更多地要集中在建构场地、让孩子主导，以及作为跟随者加入孩子的游戏这几点上。简要说明如何设置简单的限制，也很有必要。

八"要"：

- 要建构场地；
- 要让孩子主导；
- 要作为跟随者积极加入孩子的游戏；
- 要用语言追踪描述孩子的游戏（描述你看到的内容）；
- 要反映孩子的感受；
- 要设置坚定且一致的限制；
- 要敬重孩子的力量、鼓励他们的努力；
- 要积极使用语言。

每一项"要"的示例和说明，均可在培训手册第 3 单元的"治疗师注意事项"中找到。

八"不要"：

- 不要批评任何行为；

- 不要表扬孩子；

- 不要问引导性的问题；

- 不要允许游戏活动被打断；

- 不要提供信息或进行教导；

- 不要说教；

- 不要发起新的活动；

- 不要消极或沉默。

提醒父母，他们回应中的态度和意图才是最重要的。治疗师要强调，如果这些游戏活动技能（以及他们正在学习应用的新技能）只是机械地应用，而不是作为一种真正的共情和真正理解孩子的尝试，那这一切就相对没有意义。回顾"在一起"的态度，请家长把这些态度列出来：

- 我在这里；

- 我关注着你；

- 我理解你；

- 我关心你。

亲子游戏时光活动的录像／演示技能和角色扮演

在回顾了游戏时光活动的基本指南后，家长观看游戏时光活动的演示录像，或由治疗师现场示范游戏时光的步骤，让家长得以在现场观察到游戏时光的技能。如果使用录像，就要经常暂停，并对照海报，询问他们看到哪一项"要"的内容被演示出来。如果有合作带领人，并且能使用有双面镜的游戏室，当家长在观察游戏活动的现场示范时，则由合作带领人指出运用了哪些"要"，以帮助家长加强学习。如果培训期间现场可以提供托儿服务，那么也可以请小组中一位家长的孩子来配合示范。无论在哪种情况下，都鼓励家长对照讲义（或供选择的海报）上所列的内容，当看到治疗师使用其中任何一项"要"时，口头指出来。鼓励家长分享他们观察到的东西、提出问题，然后通过角色扮演，轮流扮演家长和孩子，立即把他们的知识运用起来。如果空间允许，且学员的孩子可以在现场得到托儿服务，在这里，他们也可以与自己的孩子进行角色扮演。

亲子游戏时光的流程清单

为家长分发讲义“游戏时光流程清单”，其中包括确保游戏活动能够成功的一些额外提示。这是一份家长会经常用到的讲义；因此，我们发现用彩色纸来打印会有帮助。以下信息由治疗师来传达（大部分信息在家长手册中也有包含但不太详细）。

- 提前计划，避免干扰。鼓励孩子在游戏开始前上厕所，将宠物放在外面或另一个房间，安排其他孩子与其他家人或亲戚去度过他们的“特殊时光”；**关闭电话**，在特殊游戏时光活动期间不要去应门。这些行为向孩子传达了游戏时光活动的重要性，让孩子感受到，自己是特别的。
- 提前 1~2 天提醒孩子即将到来的游戏时光，并解释说，之所以安排这些“特殊”的游戏时光活动，是因为“妈妈（或爸爸）正在参加课程，学习一些特殊的方法和你一起玩”。协助孩子制作一个“特殊游戏时光——请勿打扰”的标牌，在活动期间贴在大门上，以强调与孩子在一起的这个时间的“特殊性”。在家庭日历上标明游戏时光活动的日期和时间，给孩子一张“特殊游戏时光活动预约卡”（如图 10–1 所示），这些做法都可以向孩子传达这段时间的重要性。向家长说明如何填写预约卡，以及要在和孩子一起做“请勿打扰”标牌的当天交给孩子，建议孩子把预约卡贴在他能看到的地方，如卫生间的镜子或冰箱门上。

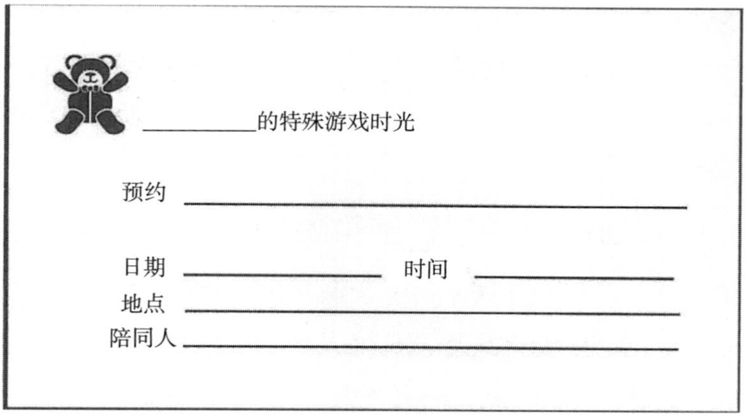
__________的特殊游戏时光

预约 ____________________

日期 __________ 时间 __________

地点 ____________________

陪同人 ____________________

图 10–1　特殊游戏时光活动预约卡

- 为你们的第一次特殊游戏时光活动预留充足的时间，这样你就不会太匆忙，可以准时开始。按照“要建构好场地”中的建议，检查录像设备，确保可以拍到整个游戏区域，摄像机正常运作。我们鼓励家长录下每一次的游戏时光活动，这样就会对游戏的过程更游刃有余。

- 向孩子宣布游戏时光活动开始："现在开始我们 30 分钟的特殊游戏时光活动。在这里面，你可以用很多你喜欢的方式来玩这些玩具。"然后从这个点开始，让孩子来主导。

提醒：在这 30 分钟内，你的孩子是老师，而你是学生；你的孩子是导演，而你是没有看过剧本的演员，你的"角色"是什么，得看导演怎么说。在这 30 分钟里，任何问题，你都不知道答案。在这 30 分钟里，你要装作什么都不会的样子！

- 对那些让你感到不舒服的行为设限。如果你不设限，孩子不会认为你不舒服，而会认为你是对他不满意。

- 避免用名字来指代玩具，因为这可能限制孩子的表达和创造力——用"它""那""他们""她""他"来称呼玩具。

- 游戏活动结束之前，提前 5 分钟通知孩子，让孩子有时间结束或完成手里的活动，但千万不要超过约定时间的 2~3 分钟。时间到了，口头宣布"我们今天的特殊游戏时光活动结束了"，同时站起来，帮助孩子过渡到到另一个活动中。提醒家长，嘴上说着时间到了，但人还继续与孩子坐在游戏区，可能会鼓励孩子继续玩下去。站起来是以非语言的方式告诉孩子，游戏时光活动已经结束，是时候离开游戏区了。如果孩子不愿离开，反映你对他的理解，但仍要**坚定地执行让游戏按时结束的责任**："比利，我知道你想再玩一会儿，但是我们今天的特殊游戏时光活动结束了。"在某些情况下，（培训前）如果孩子有过父母一再恳求或发牢骚而最后又让步的经验，他们可能会坚持求再多玩一会儿。但是，家长要坚定不移——决不让步！孩子会知道，父母会贯彻既定的限制，再多的恳求和抱怨也没用。

注意：家长负责留意时间，因此不允许使用计时器！

- 游戏时间结束后，家长负责清理房间。如果儿童选择协助，他们可以协助，但时间结束后就不能继续游戏了。一般来说，家长应该在游戏时间结束后立即为孩子提供一个活动或小点心，以便为想继续游戏的孩子提供一种替代选择："比利，我知道你想再玩一会儿，但是我们今天的游戏时间结束了。你吃完点心后我们可以一起到外面玩。"或者家长在说明时间到了之后，可以提供一个选择："你可以选择和萨姆到外边玩，或者吃点心。你选哪一个？"

家庭作业

- 游戏时光活动本周在家开始——提醒家长安排录像，记录他们的游戏过程。

- 提醒家长在固定的时间和地点进行第一次家庭游戏活动的重要性，确保他们选择的时间和地点切实可行，并已安排好其他孩子，等等。

- 要求家长在游戏开始前花几分钟再次查看"游戏时光行为准则"（黄色讲义）和"游戏时光流程清单"（蓝色讲义）。

- 提醒家长收集亲子游戏玩具组合——准备好旧毯子、被子等。

- 提醒家长提前 1~3 天与孩子一起制作"特殊游戏时光——请勿打扰"的标牌（具体情况取决于孩子的年龄），并提前 1~3 天把"特殊游戏时光活动预约卡"交给孩子。

- 提醒家长本单元课程的大拇指原则。

- 要求父母在游戏时光活动结束后，立即记录活动中发生的具体事件，记下他们的孩子做了什么或说了什么，他们回应了什么以及有什么情绪反应。提醒家长，**他们学习的新技能仅在每周一次的特殊游戏时光活动中练习**。此外，安排第一位或前两位家长（取决于小组人数）到诊所或办公室进行游戏时光活动的视频录制，或在家里录下他的游戏时光活动。首次录像，我们倾向于让志愿者家长在家里开展一次游戏时光活动后，再来到诊所或办公室的游戏室中录制视频。为了方便家长，家长可以在预先安排的时间在家进行第一次游戏活动，然后在第 4 单元培训课之前，再录制用于小组展示的游戏活动录像。这样可以让第一个被录像的家长得到额外的练习和治疗师的支持。

- **要记住，构建亲子关系治疗培训的各个方面，从而最大限度地确保家长成功！** 极少数情况下，无法录像的话，家长可以在培训现场进行游戏时光活动，其余的人在椅子或桌子后面观看，形成一个隔离的屏障。注意：第一位进行录制视频的家长由亲子治疗师指定，而不是让家长自愿报名。在小组中选择一位看起来能比较快地掌握所教的技能，并愿意接受反馈的家长。大多数家长都会对录制视频感到不安，因为他们知道在下一单元的课程里，整个小组都会看到自己的视频。因此，在整个过程中，他们需要加倍的鼓励和支持。同样，邀请家长来办公室或诊所录制视频，让治疗师有机会向这些初学的家长提供额外的支持和鼓励。在极少数情况下，在培训的早期阶段，可能没有家长准备好用视频展示自己的新技能。因此，可以延迟一周录制。为了确保家长能体验到成功，培训结构的灵活性是必要的。

- 本单元培训结束时，再次强调第一次家庭游戏时光活动的重要性，并要求父母保证与孩子的这次约会，就像对待一次非常重要的商务会议或医生预约一样。治疗师要强调，决不能把游戏时光活动作为对孩子行为的奖励或惩罚。最后，提醒大家本单元的大拇指原则。虽然这个大拇指原则在第 1 单元中作为教学要点已经讲过，但它对帮助家长专注于第一次游戏时光的目标很有帮助，能够为他们的孩子建构一种不一样的环境；在本单元的 30 分钟内，他们要像恒温器一样，对孩子的想法、感受和需求做出回应。

✎ 亲子关系治疗第 3 单元记录节选 ✎

说明：家长首先讨论玩具，并报告他们为游戏时段选择的时间和地点。

兰德雷思博士：这周我希望你可以在孩子的帮助下做一个"特殊游戏时光——请勿打扰"的标牌。在进入用于游戏时光活动的房间前，你们可以把标语写在纸上，然后系根绳子，把它挂在门把手上。如果家里只有你们两个人，请将标牌挂在前门上。告诉你的孩子："我们的特殊游戏时光活动非常重要。即使电话响了，我也不会接。"你甚至可以拔掉电话线。如果有人在游戏进行中按门铃，告诉你的孩子他们还会再来。除非有人大喊"着火了！"，你才能应门。你要向孩子传达的信息是，他和特殊游戏时光活动对你来说非常重要，你不会让任何事情干扰你们。

黛比：需要多大的游戏场地？

兰德雷思博士：地方不必很大。如果实在没有其他地方，也可以把浴室作为游戏场地。

劳拉：浴室是房子里空间最小的地方。

兰德雷思博士：是的，并不需要很大的地方。黛比，你在思考什么？

黛比：我在考虑在卧室进行游戏。因为我可以关上门，更私密一些。

兰德雷思博士：如果你必须错过一个游戏时光活动，你会怎么办？

艾米莉：我们会付出代价的（众人笑）。

兰德雷思博士：你会怎么做？

索妮娅：尽快重新安排。

兰德雷思博士：是的，重新安排。游戏时光活动就像你和医生的门诊预约一样重要。如果他取消了，你将尽快重新安排一个。如果你错过一次游戏时光活动，就对你的孩子说："糟糕，我忘了或我当时在开会。咱们再选一个时间进行游戏吧。"

（家长填写需要交给孩子的"特殊游戏时光活动预约卡"）

兰德雷思博士：在特殊游戏时光活动开始之前，摆好玩具，然后找到标牌和孩子，对孩子说"咱们把它挂在门上。"然后你走进游戏将要进行的房间，对孩子说："这是我们的特殊游戏时光。在这段时间你可以用许多你喜欢的方式玩这些玩具"。请不要对你的孩子说"你可以用任何方式，随心所欲地玩这些玩具。"他们不可以，对吧？

凯西：对（笑）。

兰德雷思博士：他们不能想怎么做就怎么做。他们不能把玩具扔到灯上。他们不能搞破坏。

他们不能用蜡笔在墙上画画。因此，请勿对孩子说"你可以用任何你喜欢的方式玩这些玩具"。那你应该对孩子说什么？

索妮娅："许多你喜欢的方式。"

兰德雷思博士：或者"很多"。孩子更喜欢说"很多"。"你可以用很多你喜欢的方式玩这些玩具。"然后你要坐在地板上（采取接近地板的姿势）。如果不舒服，可以坐在椅子上，但不要保持站立。请坐下。然后，一旦完成这一步，就要使用游戏活动的规则（向家长分发"游戏时光行为准则"）。

凯西：如果到了7:15他还没准备好进来并开始游戏怎么办？如果他正在做其他事情，或者说"我现在不想玩"怎么办？

兰德雷思博士：那么进行协商。

黛比：你不觉得在第1单元之后孩子们会很期待游戏时光活动吗？

兰德雷思博士：是的，孩子们会很期待。但是，如果你的孩子抵制，说明发生了一些特殊情况。请对孩子说"这样吧，30分钟的特殊游戏，咱们先进行10分钟。10分钟快到的时候，你再决定要不要继续玩。"这样一来，你可以让孩子继续选择并做出决定。而你的妥协在于"我们先玩10分钟，然后你来决定"。你的孩子可能一开始会反抗，但在游戏开始后可能会玩得很开心。当你说"好了，10分钟就快到了。你来决定我们是否还要继续玩"，你的孩子可能会选择继续。大家看一下注意事项中"不要"的那一列，然后挑一个你觉得对你来说最难做到的。

（小组成员讨论了各自觉得难以做到的注意事项，然后兰德雷思博士给出建议。）

索妮娅："不要表扬你的孩子"对我来说有点难。

兰德雷思博士：表扬孩子所做的事情而不是表扬他本人。表扬会使你的孩子想要取悦你，而不会教给他发挥创造力。如果你希望你的孩子长大后对自己的所作所为感到满意，就为这个目标花一点时间吧（走到沙盒前弯下腰）。如果我拿起沙铲盛一勺沙子，然后放到一个地方，你该怎么表扬我呢？

黛比：说"你堆起沙子了"。

兰德雷思博士：那你只是在描述看到我做了什么。

黛比："我看到你正在堆一个沙堆。"

兰德雷思博士：或者你该说的第一句话是"你正在将沙子堆积到你想要的高度。"这就是一种表扬——你想要的高度。如果我将其堆起来（在沙箱的边缘上堆起罐子），而堆起来有点难，罐子总是滑落，而我又将其堆起来，你现在可以对我说些什么？"看，你……"

索妮娅："你做到了。看，你做到了。"

兰德雷思博士："看，你做到了。"又或者是三四块积木，可以说："看，你将那些积木堆高了。"

索妮娅：听到你这么说，感觉很好。我的意思是，如果我还是个小孩，我会受到鼓舞去做其他事情。我会想继续做点别的事情。

兰德雷思博士：这可以建立孩子的自尊心。而你不必说"你做得多么出色。"（回到椅子上）

索妮娅：我总是这么说。现在我感觉很糟糕。"你做得真不错，凯蒂，真是不错。"我才发现原来我该说的不止这些。

兰德雷思博士：是的，还有很多，你将学到不同的应对方式。刚开始时，你可能感觉难以适应这种新的回应方式，但是没关系。还有什么觉得难的？

黛比：不要提供信息。

兰德雷思博士：大多数家长总想教孩子。

凯西：这一项很难避免。

兰德雷思博士：30分钟之内，你不要告诉孩子如何堆积木，或者应该怎么堆积木，或者说"你堆得跟照片上不一样，这块应该放在这里，这样更好看。"这就是在提供信息。

黛比：好的。

兰德雷思博士：在这30分钟里，你要装傻充愣。在这30分钟内，你不是信息源。你没有任何答案。你有没有曾经因为提供信息而感到很累？

索妮娅：有的。

兰德雷思博士：在这30分钟内，我允许你不再提供答案。

索妮娅：好的。

兰德雷思博士：这可能是你的孩子想要的方式。我希望大家常说这句话。当你的孩子拿起你收集在玩具箱中的一个东西（拿起一条龙玩偶）时说"这是什么？"你可以说"你觉得是什么……"

家长："它就是什么。"

兰德雷思博士：（把玩偶放在手上）然后我可以说"哦，天哪！这是个青蛙！"如果由你来定义玩偶，你可能会说这是一条龙。或者我可能会说"哦，天哪！这是一个太空人！"在这30分钟内，它可以是任何我希望是的东西。这就是你帮助我发挥创造力的方法。

兰德雷思博士：（拿起可乐塑料瓶，对凯西说）这是什么？

凯西：我不知道。

兰德雷思博士：从"你觉得"开始。

凯西：你觉得……

兰德雷思博士：是什么……

索妮娅：它就是什么。

兰德雷思博士：它不必一定是可乐瓶。如果如我所想的话，它可以是炒鸡蛋。我可能会把它扔到这儿的锅里，说"我正在炒菜。我要用它来做鸡蛋"。或者它可能是保龄球瓶。它可能是一艘火箭飞船。它可以是任何我所认为的东西。（将可乐瓶放下并捡起塑料大象）这是什么？

家长：你觉得是什么就是什么。

兰德雷思博士：我希望大家说的次数足够多，如果你正在睡觉，而我突然在你耳边小声说"这是什么？"时，你会说"你觉得是什么就是什么。"（笑声）我们这么做是为了让你的孩子得到解放，释放他们的创造力，让他们了解自己做决定的感觉。当你告诉我，我觉得是什么它就是什么时，就将决定权还给了我，并且将我置于领导地位。

（家长继续讨论他们认为最难做到的"不要"守则，兰德雷思博士回答了"不要"做的理由，并示范了该怎么做。）

兰德雷思博士：如果你说错话了，可以重说一次。

大家有没有做了一件事后才回过神来，感觉"那不是我真正想要的方式"？

大拇指原则

你 做 了 什 么 不 重 要，重要的是你在之后怎么做。

家长：（认可）

劳拉：感觉就像卡住了。

兰德雷思博士：你可以重来。犯错没关系的。我在生活中很注重运用**最重要的也许不是你做了什么，而是你做了之后接下来做什么**这一大拇指原则。让我们看看，列表上还有什么？没有人提到第七条——"不要发起新行为"。

索妮娅：你所说的第七条"不要发起任何新行为"是什么意思？

兰德雷思博士：发起新行为可能是这样的："你还没有玩过积木玩具，你可能会喜欢玩玩这个。"那将是引发新行为的开始。在这 30 分钟内，你是跟随者。你不能这样建议："我们已经进行过四次特殊游戏了，但你仍然没有给任何东西涂过颜色。你可能想画一幅画。"在这 30 分钟内，你不能建议孩子做任何事。要让他们发现这一点。在这个过程中，你的孩子会学到什么？

索妮娅：解决问题。

兰德雷思博士：是的，解决问题的能力。如何自己解决问题。做决定是什么感觉。我们看一下八项"要"的守则。大家告诉我你们觉得哪项最难做到？

几位家长：观察行为，成为跟随者。

兰德雷思博士：在这 30 分钟内，你是跟随者，而他们是领导者。因此，这意味着如果孩子拿起这个罐子，交给我，然后说："去把那东西放到那儿。"我会说："告诉我你想把它放到哪里。"他可能会说："沙盒里。"如果孩子说："去商店买些杂货。"我会说："你想让我买什么？""嗯，去买一些鸡蛋、培根和土豆。"你可能想的是："汉堡包、香蕉和橘子。"一定要经常问孩子："你想让我做什么？"

（家长讨论清单上的八项"要"的守则）

兰德雷思博士：当你的孩子做事情时，你要观察并跟随他们的行为。在这30分钟内，你要反映自己看到、听到的一切。如果孩子这么做（将罐子捡起，丢进沙箱中），你要说"哦，你刚把那罐子丢到了沙箱中。"（兰德雷思博士盛起沙子）"看，你往里边盛了些沙子。"这就是你的追踪性回应。这样你的孩子便知道你看到、接收和记录了他们的所作所为。那么我们传递的四个信息是什么？**我用耳朵听到你的声音，我用眼睛看到你的行为——在这个例子中是用眼睛看到的。我与你在一起，我理解你，我关心你。**孩子怎么知道我们理解了？因为你回馈给他们信息了。（走到沙盒前）"你刚刚把那个扔进沙盒里，然后又盛了些沙子放进去。"这样孩子就会知道你理解了他的行为。如果孩子不停击打波波玩偶而且不说话，你觉得孩子生气了，可以这样说："你看起来很生气。"那么孩子就知道你理解了。

凯西：如果我的孩子想把另一个玩具带入游戏时光活动中，该怎么办？

兰德雷思博士：你可以说："我知道你想在你的房间里玩军用卡车玩具，但是那是放在你房间里的。你可以在我们的特殊游戏时光活动结束之后玩它。"

金：你怎么计时呢？你有计时器吗？

兰德雷思博士：我很高兴你问起这个。我差点忘了这一点。你需要一个手表或时钟，而不是计时器。为什么我们不使用计时器，设置30分钟呢？

劳拉：因为它发出滴答声，而且会分散注意力。

兰德雷思博士：是的，而且我们会趋于将游戏停止的原因归于计时器。"哦，嘘，计时器响了。我们必须停止了。"结束游戏时光活动是你的责任。你的孩子在游戏期间一直处于领导地位，现在由你掌控局面。在每次游戏时光到达25分钟时，提醒孩子还有5分钟就要结束了，帮助孩子做好准备。"我们还有5分钟的游戏时光，然后就该停止游戏了。"这样你的孩子可以做好准备结束游戏了。游戏结束后，控制权和责任又重新回到你这边。

金：如果孩子还没准备好结束游戏，该怎么办？

兰德雷思博士：通过三个方法，我们可以更容易地结束游戏。当时间到了，你说："今天我们的特殊游戏时光活动到此为止。"然后站起来，再次传达时间到了的信息。如果你保持坐着的姿势，你向孩子传达的信息是结束的时刻并没有真正到来。因此，你要站起来，朝门口走去，并且说："是时候到厨房去拿饼干和牛奶了。"这样孩子就有了离开的意愿和动力。你不需要每次都这样做，但是前几次这么做可能会有所帮助。当你走出房间时，对孩子说"我要回去打扫房间"，如果你的孩子说"我想帮助你"，那是可以的，但不能继续玩了。结束游戏时光活动的大拇指原则是耐心。如果你的孩子要花几分钟才能结束游戏时光时光，没关系。走向门口，停下来，并且说："我知道你想再玩一会儿，但是我们今天的时间到了。"关于游戏时光活动还有其他问题吗？哇，今天我给大家讲了很多东西，感觉就像把全部培训内容都用一周讲完了。

（小组成员观看了兰德雷思博士的一次游戏活动的视频片段，博士解释了他在游戏期间的行为。）

　　兰德雷思博士：现在，我们来练习。你们两个一组，你们两个一组，你们两个一组。你们一个是孩子，一个是家长。（小组成员们通过角色扮演完成一次游戏时光，兰德雷思博士在小组之间走动，倾听并提出建议）下周你们回来时，我会问："你的特殊游戏时光活动如何？在你的特殊游戏时光活动中发生了什么？你有什么问题吗？"因此，你需要在每次度过游戏时光之后记笔记。我想知道你的孩子玩了哪个玩具或者编了什么样的故事。我需要两名志愿者本周来到中心，并在下次课程前在这里录制游戏时光的视频。（兰德雷思博士简短地在小组中扫视了一圈，并与艾米莉进行了眼神交流）艾米莉，你愿意本周和克里斯一起来中心吗？这样，下周小组成员将观看你的游戏时光活动录像中的一部分内容。

　　艾米莉：我能做到。

　　兰德雷思博士：谢谢，艾米莉，我在小组活动结束后跟你简单聊聊，安排一下时间。每个单元我都会寻找志愿者，在这里度过的游戏时光将成为下一单元内容的一部分。下周见，我相信你们都会度过有趣的游戏时光。

　　（兰德雷思博士选择了第二位"志愿者"）

第 11 章

亲子关系治疗培训第 4 单元：
关系建立和设置限制

概述

　　本单元的重点是，家长汇报他们与孩子第一次特殊游戏时光活动的情况；课堂的大部分时间都会用来观看第一位家长分享的特殊游戏时光录像。在家长汇报特殊游戏时光活动的情况时，要不断地强调第 3 单元培训中介绍的所有技能，以及亲子关系治疗的基本原则。但主要的策略还是鼓励家长在他们分享游戏时光体验时，从每一个人的汇报中找出一些积极的地方来做评论。读者从本章末尾——亲子关系培训第 4 单元的部分记录中可见到，家长在努力学习新技能时，治疗师应如何在给予指导和给予动态支持与鼓励之间平衡兼顾。治疗师可以根据小组的需求，教授并演示设置限制的技能，并带领家长回顾和练习游戏时光的技巧。

材料

　　建议使用的材料包括：

- 亲子关系治疗第 4 单元的治疗纲要；

- 家长信息表及相关说明；

- 第 3 单元布置的家庭作业，包括额外的所有家庭作业；

- 第 4 单元的讲义、培训手册第 4 单元的"游戏时光行为准则"和家庭作业；

- "设置限制：ACT 三步法，别等到为时已晚！"讲义、"设置限制：ACT 三步法实践练习题"和"游戏时光笔记"；

- "游戏时光行为准则""游戏时光流程清单"的展示海报（或是用彩印压板代替海报）；

- 设置限制的视频短片（可选）、游戏时光技能的视频短片或现场演示短片。

内容和步骤

　　与每一单元的开头一样，家长来到教室，首先花 10 分钟的时间，分享上一单元的情况。到了第 4 单元，家长普遍可以更自如、坦诚而公开地分享他们在养育上的困难。治疗师就可以利用这个时间，给予家长支持和鼓励。有抵触情绪的家长通常会讲到孩子的行为问题，并且会举例说他们运用了哪些技巧，但是并不奏效——"我的孩子软硬不吃。"这时，治疗师就要提醒家长"创可贴"的比喻——在他们看不见的地方，创可贴正在发挥作用。请他们相信过程，不要急着撕下"创可贴"！有抵触情绪的家长因孩子行为而产生了挫折感，治疗师也可以借此机会带家长反思，家长所做的事情似乎没有得到预期的结果治疗师可以引导家长思考，他的孩子可能有着特殊需求，因而需要不同的回应方式，而 30 分钟的特殊游戏时光活动能够让家长用一种新的方式回应孩子的需求。可以问问家长，如果他们的孩子真的溺水了，他们会做什么。他们会望着水池，试图告诉孩子该怎么做，给孩子上一节游泳速成课吗？当然不会！家长会跳进水池，救起孩子。30 分钟的特殊游戏时光活动就相当于这个救起孩子的过程（因此，课程的名称叫亲子关系）。特殊游戏时间是家长回应孩子需求的时间，而不是试图教训孩子，或改变孩子行为的时间。反映性回应是家长用来回应孩子需求的工具。在孩子感到沮丧或失控时，这不是教导、说教或讲规则的时候。

大拇指原则

当孩子溺水时，不要试图教他游泳。

　　当家长认为孩子出现了重大的行为问题，急于马上解决时，就很难理解"将注意力完全集中在特殊游戏时光活动上"的概念——对此，治疗师须有敏锐的察觉。治疗师要继续肯定他们的沮丧和挣扎，记录下他们的担忧，并向他们保证，你在几周后会回头来讨论这些问题。关于不能在游戏时光活动以外使用技能，这里有一个例外，治疗师可引入"给予选择"的概念，来帮助家长解决他表达的相关问题。给予选择是一个相对容易学习的技能，往往能产生立竿见影的效果。尽管我们通常要到第 6 单元才会深入教授给予选择的技能，但根据小组的需求，这个技能可以在第 4 单元先做一个简单的介绍。给予选择是可以鼓励家长在游戏时光活动之外使用的一项技能。正如其他很多教学要点一样，这项技能如在家长表达关注的问题时引入或强调，学习效果会更强。这一点在本章末尾的课堂记录里也有所体现。**为了最有效地回应家长的需求，课程内容的呈现上也往往需要一些灵活性。**

亲子游戏时光活动报告

　　本单元的重点是听取家长第一次亲子游戏时光活动的情况汇报。要求家长汇报的内容包括：与孩子一起制作"请勿打扰"标牌，在他们向孩子解释游戏时光的特殊之处时，孩子的反应，等等。请每位家长都简要地描述自己的第一次亲子游戏时光活动。最后把"聚光灯"落在提供游戏时光活动视频的家长身上。治疗师要仔细倾听，找到每位家长的优势，从他们的汇报中找到积极的部分来评论。要记住，**甜甜圈比喻**也适用于家长。在培训的这个阶段，他们做的有很多"漏洞"，但治疗师在本阶段的工作是将注意力完全放在那些"好事情"上。

抓住每一个机会，利用家长的回应来建立联结，帮助他们看到，在学习使用这些新技能时，自己并非一个人在艰难挣扎。从家长的汇报中，找到某一个部分进行回应和加深，进而强调亲子游戏时光八个"要"的内容。例如，黛比汇报说：第一次游戏时光，女儿拿着医药箱爬到她旁边的床上，她对女儿说："我不知道我该做什么。"她女儿说："这样吧，你躺在这儿，我来告诉你怎么做。"尽管黛比的回应并不算是"让孩子主导"的完美范例，但治疗师利用这个机会鼓励了她，同时也巩固了教学要点，他说："所以，你让瑞秋知道，该做什么由她来决定，而她也让你知道，她很清楚自己想让你做什么。"接着，治疗师指向游戏时光活动的八个"要"的海报，问整个小组："所以，这里体现的原则是……"两位家长异口同声地回答："要让孩子主导。"

家长在汇报第一次游戏时光活动中发生的事情时，普遍会请求治疗师帮助他们应对一些具体的情况。**亲子关系治疗培训的重点在于通过体验和观察来学习。**因此，针对具体的问题，可以采取角色扮演的方法。由治疗师扮演提出问题的家长，家长本人则扮演孩子。亲子关系治疗师也可以针对他们提的问题引入新的教学材料。例如，在本章末尾第 4 单元的记录中，针对黛比和女儿在穿衣问题上进行的对抗，治疗师就引入了给予选择的应对策略。瑞秋一整周的表现让黛比非常沮丧，乃至于她在汇报情况的时候都无法专心。对此，治疗师先反映了黛比的沮丧情绪，然后建议她尝试给瑞秋两件衣服选择。在黛比详细解释了为什么给予选择的办法对瑞秋不起作用后，治疗师请黛比继续用这个办法，并补充说他下周会再来看看实施的情况（同时，在本子上做备忘来提醒自己）。

像这种给家长的承诺，跟进执行是十分重要的，同时也亲身为家长示范了他们跟孩子之间遵守约定的重要价值。这个策略还可以帮助结束当下的讨论，将话题重新带回到黛比的特殊游戏时光活动中。把家长未解决的问题和其他担忧都记录下来，能够让家长感到自己被倾听、自己的问题被重视，更重要的是，能让治疗师重新专注于眼前的工作。经验告诉我们，治疗师要想成功地带领一个亲子关系治疗小组，就需要保持一种持续并且微妙的平衡：一方面，提供教学指导并进行督导，以帮助家长学习获得成功所必需的技能；另一方面，促成一种动态过程，使家长获得支持与理解。两方面缺一不可。

亲子游戏活动视频的评论

本单元接下来的培训内容，也是最重要的一项培训内容，就是观看家长的游戏活动视频。录制视频的一项好处在于帮助家长进行自我观察，这一体验能够令家长收获惊人的感悟。录制视频还能给所有小组成员带来学习与他人共情的机会，并且提供给各位家长一个互帮互助的契机。观看自己的录像通常会让家长感到非常焦虑，但小组中的其他家长总能给予其莫大的支持，从而迅速消解这种焦虑感。治疗师给予家长反馈的一个主要目标就是为家长提供支持和鼓励，并敏感地察觉家长的感受。应当尽量避免纠正家长的行为。**"鼓励"才是培训的主题**。正如先前所提到的，在观看家长的视频时，治疗师应该仔细倾听、观察，从而发现家长的长处，适时给予鼓励，以此帮助家长牢记海报上列出的注意事项。

在观看第一次游戏活动的录像时，治疗师常常需要付出相当大的努力，才能发现家长的闪光点。比如，艾米莉是小组中第一位展示自己视频的家长，在观看视频几分钟后，艾米莉评论道，视频里的自己比平时更安静，因为她不确定自己应该说什么。

治疗师暂停了视频播放，用话语鼓励艾米莉在简短的回应间隙中的大段沉默："艾米莉，这让我知道了你在思考该如何回应，而不是以惯常的方式进行回应——这是宝贵的第一步！刚才，你看着孩子玩橡皮泥时，你发现了什么？"艾米莉马上回答："他把橡皮泥又揉又捏，非常开心！（暂停）也许这是因为我从来不让他在家里玩橡皮泥。"借此机会，治疗师帮助艾米莉理解了孩子的玩心，同时，治疗师建议艾米莉相信自己的直觉，这样，她就能理解孩子的游戏，同时给予更迅速的回应。

小组动态和组内支持

治疗师还要利用一切机会，指出并评论父母之间传达"感同身受"之感的语言和非语言信息，将他们的相同经历联系起来。例如，在上述片段中，当艾米莉表示她不知如何回应时，劳拉露出了微笑，凯西则点点头，这使得治疗师反馈道："劳拉，你似乎理解艾米莉的困扰……凯西，我注意到你也在点头。"这就促使家长展开了讨论，他们都纷纷表示，练习用新方式对孩子的游戏进行回应会令他们感觉不自然；更重要的是，彼此的认同还让他们感到在艰难探索中，自己不再是孤立无援的。

在第一次游戏时光结束后，家长常常会提出一个问题：孩子在游戏时光里玩得太开心，以至于时间到了也不愿意结束游戏。治疗师会提醒家长，即便孩子想继续玩耍，家长也有责任结束游戏时光。这一情况也为治疗师提供了一个示范设置限制的绝佳机会。家长可以说："瑞秋，我明白你还想再玩一会儿医药箱，但我们今天的特殊游戏时光已经结束了。你可以选择在下个星期再玩医药箱。"对于年龄较小的孩子，家长可能需要提供一个更直接的选择，比如："瑞秋，我知道你还想再玩一会儿，但我们今天的特殊游戏时光已经结束了。我们可以去厨房吃点零食。"这个例子展示的是如何在孩子不配合时结束游戏活动，由此便引出了关于设置限制这一技能的指导。

设置限制

家长为孩子设置具备一致性的限制的重要性，可以简述如下：**具备一致性的限制条件，能够营造一个可预测的安全环境，给孩子带来安全感**。这一小节会对设置限制的 ACT 三步法进行教授和演示。在培训手册的第 4 单元中，"设置限制：ACT 三步法，别等到为时已晚！"讲义详细介绍了设置限制的 ACT 三步法，以及这一重要技能的教学策略。治疗师在教授限制设置的 ACT 三步法的三个步骤时，应当将"设置限制：ACT 三步法，别等到为时已晚！"的讲义分发给家长，作为参考（下文仅为 ACT 三步法的纲要概述）。

ACT 三步法的三个步骤

首先，为家长提供一个可能会在游戏活动期间发生的、有关设置限制的场景。不要用可能发生在游戏活动之外的场景做例子——家长心中运用这种新技能来处理孩子的问题行为的冲动，已经够难以抵制了。

场景示例：比利最近一直假设不倒翁是一个坏蛋，用飞镖枪向它射击；现在，比利望着你，朝你举起了飞镖枪，哈哈大笑地说："现在，你也变成一个坏蛋了！"

- **认可**孩子的感受或欲望（你的声音必须表达出共情和理解）。"**比利，我知道，你觉得拿枪打我也会是一件很有趣的事**。"孩子明白，他的感受、欲望和愿望都是正当的，并且是被家长所接受的（但并非所有行为）；仅仅是表达对孩子内心感受的共情反映，就能降低这种感受或需求的紧迫度。
- **表达**限制条件（特定、明确以及简要）。"**但是，我不是用来射击的**。"
- **指出**可接受的替换选择；提供一个或更多的选项。（根据孩子的年龄）"**你可以假装这个洋娃娃是我（指向洋娃娃），朝它射击**。"

这样说的目的在于为孩子提供恰当的情感出口，或是疏导原始的行为冲动，同时给予孩子练习自我控制的机会。

建立前后一致的限制条件的必要性

给孩子建立前后一致的限制条件，有利于其感到安全和安定下来。这一设置限制的方法能够让孩子体验自身选择和决定带来的结果，从而让他们学会自我控制和对自己的行为负责。游戏活动中设置的限制能够帮助孩子练习自我控制，让他们在真实世界中也渐渐学会自我约束。

设置限制的时机

在游戏活动中，家长只有在必要时，并出于以下四条基本理由，才能设置限制：

- 防止孩子伤害自己或父母；

- 保护重要财产；

- 使家长保持对孩子的接纳态度；

- 将孩子和玩具的活动范围限制在游戏区内，保证游戏活动的一致性，并按时结束。

在设置游戏活动中的限制时，家长需要问问自己：

- "有必要设置这条限制条件吗？"

- "我能始终坚持设置这条限制条件吗？"

- "如果我不对孩子的这种行为设置限制，我能始终允许这种行为发生并接纳我的孩子吗？"

尽量不要在房间内设置太多限制的区域进行游戏活动。在活动中，即便设置了限制，孩子也应得到与平日相比更多的表达自由。限制越少，家长就越能保证设置限制的一致性。**保持一致性非常重要。**可以事先确定几个限制条件（练习 ACT 三步法）：不能打父母或向父母射击，不能在地毯上玩橡皮泥，不能故意损坏玩具，等等。一个小提示：孩子们清楚地知道游戏时光活动是"特殊"的，因而理解其规则与平日是不同的——他们不会期待在一周中的其他时间里，也能享受到如此宽容的待遇。

设置限制的方式

限制不是惩罚，应当以一种坚定不移却又平和镇定的态度，实事求是地确立限制。在共情地认识到孩子的感受或欲望（这一步非常重要）后，家长应该明确："橡皮泥是不能扔在桌子上的。"说话的语气就和在说"天空是蓝色的"一样。不要试图强迫孩子遵守限制条件。记得，要给孩子一个可接受的替换选项。到了这一步，接受或是违反限制条件，就真正取决于孩子自己了；然而，始终如一地**贯彻限制条件，则是家长的职责**（更多信息，请查阅"设置限制：ACT 三步法，别等到为时已晚！"讲义）。

设置限制的演示、练习和角色扮演

治疗师可以用书面或口述的方式，给家长提供 3~4 个设置限制的场景案例，并讲解如何运用 ACT 三步法进行回应。课堂时间有限，或许不足以对设置限制的原理、时机和方式进行深入的讲解。设置限制常常是家长疑问较为集中的知识点，而且在几周内，也将会是一个持续受到关注的焦点话题。治疗师会要求家长复习家庭作业中的讲义，标注所有他们认为需要对孩子设置的限制。治疗师通过角色扮演来演示设置限制的教学内容以及所有相关技能。如果时间允许，治疗师还可以展示一个设置限制的短视频。家长普遍对设置限制兴趣浓厚，会就如何在平日教育子女时运用这项技能提出许多问题。然而，治疗师必须以幽默的方式告诉家长，他们绝不能在游戏活动以外的任何环境、时间尝试这项技能！同时要更加严肃地指出，家长的目标是在 30 分钟的亲子特殊游戏时光活动中学习成功地运用这些新技能。

在一些情况下，经验丰富的亲子关系治疗师可以根据家长的需要，在第 4 单元的前半部分就介绍设置限制的技能，而不需要等到整个培训课程的末尾才进行。在教学进程中，教授和巩固设置限制技能的好时机会时不时出现。因此，治疗师不需要一次性教完全部设置限制的概念。再次强调，在合适的时机教授相关技能，更有利于家长的学习。正如下述案例所说明的那样。黛比的女儿只要感到稍不如意，就会大声尖叫，黛比对此十分懊恼。治疗师建议，下次再出现同样的情况时，黛比可以这样回应瑞秋："听上去你需要尖叫，但厨房不是用来尖叫的地方。你的声音有点刺耳。你可以回你的房间后再尖叫。"此刻，治疗师以十分简要的形式为家长展示了设置限制的 ACT 三步法，但他将注意力继续集中于家长对游戏活动的报告，并告诉家长，后期将对设置限制的技能进行更为详细的学习。再次强调，根据小组内某些家长的特殊需求，治疗师可以对教学内容进行一些灵活调整。

需要留出至少 15 分钟的时间让家长进行两两一组的角色扮演，每位家长都要扮演玩玩具的孩子，并以孩子的身份对设置限制的情境做出反应。由于本单元是家长首次练习新技能的机会，他们会有非常多想要分享的体验，因此留给特别训练的时间少之又少。出于时间限制，治疗师需要在第 5 单元再进行更细致的设置限制方面的指导、练习和角色扮演教学活动。

家庭作业

1. 提醒家长需要重视保持进行游戏时光的时间和地点的一致性（不可妥协）。游戏时光就像员工和领导的周例会一样（一个无人胆敢缺席的会议），并且家长需要录制游戏时光的视频。

2. 提醒家长，在进行游戏时光之前，需要用几分钟时间复习以下讲义："游戏时光行为守则"（黄色）、"游戏时光流程清单"（蓝色）和"设置限制：ACT 三步法，不要等到为时已晚！"。

可选任务：发给家长一份讲义，其中有若干游戏活动场景的儿童行为需要设置限制，要求家长写下回应的办法，并在下一单元带到课堂上——这个任务也可以在下一单元的课上完成，或是作为第 5 单元的家庭作业。

3. 在本单元，提醒家长发现一种强烈的内在感觉；另外，如果家长在游戏活动中遇到了需要设置限制的情况，请描述当时的情况、他们说了什么，以及做了什么，并且思考他们需要为孩子设置怎样的限制。

4. 提醒家长在游戏时光活动结束后完成游戏时光笔记，并在下一单元将其带到小组课堂上。

5. 按照计划，安排一到两位家长在下一单元的课堂上展示自己的游戏时光录像。

6. 提醒家长巩固本单元的大拇指原则。

7. 以激励性的诗歌或故事作为收场（可选）。

✏ 亲子关系治疗第 4 单元记录节选 ✏

说明：未包含非正式小组成员的分享内容和家长对家庭游戏时光报告的第一部分的内容。

黛比：那位准妈妈妮塔怎么样了？

兰德雷思博士：妮塔之前打来了电话，想告诉大家她过得很好。她约了医生看病，但她的状况还不错。我们继续讨论你们的游戏时光活动吧。我很想听听你们每个人的游戏时光情况。你们是怎么开始的，孩子玩了什么，你们感觉游戏时光的活动怎么样。艾米莉，我们一会儿会看你的录像，所以现在先跳过你。黛比，你的游戏时光如何？

黛比：瑞秋太兴奋了。我把游戏时光安排在早上 10:00，因为我丈夫的日程安排非常灵活，我希望我们玩游戏时他不在家。瑞秋对游戏时光活动非常期待，早上 8:30 左右，她就开始上蹿下跳了。那真是太可怕了。最后，我设定了微波炉的计时器，说："好了，等微波炉的铃声一响，你就可以进房间，我们就开始游戏了。"我把小宝宝放在隔壁房间，对瑞秋说："我现在要进卧室了。微波炉一响，你就可以进来了。"然后，我听到微波炉响了两次。那是她想把微波炉关掉，这样她就可以开始游戏了（笑）。

兰德雷思博士：这挺好的。她很急切地想玩游戏。我建议下次不要设置定时器了，临近约定时间，只要你们准备好了，就可以随时开始。你可以摆好玩具，带她进入游戏室，也可以让她帮你一起为游戏时光活动做好准备。

黛比：我不必在 10:00 才开始游戏吗？

兰德雷思博士：可以灵活一些。如果她很想开始游戏，你也准备好了，你们可以提前 10 分钟开始。我们不必如此拘泥于时间。

黛比：我想回顾一下视频里的内容。我录了视频，感觉很不错，除了一件事。她想扮演医生，她决定打针的方式是扎我的鼻子。于是她爬上床，贴近我，我说："我不知道我该做什么。"她说："这样，你躺下吧，我来告诉你应该做什么。"这相当有意思。她只玩了两样玩具。她有很多玩具，但她只玩了其中两样。还有一件很有趣的事，她把玩具屋里的所有东西都拿了出来，但在她继续玩耍之前，又把它们都装了回去。

兰德雷思博士：她会整理东西。这是你意料之外的。

黛比：没错，确实。她把它们放回玩具屋，关上了屋门。

兰德雷思博士：那么，关于瑞秋，你了解到什么？

黛比：我没有什么新的想法。我只是很惊讶她会整理东西。

兰德雷思博士：这意味着什么呢？

黛比：说明她喜欢有条理的感觉。

兰德雷思博士：有这种可能。这也意味着她有整理东西的能力。

索妮娅：她可以在做另一件事之前整理好现有的东西。

兰德雷思博士：而且，没有人告诉她要这么做。你了解到了她的这一点。这或许是颇为重要的一点。

黛比：但她在其他时候并不会收拾玩具。

兰德雷思博士：但现在你知道了，她有这种能力。

索妮娅：知道了这一点，会感觉："噢，没错，她有这种能力，但她选择不这么做。"

黛比：我还陪瑞秋做了很多事，比如选裙子和别的东西。

兰德雷思博士：所以，在早上，你们遇到了选衣服的问题。

黛比：每时每刻，一整天的问题。

兰德雷思博士：一整天？

黛比：她一天要挑五套衣服。

兰德雷思博士：因为什么？

黛比：她不想穿这件，想穿那件，当她厌倦了那件，就又想穿这件了，如此种种。她要的一定是连衣裙，她所有的连裤袜和连体裤都被撕破了，因为她只想穿连衣裙。

索妮娅：我想插一句，珍妮快三岁了，每当我和她发生"关于意愿的争斗"时，我的第一反应都是："这件事有多重要？"有时候我不得不停下来思考："这件事值得争吵吗？"如果这是件重要的事，我就会告诉她。我接下来要举个例子，因为您（转向兰德雷思博士）在上一单元也提到了。如果她为了细枝末节的小事大哭大闹，说"我要爸爸"或"你不再是我的朋友了！"，我不会再像您说的那样感到内疚，然后和她继续玩游戏。我会说："听起来你在生我的气。"一旦我对她的感受表示了认同，她就会停止之前的表现，不会继续说"你不再是我的朋友了，我想爸爸"之类的话。接着我会问："你要给爸爸打电话吗？"她会回答："可能等会儿再打吧。"

黛比：可以吗，让她……

艾米莉：发发脾气？

黛比：对。

艾米莉：可以的。

兰德雷思博士：艾米莉，你已经有所体验了。黛比，听上去你对瑞秋真的很失望。也许你可以试着给她两个穿衣服的选择，看看她会怎么反应？

黛比：她就会尖叫起来。

兰德雷思博士：你可以对她说"你对这几个选择真的很生气"，来表达你的理解。

黛比：我不可能在她尖叫时依然对她说话，对吧？我是不是应该视情况妥协？

兰德雷思博士：你可以说："看来你需要尖叫一会儿，卧室正好是尖叫的好地方。我要去厨房了，你可以在房间里尖叫 5 分钟。"如果她跟着你走进厨房，你就可以说："厨房不是尖叫的好地方。你的尖叫声会伤害我的耳朵。要叫回你的房间去叫。"你可以带她回房间，她可以在房间里尖叫。重要的是，你允许她消解自己的情绪，并且让她知道你对此并不特别反感。

黛比：我不会做出任何强化她行为的事。

兰德雷思博士：你已经明白了。黛比，我在你这儿一直听到的一点，就是你知道应该做什么。我没有提到任何有关强化行为的事情。你知道自己正在强化一些你不应该强化的事。

黛比：也许我需要强化一下（小组成员大笑）。

兰德雷思博士：你的行进方向是正确的，黛比。但你没有办法改变整个世界。现在，你只需要练习给予选择。我已经记下来了（指向笔记本），下一单元我再跟你确认情况的进展。我们继续听你的特殊游戏时光活动报告吧。

（除非家长对某些问题感到特别担忧或紧张，治疗师只有在最后几个单元才会关注与特殊游戏时光无关的问题。如果家长确实非常担忧，治疗师应当倾听，或提供一些可行的建议，以缓解家长的紧张情绪。这样，家长才能继续将注意力集中在学习游戏时光活动相关的技能上。）

黛比：（进一步描述了孩子的一些游戏行为）

兰德雷思博士：你觉得游戏时间过得快还是慢？

黛比：过得非常快。

兰德雷思博士：这是个好兆头。注意了，各位家长，游戏时间并不总是过得很快的。有的时候，半个小时的特殊游戏时光活动好像有一个小时那么长，但这也没有关系。这说明你对游戏时光活动的内容并不十分感兴趣，但你的孩子也许乐在其中。如果你的孩子在"折磨"你，你也会感觉游戏时光活动漫长无比。但重要的是，你和孩子共度了这段时间。黛比，现在说说你的游戏时光活动是怎么结束的吧。

黛比：我说："再过 5 分钟，我们的游戏时光就要结束了。"她说："啊，我还想再玩一会儿。"我没有回答她，等时间到了，我就说："时间到了，我们去吃点饼干吧。"

兰德雷思博士：是谁主导了游戏的结束？

黛比：是我。

兰德雷思博士：很好，这是你需要做的。我想给你的说法做一点补充。当瑞秋最后说"啊，我还想再多玩一会儿"的时候，你可以反映她的感受，比如"多玩一会儿确实会很开心，但你只能再玩 5 分钟了"。游戏的结束时间仍然保持不变。你只是需要表达理解，但不需要改变结束时间。你可以说："我知道你想再多玩一会儿。"

黛比：后来，她看着日历问我："妈妈，我们下次的特殊游戏时光活动是在什么时候？"

兰德雷思博士：看得出来，她已经很重视游戏时光活动了。我可以从你的表情上看出来，黛比，你也很喜欢这段游戏时光。金，讲讲你的游戏时光活动吧。

金：他很难沉下心来做一件事情。他就是有这个问题，他有注意力缺陷，所以他也挺难受的。

兰德雷思博士：他玩了所有的玩具？

金：对，他以前从来没有见过那些玩具，它们都是全新的，所以他兴奋无比。于是我把其中一些玩具收了起来，我们就坐在地板上玩其余的玩具。

兰德雷思博士：我不是很明白你做了什么。"把玩具收起来"是什么意思？

金：我把它们放回了箱子里。一开始，我在桌子、凳子和地板上都放了东西，后来，我把桌上的东西都收了起来，只留下了凳子上的。

兰德雷思博士：你为什么要把桌上的东西收起来？

金：因为他完全没办法冷静下来。一切都是新的，这令他有些过于激动了。他没办法把注意力集中在一个玩具上。

兰德雷思博士：但这在特殊游戏时光活动中并不要紧。

金：我担心他会有多动症之类的毛病，因为他完全静不下来。但我试着把它们拿回来一次，他就在地板上玩了起来。

兰德雷思博士：好的，我建议你下一次把所有的玩具都放在外面，看看会发生什么。就算他真的表现得非常"多动"，那也是一次让他释放的机会；这也会让你有更多的机会去反映他的感受。你需要对更多的行为做出回应。在他的世界的其余地方，没有人会把东西藏起来，不是吗？

金：噢，你是说在他平时玩耍的时候？

兰德雷思博士：没错。在他的世界的其余地方——比如在操场上，没有人会试着把东西藏起来或收起来。他要学着应对这个问题。所以，在特殊游戏时光活动中，你可以允许他去处理这个问题。

金：是啊，我注意到了，他一直惦记着那些玩具。他不能玩全部的玩具，但他想这么做。好几天的时间里，他都一直提起那些玩具，想爬到壁橱顶上去拿那些我收起来的玩具。我后来又换了个地方放玩具箱，这样他就不知道玩具在哪儿了。可是他真的很想找到它们，因为它们是全新的，而且全都是属于他的。

兰德雷思博士：那些玩具对他来说一定很特别。有没有一样玩具，让他多花了一些时间去摆弄?

金：人偶，他很喜欢那些人偶。

兰德雷思博士：他用人偶玩些什么呢?

金：他让他们吃饭、睡觉、爬楼梯。我的丈夫大卫在家里装了一条楼梯。我们并没有两层楼，但是有一条楼梯，它看上去仿佛会通往二楼。托比对楼梯非常感兴趣。

兰德雷思博士：所以，这件事对他来说很重要。

金：可能有他的原因吧。我猜，也许因为楼梯是崭新的。我没有引导他去玩下一个玩具，我让他玩了一会儿人偶。人偶的关节可以活动，所以他就让它们一会儿躺下，一会儿坐起来。

兰德雷思博士：我注意到一点，你提到你让他自主选择。

金：他玩了好久人偶。

兰德雷思博士：这让你有些在意。

金：是啊，明明有很多其他玩具。

兰德雷思博士：我给你准备了这么多东西，你得识相点，和每样东西都玩一会儿!

金：可我没把这句话说出口（笑）。

兰德雷思博士：（转向所有小组成员）但这是属于谁的时间呢?

凯西：是属于孩子的时间。

兰德雷思博士：你觉得时间过得快吗?

金：是的，事实上，我都没注意到我们超时了。我让他和我一起在门上贴了标牌，他对此感到非常兴奋。

兰德雷思博士：这让游戏时光活动变得更有意义了。

金：是啊，因为别人都出去了，家里只有我们俩。

兰德雷思博士：你们的游戏时光活动是怎么结束的?

金：他完全不想结束。我得"贿赂"他，他才肯去做别的事。所以我说"你可以出去玩。"

兰德雷思博士：嗯，你可以开始收拾东西。我们没谈到这一点，不过如果你不知道如何结束孩子的游戏，孩子也不肯跟着你走出房间，你可以只是把玩具依次收起来，并结束活动。索妮娅，你的游戏时光活动怎么样?

索妮娅：挺顺利的。在我第一次告诉她特殊游戏时光活动的安排之后，我们一回家，她自己就在冰箱上贴了一张预约卡片。于是，我们的冰箱上多了一张小小的、字迹歪歪扭扭的预约卡片。困难的部分在于，距离游戏开始还有 5 分钟时，孩子突然哭了起来，不过我没有干预，只是放任她大哭。她哭了大概 20 分钟，然后睡着了，这对我来说是一件新鲜事。平时在她睡前，我都会安抚她。游戏时光活动开始时，我让珍妮收拾好房间，告诉她，在她收拾房间的时候，我会做好特殊游戏时光活动的准备工作，她照做了。我很快就拿出了所有的玩具，然后坐在客厅的地板上。她走进客厅，问道："这些都是我的吗？"

兰德雷思博士：感觉就像圣诞节一样。

索妮娅：对啊，就是这种感觉。她兴奋得不得了，我指出了她的兴奋，她一听到我说的话，就更兴奋了。接着，很奇怪地，她开始把所有玩具都移到了地板中央，我就坐在那儿。她先是抓起了橡皮泥，把它拿出盒子，端详了一番。她玩得最多的是万能工匠积木，这种玩具超出了我的想象，它相当复杂。她会说："来吧，妈妈，我们来制造点东西。"我说："好啊，你想让我做什么？"她就会说："好的，这些是你的，这些是我的。"可是每次我问她"你想让我做什么"或是"告诉我你想让我做什么"的时候，她都不会回答。她又开始玩别的东西。我觉得她好像在说："我喜欢你坐在这儿陪我，看着我玩，但你不要打扰我。"这种感觉挺难熬的，我真的很想参与其中。

兰德雷思博士：如果能玩那些玩具，也许你能更开心一点。让我们仔细研究研究孩子的行为吧。她说"妈妈，做这个"，你回答"告诉我你想做什么"，她却接着做别的事情了。你觉得她为什么会这样做？她为什么不继续先前的游戏？

索妮娅：我不知道，我还在尝试着初步接触，我内心会疑惑"你真的注意到我了吗？"或者"你真的想做这件事吗？"

兰德雷思博士：这会不会是出于一种要求你做些事情的古老的行为方式呢？或许在过去某些时候，你总是不自主地为她代劳？会不会一直以来，她都希望能尝试些新事物呢？

索妮娅：有可能。她最近经常说"我可以自己来"，我就会想："好吧，可是我只是想帮帮你。"上厕所也是一样，她会说"我可以自己来。"我渐渐意识到，她真的很希望得到更多独立自主的权利。我一直以为我给了她很多独立的自由，但通过游戏时光活动，我发现自己替她做得太多了。我很难控制自己不这么做。后来，她开始把万能工匠积木一块一块地放回罐子里！一次放一块。我就在想，我不可能说 200 遍"我看到你把一块积木放进罐子了，接着是另一块……"游戏时光活动过得很快，在我告诉她"我们的特殊游戏时光还剩 5 分钟，等时间到了，我就要把玩具都收起来"的时候，她就开始自己收玩具了。

兰德雷思博士：听起来游戏时光活动中发生了很多事，而且其中的一些事情出乎你的意料。对大家来说，孩子的一些行为会让你们感到有点意外。在这个过程中，对于你们的孩子，你们也会有新的了解。

（其他家长对各自的游戏时光活动做了报告，并得到治疗师的反馈。）

兰德雷思博士：艾米莉，一起来看看你的游戏时光活动录像吧。

艾米莉：啊，我们不要看了吧（小组成员们笑了起来）！

兰德雷思博士：艾米莉，和我们说说来到这里，并录制视频是什么样的感觉吧。你是第一位这么做的家长，我确定大家都想知道你心里是什么感觉。

艾米莉：游戏时光活动开始的大约5分钟内，我感到有些不自在、难为情。不过后来，我就忘记了双向镜背后的目光，忘记了摄像机在拍自己了。

兰德雷思博士：你忘记了摄像机的存在，后来怎么样？

艾米莉：后来，时间过得飞快。刚开始的时候，我想："天哪，这将是我一生中最漫长的30分钟！"（小组成员们笑了）但我刚反应过来，就发现自己该提醒孩子时间只剩5分钟了。

兰德雷思博士：艾米莉，我非常欣赏你的勇气。来到这里接受摄像机的拍摄，而且是作为第一位被录像的家长，是需要很大勇气的。谢谢你。我们一起来看看你的游戏活动吧。

（小组成员一起观看了艾米莉录像的一部分内容。兰德雷思博士时不时地暂停播放，指出艾米莉运用的技能，并给予她鼓励。）

兰德雷思博士：（暂停视频）这是他第二次在玩完一样玩具后，就把它放回柜子了。他在家里通常会这样做吗？习惯收拾东西吗？

艾米莉：这个周末，他的自行车被偷了，所以他现在特别在意要物归原位（小组成员们笑了）。

兰德雷思博士：孩子们在游戏里的行为都是有原因的。所以，他心里想着的就是——物归原位。

（小组成员又一起观看了艾米莉的视频的更多内容）

兰德雷思博士：（暂停视频）像刚才那样的点评或许看似微不足道，但它们传达的信息却是非常有力的。当你说"你把车推到了沙丘顶上"时，这向孩子表达了什么关于他自己的信息？

金：他有完成这件事的能力。

索妮娅：你对我来说很重要。我确实注意到了你做了什么。我觉得妈妈正在看着我，现在我确信了这一点。我一定是值得被关注的。

兰德雷思博士：没错，"我是值得被关注的，我正在做的事很重要，值得她关注"。除非孩子感觉到了他人的重视，否则他不会感知自己的重要性。所以，艾米莉，因为孩子对你来说很重要，所以你也帮助他认识到了他自己的重要性。"你正把车推到了沙丘顶上"之类的简单话语，实则意味着很多。艾米莉，你在游戏时光活动里表现得很自然，你也把追踪式回应的频率把握得恰到好处。它们表明你已经参与其中了。

凯西：这对我来说并不自然。我这人有点过度活跃。我觉得对于孩子的感受和行为，我必须负有责任。在游戏时光活动中，我心里总是不停地冒出想要提问的冲动。

兰德雷思博士：所以，追踪他的行为，对你来说需要付出很多努力。

凯西：这对我来说非常非常困难。

兰德雷思博士：重要的是你在做这件事了。

凯西：我做得不太好。

兰德雷思博士：你觉得自己应该做得更好，但重要的是你始终坚守着自己的承诺，而且和孩子共度了这些时间。

凯西：虽然我知道有些事情只应该在游戏活动中做，但它们已经开始渗透到我生活的其他时间里了。就比如，我的女儿很喜欢反反复复念叨一件事，我发现，只要我回应她了，她就不会继续唠叨了。以前我总是嫌她的唠叨烦。现在，我只要看着她的眼睛回应她，即便我说的内容不符合她的心意，她也会"放过我"了。

兰德雷思博士：这对她来说已经足够了。

索妮娅：就像打电话和"30 秒集中关注"爆发一样。我最近变得经常这么做了。我会说"不好意思，让我给珍妮 30 秒的时间。"我的朋友会说"好的，没问题"。只要我给予珍妮一点关注，她就会没事了。我的朋友也开始这样对待她的儿子——我们在传递这个做法。

艾米莉：不仅仅是打电话的时候，这个办法也适用于别的情况。我丈夫下班回家后，就会来厨房帮我做晚饭。这个时候，孩子们不应该来打扰我们，因为这是属于我们两个人的时间。有一天晚上，克里斯走进了厨房，那时候我和丈夫正在讨论事情。我说道："让我尝试一件事。"然后我转向克里斯，对他说："好吧，克里斯，我可以给你 30 秒的时间，你想要什么？"我一直注视着他。他说完了想说的话，我给予了回应，并且说道："你的 30 秒时间已经用完了。"然后我继续和丈夫说话，克里斯就自顾自地离开了。

兰德雷思博士：这个办法奏效了。他的需求得到了满足。现在，你们可以给艾米莉一些关于游戏时光的反馈。告诉她你们观察到了什么。

索妮娅：你给予了孩子连续不断的关注。你就像个雷达一样，用整个身体追踪着他。

金：如果是我，我会忍不住建议他玩点别的。但你没有干预他，允许他专注于一样东西。另外，你在设置限制方面也做得很棒。

凯西：没错，你在打枪的问题上处理得很好。

劳拉：你时刻追踪着他的变化。我觉得我的追踪做得不好，因为我总是在重复一样的话。

黛比：你让他主导了全部的游戏时间。

劳拉：而且他感觉主导得很自在。

兰德雷思博士：大家对目前的学习内容都掌握得很好。现在，让我们一起学习设置限制（兰德雷思博士对 ACT 三步法设置限制步骤进行讲解）。

你的孩子拿着蜡笔走向墙壁时，你可以说"你想在墙上画些图案，但墙壁不是用来画画的。"我把这个步骤称为教育方法。你只需要说明事物的正确用途。"墙壁不是用来画画的。""你在生我的气，但我不是用来射击的。"你可以指出孩子的感受，接着说明限制条件。

第三步是我们平时几乎不会对孩子做的事情。我们通常都会阻止孩子的行为——"住手，不许这样。"我们停在这一步，但孩子心里仍然有些感受、欲望或需求没有得到表达。第三步是给出选择。"你想在墙上画些图案，但墙壁不是用来画画的。"那么，在什么东西上画画才是合适的呢？

凯西：可以在黑板上画画。

兰德雷思博士：黑板是用来写字的。如果你的孩子拿着蜡笔，他应该在纸上画画。再比如："我明白我令你感到很生气，但我不是用来射击的。"那么，怎么做才好呢？

凯西：毛绒动物玩具可以用来射击。

兰德雷思博士：在给出可接受的替代选项之后，你就要用手指向那个选择，这很重要。"你可以打毛绒动物玩具"，或者如果游戏现场有不倒翁玩偶，可以边指着它边说"你可以假装不倒翁玩偶是我，然后打它。"你也可以说"我不是用来射击的，门可以用来射击。"你也可以给出多个选择。比如，你一边说"沙子不是用来倒在地板上的，沙子是用来倒在沙盒里、沙桶里，或是漏斗里"的时候，就要一边指向这些物品。你可以通过动作来记住这些步骤。这三个步骤是：A 认可孩子的感受；C 表达限制条件；T 指出其他选择。你要行动起来。如果说，电灯不是用来射击的，那么现在，请你给我一个选择。

金：沙包可以用来射击。

兰德雷思博士：现在，假设孩子拿着飞镖枪，突然把枪对准了你。你可能没有时间从第一步开始反映孩子的感受。你可以首先摆明限制条件："我不是用来射击的。"接着你可以回到第一步，说："我知道你想要拿枪打我，但我不是用来射击的。"所以，你可能没办法每次都从认可孩子感受的第一步开始，有时候你不得不从第二步开始。本单元的作业是，如果你确实需要在亲子游戏时光内设置限制的话，记录一个你设置限制的事例。有时候，你唯一需要设置的限制就是结束游戏时光活动。另外，我希望你们能注意一下，在游戏时光活动中体验到一种强烈的感觉，并在下一单元的课上和大家分享。

（兰德雷思博士对于反馈意见和教学要点进行总结；家长进行简短的角色扮演过程；兰德雷思博士安排一到两位家长在下一单元进行游戏活动的录像。）

第 12 章

亲子关系治疗培训第 5 单元：
复习游戏时光的相关技能

概述

　　本单元的重点在于支持和鼓励，陪伴家长学习和练习游戏时光相关的新技能。本单元不会给家长发新的学习材料，以免他们无法消化。在接下来的每一个培训单元，大部分时间都要留给家长报告家庭游戏时光活动的情况，该教学板块的主要内容是：观看一到两位家长自愿接受录制，作为本单元重点督导素材的实况视频；提高家长对自身感受——特别是有关孩子的——自我感知是小组督导中一项特别关注的内容。治疗师也会用督导和反馈的方式帮助家长复习和巩固之前教授的亲子关系治疗原则和技能，重点是亲子游戏活动中的"要"。通过本章后半部分节选的亲子关系治疗培训第 5 单元对话记录，读者们可以看到经验丰富的亲子治疗师如何促进和利用小组互动，让学员们自发回顾和巩固游戏活动的基本技能（包括设置限制等），同时为家长提供动态支持和鼓励。

材料

　　建议使用的材料包括：

- 亲子关系治疗第 5 单元的治疗纲要；

- 家长信息表，包括对每位家长的相关说明；

- 第 4 单元布置的家庭作业，包括额外的所有家庭作业；

- 第 5 单元的讲义、培训手册第 5 单元的"游戏时光行为准则"和家庭作业；

- "设置限制：ACT 三步法实践练习题""设置限制：ACT 三步法，别等到为时已晚！"讲

义、"游戏时光笔记"以及"游戏时光技能清单";

- "游戏时光行为准则""游戏时光流程清单"的展示海报;
- 有条件者可准备演示视频用于回顾和巩固亲子关系治疗的基本技能。

内容和步骤

课程开始，治疗师应首先要求家长简要介绍一下自己上一单元的情况。鉴于每单元的亲子关系治疗培训课程都包含了很多信息和活动，治疗师可能会倾向于跳过这一非正式分享时间，但分享活动的重要性不容低估。它对于活跃小组气氛、构建信任和安全感、培养家长之间的联系十分重要。更重要的是，它还会在家长分享自己的努力和育儿方面的失败经历时，为他们提供支持和鼓励。治疗师可以把几位家长分享的经历联系起来，帮助家长认识到他们在育儿之路上并不孤单。**家长越是感到自己被支持，在努力的过程中有人陪伴，就越容易敞开心扉，坦诚分享自己的经历，也更能促进小组的内部互动**。

我们依然建议治疗师尽量减少给予建议，不要建议家长在亲子游戏活动以外的场合使用亲子关系治疗技能。因为虽然家长通常会热切地想要实践这些技能，但他们还没有做好准备。家长要想进一步运用这些技能解决亲子问题，仅仅掌握相关技能还远远不够，更重要的是要彻底改变对待孩子的态度和对孩子行为的看法。大多数家长都要在课程进行到第 8 单元和第 9 单元才能开始普遍运用这些技能。正如前几单元所建议的，如果出现家长要求解答某些具体问题，或者跑题去讨论孩子其他细节的情况，治疗师可以先回应家长，记录下他们的顾虑，告诉家长将会在后面的课程中讨论这些问题。利用家长分享的本周"故事"作为过渡，进入作业检查。

检查家庭作业

之前的课上，治疗师要求家长注意到在与孩子做亲子游戏过程中的一次强烈情感体验。大多数家长难以专注于自己的感受，因而一开始可能无法分享。治疗师可以利用父母的家庭游戏报告来反映和指出他们在描述所发生的事情时的感受。关注家长感受是亲子关系治疗培训整体策略中的重要组成部分。如果家长察觉不到自己的情感，就无法识别和回应孩子的感受。**亲子治疗培训的成败取决于家长接受并应用反映情感技能的能力**。培养这项技能还有助于促使家长开始相信自己的直觉，而这是高效育儿的前提条件之一。请家长分享他们在游戏环节中使用设限的情况（如果需要的话），以及它的效果如何。治疗师要提醒家长，因为他们已经精心规划了游戏时光活动的时间和地点，因此孩子有更多的自由去表达自己，家长可能需要在游戏活动中设置少量限制。一般来说，最普遍的就是按时结束游戏的限制。在展示设置限制这项技能时要非常小心，以免家长认为他们应该在游戏活动中设置很多限制。在规划游戏活动时最重要的是力求减少限制！

亲子游戏时光报告和视频评价

同接下来各单元的课程一样，本单元的大部分时间要用在家长汇报自己游戏时光活动的情况上，在此期间治疗师要对他们给予鼓励和支持，而其中的核心焦点是针对将游戏时光录制成视频的一到两位家长给出反馈。本单元的具体目标是复习和巩固 1~4 单元所学习的全部亲子关系治疗技能。**第 5 单元不会引入新的技能**——家长需要时间专注于前 4 单元教授的技能避免因新的信息而感到应接不暇。治疗师在倾听家长发言的过程中，要注意抓住机会指出家长做得好的地方，以及家长在何处使用了之前教过的亲子关系治疗基本技能。在践行"**关注甜甜圈，而非中间的洞**"这一原则上做出表率。本单元的重点是家长哪些地方做得对，而不是有哪些地方需要改进。

在海报上展示游戏时光的行为准则，供家长和治疗师在家长报告家庭游戏的情况时参考，有助于回顾和加强亲子关系治疗的技能。在每位家长简要汇报家庭游戏情况后，治疗师可以让其他家长指出他们听到的一个"要"。同时，要留出足够的时间来观看和讨论游戏时光活动视频。观看实况视频能为所有家长提供最为丰富的学习经验，相较于家长口头报告自己的家庭游戏时光活动情况，这也是更好的替代性学习机会。治疗师可以借督导游戏时光活动视频记录的机会，向家长介绍"游戏时光技能清单"。下一单元，家长在家进行亲子游戏时光后需要填写这张清单。治疗师要向家长分发清单，简要说明如何使用，然后要求家长用表格记录下他们观看游戏时光视频时观察到的亲子关系治疗技能。要经常暂停视频，让家长讨论视频中出现的游戏时光活动技能，向家长展示你将如何使用检查表来记录你的观察结果。

一定要确保至少一位家长拍摄了视频并带到课上来。因此，我们建议准备录视频的家长到治疗师的游戏室来录制。治疗师可以保留视频用在下一单元的亲子关系治疗课程上。再次强调，**每一单元对游戏时光活动实况录像的督导，以及小组互动的动态，是决定亲子关系治疗培训成败的关键要素**。

以视频以及角色扮演练习复习设置限制技能

虽然第 5 单元会复习所有亲子关系治疗技能，但一般来说，设置限制的概念和应用是大多数家长都会头疼的地方。因此，复习和演示这项技能至关重要。治疗师可以再播放一段演示设置限制技能的视频，然后让家长进行角色扮演练习，接着布置家庭作业，完成"设限工作表"，让家长对限制设定的情景做出反应。家长往往很难简洁地表达限制。家长有向孩子过度解释的倾向，导致真正要传达的信息被淹没在过多的话语当中。孩子能听懂"不要把娃娃的脑袋拔下来"，但解释娃娃的价钱反而会干扰孩子接收真正的设置限制信息。家长还要书面记录下游戏时光活动中的一次设置限制行为（如果有设置限制需要），写明发生了什么、他们之间说了什么，以及孩子做出了什么反应。在治疗师所教授的所有技能中，设置限制是家长最急于在熟练掌握之前先在游戏活动以外的场合尝试的一种。要再次提醒家长，在这一培训单元，**他们只能在 30 分钟特殊游戏时光内使用这些技能。**在总共 10 单元的课程中，治疗师的主要培训策略就是精心安排培训和体验，最大限度地提高家长的成功率。在布置下一单元作业之前，要留出 10~15 分钟让家长展开角色扮演，练习设限技能。

> **大拇指原则**
>
> 如果无法在 10 个字以内说清楚，就不要说了。

家庭作业

1. 提醒家长在同一时间、同一地点进行亲子游戏非常重要。

2. 提醒家长在进行亲子游戏之前，先花几分钟复习一遍"游戏时光的注意事项"和"游戏时光流程清单"。

3. 提醒家长在亲子游戏过程中，如有必要，应练习设置限制，并书面记录和孩子之间的对话内容以及当时的情况。还要提醒家长完成设置限制练习记录表。

4. 提醒家长在亲子游戏时光活动结束之后填写"家长亲子游戏活动笔记"和"亲子游戏活动技能检查单"，并在下一单元上课时带上这两份表格。

5. 安排一到两位家长录制视频。

6. 提醒家长注意遵守本单元讲授的大拇指原则。

7. 最后介绍三明治拥抱和三明治亲吻（在本章末尾的部分笔录中解释），并要求家长在一周内（不是在特殊游戏时间）给每个孩子一个三明治拥抱和三明治亲吻。之所以设计这项作业，是为了帮助家长重新找到育儿的快乐，帮助家庭构建温暖幸福的回忆，这也是亲子关系治疗培训的目标。本书的两位作者都能证明此举非常有效，而且他们的成年子女现在依然能享受到来自父母的三明治拥抱和亲吻，并将这一做法传递给下一代。

✎ 亲子关系治疗第 5 单元记录节选 ✎

> 兰德雷思博士：大家这一周过得如何？
>
> 索妮娅：我的孩子们真是好孩子，但我的问题在于，不论什么事我都试着亲力亲为，送孩子上学、做饭、洗澡、跑腿、哄孩子睡觉，等等。我最小的孩子还在家里，明天一切又要重新开始。我的孩子都还小，需要人照顾。贝丝和简妮学会自己吃饭了，但还不会自己洗澡。有时

候我都忙不过来。

兰德雷思博士：所以如果不论要做点什么，都得靠你来决定。这听起来是压力挺大的。

索妮娅：我觉得我处理得还可以。

兰德雷思博士：所以你忙不过来的时候也总是随叫随到。

索妮娅：要是出现紧急情况或者有孩子病了，我就得通宵陪着孩子，而且第二天还要接着忙上一整天。就算万事顺利，做到这些也非常困难。

兰德雷思博士：即便是在最好的情况下，压力也还是很大，如果中间再出什么差错，真的很让人崩溃。

索妮娅：没错。

（其他家长报告自己本周情况）

兰德雷思博士：我在上一单元给大家留了一项作业，让大家在本单元的亲子游戏中注意自己体验到的强烈情绪。大家在游戏中感觉到了什么情绪？

索妮娅：我感到很烦，有种被排斥的感觉，因为我女儿就自顾自地玩，一次也没邀请过我和她一起玩。

兰德雷思博士：所以你有点生她的气，因为她没有叫你一起玩。对此有谁想说点什么吗？

劳拉：我正在学着克制自己，以免干扰儿子的游戏，把游戏搞成我想要的样子。

索妮娅：是啊。我知道什么事情都想参与进去才能觉得舒服，这样做是不对的。

兰德雷思博士：劳拉，看起来你和索妮娅都开始注意到自己该做的事了。这是个很大的进步。索妮娅，在亲子游戏的 30 分钟时间里你给了女儿一个非常特殊的礼物：你的注意、你的理解和你的关爱。大家还有人在亲子游戏时光活动中体会到强烈的情绪吗？

（其他家长描述自己的强烈情感体验）

兰德雷思博士：妮塔，你在这个单元的特殊亲子游戏时光活动进行得怎么样了？

妮塔：杰夫病得很严重。当他病得厉害时，就会变得很有攻击性，而且很不开心。那天我自己感觉也很糟糕。一到晚上我就浑身疼痛（妮塔怀孕了），除非白天我能把我自己的时间管理好，但是我做不到这一点，所以我感觉很差。他当时是真的难受，完全是错乱状态。

兰德雷思博士：即便感觉很不好，你还是进行了亲子游戏。

妮塔：是的，因为我知道实在没有别的时间了。过去两周里我们的麻烦实在太多了，他像这样持续了一周时间，然后又用一周才恢复过来。这两周里我们每天平均才能睡 5~6 个小时。

兰德雷思博士：（对小组）我要告诉大家，你们的决心很打动我。劳拉，你不想进行亲子游戏，但你还是做了这件事；凯西，你出现了那么糟糕的情况，但你也坚持进行了亲子游戏；妮塔，你的身体感觉很糟糕，不想进行游戏，但还是坚持下来了。这就是决心！大家的决心给我留下了深刻印象；我不知道大家是不是会用这样的词汇来描述自己，但是我从你们每个人的话里都听到了决心。那么妮塔，最后效果如何？

妮塔：当时我是觉得一点用都没有，因为他一直想干那些明知道不该干的事情。

兰德雷思博士：所以他是在试探。

妮塔：是的，但他没有像平常一样直接乱扔东西。他病得太厉害，也太累了。他很安静，而且精神不振，但后来他说了过去两周一直在说的话——"妈妈，我需要你。"我回答："那你要我做什么呀？"他爬上我的膝头，我们就这样坐着。他不想让我说话，也不想让我摸他的头发，就想这样坐着。

兰德雷思博士：他只是想待在那里，坐在你的膝头上。听起来他在你怀里感觉很满足。

妮塔：后来他终于起来开始玩了。

兰德雷思博士：我们来抽出 1 分钟讨论一下。这段时间是属于谁的？

索妮娅：他的。

兰德雷思博士：他做了自己想做的事情。你买了所有这些特殊玩具，而你的孩子选择坐在你的怀里，这对他来说是重要的事。这种行为说明当时对他来说，坐在你怀里比玩那些新玩具更加重要。

索妮娅：哇哦。

兰德雷思博士：你惊叹的点在哪里？

索妮娅：嗯，这听起来好特别。想象一下，孩子更想和你在一起而不是去玩那些新玩具。他就想这样坐在你怀里。

兰德雷思博士：他能够坐在你怀里并在当时占有你的一切，即便你一开始感觉很糟糕，不想进行亲子游戏。这也是很特别的一件事。

妮塔：绝对是。他坐在我怀里，我们亲子游戏的大半时间就这样过了。最近我晚上会和他说话，告诉他我不可能每天晚上都像玩杂技一样忙前忙后。过完圣诞节以后我就没这个心力了。于是我告诉他，妈妈也有疼痛的地方，也感觉不舒服，不过这很快就会结束了。于是他意识到了，然后在我俩身上都贴满了创可贴。

兰德雷思博士：他对你的病痛很敏感，而且还会关心你。（对全体）我建议大家在 30 分钟的游戏活动中，都要把对自己的称呼从"妈妈"改成"我"。要说"我感觉不舒服"而不是"妈妈感觉不舒服"。我听到有两三个人用"妈妈"自称。在亲子游戏时光活动中要改成"我"，好让表达更针对个人——"我"。

黛比：可能您觉得我挑刺，但是为什么不能自称"妈妈"？

兰德雷思博士：因为这听起来好像你是在说另外一个人。

黛比：所以用"我"更具有个人自我感，让表达更加真实。

兰德雷思博士：黛比，我发现其实你心里是有答案的，只是你不相信这些答案。

黛比：是的，我不相信。

兰德雷思博士：我要是有个魔杖就好了。那样我就可以直接走过来，用魔杖碰碰你的脑袋说："现在，相信你自己心中的答案。"

索妮娅：我喜欢你提的问题，因为当你得到回应的时候，感觉总是很好。同时我也能得到一些确定的答复。

兰德雷思博士：在你提的问题背后，你知道答案。

黛比：我只是想知道我是不是知道答案。

兰德雷思博士：我呢，希望用魔杖让你相信自己。我没法解答你们提的所有问题。我可以帮助大家规划亲子游戏活动，但你们自己才是真正的关键角色，你们要信任自己的做法，这是最重要的。妮塔，你的亲子游戏最后如何？

妮塔：我告诉他还剩 3 分钟，结果他彻底崩溃了，开始尖叫。

兰德雷思博士：因为他还想玩？

妮塔：因为他想要我，他觉得游戏时光活动一结束就会彻底失去我了。最后我不得不把他抱进他自己的房间，给他讲故事。

兰德雷思博士：你处理了这个情况。有效果吗？他有没有平静下来？

妮塔：是的，我给他讲了他最喜欢的故事，然后他就安静下来了。我觉得他就是需要我的陪伴。

兰德雷思博士：他此时很脆弱。有人要取代他的位置了，这对孩子来说是很可怕的。而你理解了他的感受，这很重要。

妮塔：我觉得最近杰夫之所以这么喜欢坐在我的怀里是因为我没办法蹲在地上，像以前一样接近他。其实我还担心过他为什么这么喜欢坐在我的怀里。

劳拉：他想要靠近你，特别是在他哭的时候。他感觉到离你更近、更安全。

兰德雷思博士：那么妮塔，你对杰夫的理解又多了一些。

（家长报告自己的亲子游戏情况并接受反馈）

兰德雷思博士：金，你用视频录下了亲子游戏的情况。在看视频之前，请告诉大家你有什么感受。

金：有点紧张，但还好。我不知道该干什么。我只是试着做了我们在课上做的事情。我儿子玩得很开心。

兰德雷思博士：好，我们看看你的亲子游戏情况。

（小组观看视频）

兰德雷思博士：（暂停视频）金，我注意到你用眼神传达了很多信息。你和孩子之间非常默契。当你的孩子抬头看架子顶的时候，他的眼睛往上抬，我看到你的目光也随着向上。你在关注孩子关注的东西。当你如此投入的时候，孩子是能感受到的。就像黛比之前说的一样，不管你有没有主意，孩子都能感觉到。当我们和孩子在一起并理解他们的时候，孩子们都能感觉到，同样当我们没有集中注意在他们身上的时候，孩子也能感觉到。金，你用眼神传递了的信息非常有力量。

（小组观看视频）

兰德雷思博士：（暂停视频）

索妮娅：简妮在做游戏的时候跟视频里一模一样。她会说"妈妈，我要你做这个那个"。我一回答"你要我做什么"，她就开始说别的。

金：是的，他每次都扔下话题去玩别的。

兰德雷思博士：这意味着什么呢？

索妮娅：他在说"我只是想让你坐在这看我玩"。

兰德雷思博士：是的，这就够了。

索妮娅：她刚开始这样做的时候我有点伤感情，因为我真的想和她一起玩。

兰德雷思博士：你感到自己被排斥了，好像孩子不想让你参与进来，或者根本不在乎你。

索妮娅：是的，但我知道她其实是在乎的。

兰德雷思博士：所以你需要想办法让你的需求和她的需求重合。

（小组观看视频）

兰德雷思博士：（暂停视频）金，在看你的视频之前，你说游戏时光活动有些地方不太顺利，而我在视频里看到了很多非常棒的回应。

金：我真的很紧张。

兰德雷思博士：虽然你紧张，但我还是觉得你做得很好。我想大家是不是都能从中看到些什么。

凯西：你对自己的信心不足。

兰德雷思博士：你说对了。你对自己的做法信心不足。黛比，你之前也说过，你其实很聪明，只是自己不自信。其实，你们大家做得都比自己认为的要好。

索妮娅：金，我觉得还有一些别的因素。你把自己的内心活动放在一边，这样才能全心全意地陪伴他。在我看来你真的是全情投入地关注着他。

金：是的，我知道他很开心。

（小组观看视频）

兰德雷思博士：（暂停视频）金，你看起来挺放松。这里你可以做一些改进。你把一句很好的陈述变成了疑问句，你说"你把娃娃的衣服脱了？"你说话的语气让这个句子变成了疑问句，暗示你不理解他的做法。这真的会有影响。我们要让孩子知道我们理解他们，要做到这点，大家说话要用陈述句。

（重播该片段让小组听到刚才所说的疑问句，小组观看视频。）

（兰德雷思博士暂停视频）

凯西：这下我懂了。

兰德雷思博士：金，接下来继续看你的视频。

（小组观看视频）

兰德雷思博士：（暂停视频）金，刚刚发生了什么（小组笑）？

金：我伸出手去整理了他的上衣。

兰德雷思博士：这是个下意识的行为。家长伸手替孩子把事情做好。东西要摆好，上衣要拉下来整理好。可能我们自己都注意不到，我们会伸手替孩子做事情，这个行为会传递"你应当整洁的信息"。

索妮娅：金看起来对什么事都那么感兴趣。

兰德雷思博士：黛比，你有什么想说的吗？

黛比：你不但从身体上追踪他，还用语言和眼睛来追踪。我印象最深刻的就是你看他时脸上的表情。如果我是你的孩子，我就会知道你很关心我、你爱我。你脸上带着关心的表情，这是做不了假的。

兰德雷思博士：是的，有一个人全神贯注地关注着你，即便只有几分钟，这种感觉也是很有分量。好了，我们现在转移一下重点，来对上周做一下回顾。上周我们学习了设置限制。我希望上周来参加学习的同学讲一讲我们上周学习的设置限制的技能，帮助上周缺席的家长也学习一下。

索妮娅：老师教了我们一个缩略词——ACT。A 代表告诉孩子我接收到了你的感受或需求。例如，我知道你想打你妹妹。C 代表传达限制的内容。例如，你不可以打你妹妹。T 代表指向替代的选项。例如，你可以打毛绒玩偶。

（家长继续讨论上周学习的设置限制技能，但很明显他们在理解和贯彻这一概念上遇到了困难。）

兰德雷思博士：为什么我们不用观看家长亲子游戏视频的方法来复习 ACT 三步法呢？视频里的孩子只有两岁半。你们大多数人可能会想，两岁半的孩子怎么可能理解和回应这种设置限制的方法呢？

（家长笑，然后兰德雷思博士开始播放视频。此处收录了视频中的部分对话，这部分对话生动展现了孩子内心的思想斗争和 ACT 三步法的有效性，哪怕对两岁半的幼儿而言。）

（孩子从厨房拿了一个杯子走向水槽）

妈妈：克里斯汀，今天的游戏时光还剩 5 分钟，然后就该结束了。

孩子：（用水龙头给杯子接满水）还有 5 分钟？

妈妈：我们还有 5 分钟，然后就结束了。

（孩子走向沙箱，把杯子里的水倒进沙堆。）

妈妈：（在孩子往沙箱里倒水时）一杯水……

孩子：（孩子走回水槽往杯子里接水，走到沙箱前把水倒进去）二……

妈妈：二……你在计数……你倒得很慢。我听到倒水的声音了。

（孩子走回水槽第三次把杯子接满水，再走回沙箱把水倒进去。她看起来玩得全神贯注。）

妈妈：三……你往沙子里倒了三杯水。

孩子：再来一杯（孩子走回水槽往杯子里装水）。

妈妈：我知道你还想往沙箱里倒水，但你已经倒了三杯了，不能再倒了（游戏室里的标准规则——只能往沙箱里倒三杯水）。

孩子：（手里拿着装满水的杯子走向沙箱，开始往里面倒水。）

妈妈：克里斯汀，在这里，沙箱只能装下三杯水，你已经往里倒了三杯了，不能再往沙箱里倒水了（妈妈靠向孩子，做了个"三"的手势。她向克里斯汀做了很多无言的手势。她的声音更加坚定。孩子站在沙箱前面。她正要往里倒水，但是听妈妈讲话）。我知道你真的想再往里倒水。

孩子：（她停下了手上的动作）好的。

妈妈：不过你可以假装倒水。

孩子：我就……

妈妈：你可以把水倒进水槽里。水不能倒进沙箱里，因为你已经倒了三杯水进去了。你可以把水倒进水槽里。

（孩子似乎正在做思想斗争，要不要把更多水倒进沙箱。她把杯子歪了歪，想要把水倒进沙箱。）

妈妈：克里斯汀，我知道你真的想把水倒进沙箱里，但不能倒。你可以把水倒进水槽里。你已经往沙箱里倒了三杯水了，沙箱装不下更多水了。

（孩子依然在做思想斗争。她把杯子又向前倾斜了一些，一些水滴进了沙箱。）

妈妈：我看到你在倒水。（孩子又倒了一点）克里斯丁汀，这杯水不能倒进沙箱里（充满耐心但语气坚决）。

孩子：我就倒一点……

妈妈：我知道你真的想倒一点点水到沙箱里去。

（孩子走回水槽边，把剩下的水倒进水槽里。）

妈妈：现在你把水倒进水槽里了。

孩子：没了……

妈妈：水槽是可以倒水的地方。

孩子：（在水槽里玩水）我就倒出去……杯子……我就能……把这个装进去。

妈妈：现在你往杯子里装更多的水然后倒进水槽里。

孩子：在那里！！！

妈妈：在那里！！！

孩子：（继续在水槽边玩，水龙头开着）看我。（她转向妈妈）

妈妈：我听到了！水直接从下水管流下去了。哦……你很小心……把水直接倒进下水管里……

孩子：有些倒在外面。

妈妈：有些倒在外面。是你故意想倒在那里的。

孩子：二……

妈妈：嗯嗯。

孩子：三……

妈妈：三……

孩子：四……五！

妈妈：你数到五了！

（兰德雷思博士关闭视频——观看母女游戏活动视频环节结束）

兰德雷思博士：大家看到这个孩子在犹豫不决，不知道要不要把更多水倒进沙子里。她听到妈妈以平静的陈述语气告诉她沙子里只能倒三杯水的规矩，但她依然想要倒更多水进去。其结果向我们生动展现了长久以来存在于孩子们内心中的纠结。一方面是自己想做的事情，另一方面又明白这样做不妥。从这个两岁半孩子的思想斗争中我们能看到，ACT 三步法治疗性设置限制模式能够有效地让孩子找回责任心，控制自己，对自己说"不"。诚然，这个孩子确实滴了一些水到沙子里，但也确实抑制住了自己内心的冲动，走到水槽边把剩下的水倒进了水槽。如果通过 ACT 三步法治疗性设置限制模式能够让一个两岁半的孩子控制住自己，那么肯定也能更顺利地让大一些的孩子实现自控。

金：所以在亲子游戏中要做的真的不是管教，而只是为孩子的行为设置限制。

兰德雷思博士：其实是管教。这是一种不一样的管教方法。在这种设置限制方法中，你教会孩子的是对自己说"不"。如果我说"墙上不能涂画记号，可以在纸上涂画"，然后孩子就停止了自己的行为，那么是谁让他停下来的？

索妮娅：是孩子自己。

黛比：等到过后孩子生气的时候就能看到效果，孩子不会去责怪别人。

金：所以如果设置限制没起到作用的话，后面要管束吗？还是重来一遍，同时告诉孩子自己明白他的感受？

兰德雷思博士：这是个好问题。这里还有第 4 步，但大家要先来实施几遍 ACT 三步法的步骤。我们来回顾一下这些步骤。第 1 步是什么？

索妮娅：让孩子知道自己明白他的感受。

兰德雷思博士：没错。我们一开始一定要反映孩子的感受或愿望。"你生我的气了。"第 2 步呢？

劳拉：传达限制的具体内容。

兰德雷思博士：是的，设置限制。"你生我的气了。不要拿枪打我。"第 3 步呢？

妮塔：最难的一步，指向替代选项。

兰德雷思博士：是的，指向一个可接受的替代选项，也就是孩子可以做的事情。"你生我的气了。不可以拿枪打我。你可以打波波玩偶。"如果你把这三个步骤完整进行了几遍，孩子还是要拿飞镖枪打你，那么第 4 步就是"如果你选择继续打我，那么你就选择了在接下来的游戏里不玩这把枪了。如果你选择不打我，那么你就选择了继续玩这把枪。"

金：接下来，让孩子做选择。

兰德雷思博士：是的，我们下一单元再深入讲讲给出选项的技能。现在我们再做一些设置限制的练习。大家转身面对旁边的同学。你们中一个人可以先扮演孩子。用上这些玩具，做一些孩子可能会做的违规行为。比如假装你要弄坏玩具，或者把颜料弄洒，然后让你的"家长"练习设置限制。

（家长展开角色扮演练习）

兰德雷思博士：好了，大家停下。大家在指向替代选项的时候，一定要用手指着替代的东西。索妮娅，你来和我做角色扮演，你当孩子，用那个木槌敲东西。"我知道你想敲那个东西，但那个不能敲。那边的木头，"这时你要用手指着，"木头是可以敲的。"

索妮娅：我心里就感觉"哦，好的，我确实可以这么干"。

黛比：但这里有个延迟，因为我不确定自己该说什么。

兰德雷思博士：没关系的。后面你的反应速度就快了。这就像学习一门外语一样。头几次你可能会觉得舌头打结。你可能会脱口而出一些以前惯用的命令。

索妮娅：不可以这么做！

兰德雷思博士：是的。你有时会回到老的做法上去。但是在这特殊的 30 分钟游戏时光里，大家要努力控制自己的冲动，一步一步来设置限制。现在我们来交换角色。

（家长展开角色扮演练习。）

兰德雷思博士：好了，今天就到此为止了。最后我还有一项非常重要的家庭作业要留给大家，大家要和自己的孩子以及另外一位家庭成员共同完成。这件事情要放在亲子游戏活动以外的时间去做，而且要对自己所有的孩子做。它叫作**三明治拥抱**。就像这样（兰德雷思博士起身做示范），你和你的丈夫站在孩子两边（如果孩子太小就抱起来），然后你说（语气要轻松愉快）："我们要来个三明治抱抱，你就是中间的花生酱夹心（任何孩子喜欢的三明治夹心都可以），我和爸爸当面包片。"然后把孩子夹在你和丈夫中间，给孩子一个大大的、有声音的拥抱，"嗯……啊！"（发出声音很重要——孩子很喜欢）一定要给每个孩子都这样抱一下。好了，最后一件事，这周谁能到中心来录制自己的亲子游戏活动？

第 13 章

亲子关系治疗培训第 6 单元：督导和给予选择

概述

第 6 至第 9 单元的基本形式相同，主要关注家庭游戏时光活动的督导。因此，本章将全面概述这四个单元的关键要素。在每个单元开始时，先利用 10~15 分钟的非正式分享时间，让家长分享本周的情况，然后讨论家庭作业和简要汇报游戏活动的状况。治疗师相应地提出建议，并指出家长在游戏时光活动中所运用的亲子关系治疗技能，这时应特别关注他们表达出的感受。治疗师要更关注家长遇到的普遍问题。每个单元培训所包含的部分笔录，为读者提供了一个动态的小组过程的例子。

在家长报告他们的游戏时光时，治疗师有两个主要任务：在每位家长身上找到值得鼓励的点，并利用家长的意见来强化到目前为止所涵盖的基本亲子关系治疗原则和指导方针。治疗师可能会发现，继续展示"游戏时光行为准则"海报会有所帮助，可以为家长在报告期间提供参考。例如，治疗师可以让家长谈谈他们觉得自己做得好的一件"要做的事"，然后在下一次的游戏时光活动中选择一件想做的"要做的事"。

第 6 单元至第 9 单元的一个基本要素是每周观看和评论一至两名家长的录像；因此，治疗师必须采取必要的措施，确保至少有一位家长带着游戏时光活动录像来上课（在极少数情况下，如果家长不能或没有录像，治疗师和小组可以观察现场的亲子游戏时光活动，家长可以得到即时反馈）。我们的一个目标是，在 10 次培训中，每位家长都将被录像，并至少接受一次，希望是两次的集中反馈。每个单元对视频进行的督导以及随之而来的小组互动和各种自然发生的学习经历，是一个效果显著的过程，也是培训课程成功的基石。家长开始认识到督导过程中所展示和 / 或报告的注意事项，并能够给予对方建设性的反馈，这就是学习过程中最宝贵的部分。

花些时间在家长出现情绪波动时及时进行处理是非常重要的。为家长树立榜样，告诉他们应该如何对待自己的孩子——关注情感。再次强调，治疗师在教授知识和支持父母之间的巧妙平衡对亲子关系治疗课程至关重要，这一技能怎么强调都不为过。治疗师要将多位家长分享的经历联系起来，帮助家长认识到在养育孩子这一过程中他们不是一个人在战斗。每一单元的课程仍继续通过复习和角色扮演来学习游戏时光的原则和技能。

一旦家长开始自发地分享游戏之外的事情，就意味着亲子关系治疗技能正在悄然渗透，治疗师就应快速认可新开发的应对策略，其目的是激励、赋予和增强家长的信心。增强父母的效能感以及建立自尊和自信是治疗师的一个主要目标，正如在第 6 单元至第 9 单元中，父母的一个主要目标是以鼓励和建立孩子自尊的方式积极回应他们的孩子一样。

如果在游戏活动之外能够成功自然地使用亲子关系治疗技能（在第 8 至第 9 单元），治疗师就可以开始增加家庭作业，鼓励技能的广泛使用。例如，给家长布置一项作业，让他们练习对游戏时光活动之外的典型事件做出治疗性的限制性反应。正如所有家庭作业一样，要明确你希望家长记录下来并在下一单元报告的内容，然后，确保在下一单元的课程开始前花几分钟让家长分享家庭作业成果。

在每个单元课程的小组督导和反馈时间里，家长对自己和新获得技能的运用越来越有信心，这在他们的互动中表现得很明显。一般来说，到第 8 单元，家长开始主动评论他们看到自己、孩子和小组中其他父母的变化。治疗师以这一暗示为契机，通过让家长在观看和聆听对方的游戏过程中给予彼此反馈，促进他们的成长，提高学习水平。本质上，治疗师是推动父母进入同伴监督者的角色，帮助他们变得更有自觉性，向着第 10 单元前的自我监督技能目标发展。

在第 6 至第 8 单元，治疗师需要继续肯定家长对于长期的、与特殊游戏时光活动无关的儿童危机问题的担忧，倾听并且如实记录下他们表达的担忧，但这些问题往往在第 9 和第 10 单元才会得到解决。在所有单元中都是如此，在讨论与孩子有关的小问题时难免岔开话题，但治疗师应小心避免，简短地用一句话回应家长，再重新把讨论重点放回眼前的问题上。对于个别与儿童有关的小问题，治疗师可以提出简短建议，但不要花费过长时间进行讨论并予以解释。

我们一再强调保持一致性的重要性：进行游戏活动的一致性、设置限制的一致性以及日常生活中的一致性，等等。我们始终强调在每周的同一时间和同一地点进行家庭游戏时光活动非常重要，即便孩子要求改变，和 / 或家长为图方便而希望更改时间。家长往往很难理解一致性和可预测性在儿童生活中的重要性。不断提醒家长：**对儿童来说，家长的一致性→可预见性→安全感→儿童感到安全和被爱！**每个单元结束时，治疗师都会提醒下一个单元的家庭作业，并安排一到两名家长对游戏时光活动进行录像，以便在下一单元进行重点督导。

尽管第 1 至第 5 单元涵盖了成功进行游戏时光活动所需的所有基本教学要点和技能，但第 6 至第 9 单元将引入新的但与主题相关的家庭作业，可以帮助巩固家长的学习，并将这些新技能推广到日常生活中。治疗师可以灵活地引入新的主题，并根据小组的需要布置作业。具体到培训第 6 单元，给予选择是引入的唯一新主题。

提示：和所有单元一样，**避免给家长过量的信息或作业**。

> **大拇指原则**
>
> 让家长在两个培训单元中只专注于三到四个要点或任务。

材料

建议使用的材料包括：

- 亲子关系治疗第 6 单元的治疗纲要；

- 家长信息表，包括对每位家长的相关说明；

- 第 5 单元的家庭作业，包括额外的所有家庭作业；

- 第 6 单元的讲义、培训手册第 6 单元的"游戏时光行为准则"和家庭作业；

- "给予选择 101：教授承担责任与做决定"讲义、"给予选择的高级技能：提供结果选项"讲义、"给予选择练习题""游戏时光笔记"以及"游戏时光技能清单"；

- "游戏时光行为准则"展示海报，加里·L. 兰德雷思制作的《选择、饼干和孩子》视频，以及演示纪律的选项提供法；

- 一段可选的视频剪辑片段，展示亲子游戏活动技能，重点是如何进行"建立自尊"的回应和如何将责任还给孩子；

- 列出父母在游戏过程中遇到的常见问题，有助于促进讨论挑战性问题（见第 24 章）。

内容和步骤

如概述中所述，在第 6 单元及其后面所有的单元中，培训的主要重点是在家长报告他们的游戏时光活动时，通过小组督导和反馈，支持和鼓励家长的技能发展及信心。因此，大部分时间都应用于这项活动。和之前所有单元一样，最初的非正式分享时间被用来支持家长和建立联结，同时应将重点转移到复习家庭作业上。首先让家长分享他们给孩子三明治拥抱和三明治亲吻的经验，然后用口头或书面的例子讨论和练习设置限制（如果布置了作业，可以使用作业纸）。当家长报告他们的游戏体验时，应要求每个人描述游戏过程中所做的设限。此外，要求每位家长讨论他们认为自己做得好的一件事，以及他们希望在下一次的游戏时光活动中加以关注的一项技能。

引入**大拇指原则**"**在幻想中给予你在现实中无法给予的东西**"是为了帮家长理解儿童在游戏时光之外所不可接受的行为中扮演的角色的价值。比如,三岁的玛格丽特新添了一个小妹妹,自然会有点嫉妒。在游戏过程中,她拿起娃娃扔出游戏区。这时一个好的回应是,"你只是不想让宝宝留在这里"或"你决定把宝宝扔在那边"。然而,家长通常会对孩子的这种行为感到不安,他们认为,如果他们在游戏期间接受了这种行为,孩子就会认为在游戏之外它也是被允许的。任何进攻性或退步性的游戏行为同样如此。因此,治疗师必须谨慎地以家长能够理解的方式解释这一概念。本单元唯一引入的新概念/技能是"给予选择"。

给予选择

给孩子选择是建立在第 4 单元和第 5 单元集中讨论的设限原则的基础上,并作为一种促使孩子们做出决定并避免游戏之外的亲子对抗的策略。向家长强调,所提供的选择必须与儿童的发展阶段相称。

大拇指原则

大孩子大选择,小孩子小选择。

家长最容易通过示范和实践来掌握给予选择的技能。加里·L.兰德雷思的《选择、饼干和孩子》视频清楚地说明了给予选择的概念和技能。该视频的长度约为 30 分钟,在使用前应事先预览。由于时间的限制,治疗师可能想在第 6 单元播放部分视频,在第 7 单元播放其余部分。虽然时间有限,无法观看完整视频,但关于给予选择的"奥利奥"理论应放在第 6 单元播放,这段视频大约需要 6 分钟。为家长提供讲义"给予选择 101:教授承担责任与做决定"和"给予选择的高级技能:提供结果选项"。治疗师回顾讲义中的信息,阐明了给予儿童权利的选择和将其作为管教方法的区别。

在配套的培训手册的第 6 单元关于"给予选择 101:教授承担责任与做决定"中,我们讨论了下面几个有关提供选择和《选择、饼干和孩子》视频的话题,并给出了应用实例:

- **为儿童提供适合其年龄的选择就是赋能;**
- **给予儿童选择,也就是为他们提供决策和解决问题的机会;**
- **为儿童提供会削弱权力的选择;**
- **提供适合年龄的选择。**

在培训手册的"给予选择的高级技能:提供结果选项"中,我们讨论了有关"奥利奥"理论和下面的相关话题,并给出了应用实例。

亲子游戏阶段中的常见问题

我们发现,有一些普遍问题是家长经常会在与孩子的特殊游戏时光活动里感到棘手的,或者是有疑问的。

- 我的孩子注意到我在游戏中的说话方式变了，希望我能正常说话，我该怎么办？
- 我的孩子在游戏活动问了很多问题，我不回答孩子就很生气，我该怎么办？
- 我的孩子只是开心地玩游戏。我做错什么了吗？我很无聊。这有什么价值？
- 我的孩子没有回应我的评论。我怎么知道我有没有说到点上了？
- 我什么时候可以提问，什么时候不可以？
- 我的孩子讨厌这个游戏活动，我应该停止吗？
- 我的孩子希望游戏时光活动再长一点，我应该延长吗？
- 我的孩子想在一周的其他时间玩那些玩具，可以吗？
- 我的孩子想让我在游戏过程中朝他射击，我该怎么办？

关于常见问题及应对方法可参见培训手册的第 6 单元里的"游戏活动中的常见问题"和本书第 24 章。

"设置限制"知识回顾

对于大多数家长来说，设置限制是一个长久的挑战，通常在第 6 单元中仍然是重点。家长会自发分享他们为设置限制所做的努力，治疗师可以利用这些分享来帮助家长回顾练习这项技能。大多数家长设置了一个限制却很难坚持到底，尤其是在面对孩子的恳求、抱怨和其他行为时，于是孩子就学会了利用这些行为来操纵家长，消磨家长的耐心。提醒家长坚持到底的重要性：**当孩子不遵守设置的限制或给出的承诺时，他们会失去孩子的信任——**最终损害与孩子的关系。信任是健康关系的基础。当家长不能对限制或承诺坚持到底并保持一致时，他们给孩子的信息是"你真不能指望我说到做到"。这个严肃的观点可以幽默地表达出来，让家长跟着你重复三遍："**只要设置了限制，我定会坚持到底，决不改变！**"

"建立自尊"的回应和视频

如果在本单元结束时还有时间，那么治疗师可以简要介绍建立自尊的回应和认可孩子的概念，它可作为增强儿童个人力量感的一种方式，让家长在下一次的游戏时光活动中练习做出建立自尊的回应。治疗师可以用一段简短的视频演示如何在游戏时光活动中进行建立自尊的回应，为家长提供使用这一技能的具体例子。与一位家长（更好的是与这对父母的一个孩子）进行简单演示，可以借此代替视频。

家庭作业

1. 提醒家长在同一时间、同一地点进行游戏非常重要，并要求家长用视频记录他们的游戏过程。

2. 提醒家长在游戏开始前花几分钟阅读"游戏时光行为准则"和"游戏时光流程清单"。

3. 提醒家长在下次游戏中练习给出一个建立自尊的回应（如果时间允许，可简要介绍建立自尊的技能）。

4. 在进行游戏时光活动后，提醒家长完成"游戏时光笔记"和"游戏时光技能清单"，并在下一单元带到课上来。

5. 让家长在接下来的一周阅读"游戏活动中的常见问题"，并标出最有疑问的两到三个问题，或者在游戏时光活动开始前把家庭作业上没有的问题写下来，还要阅读"给予选择101：教授承担责任与做决定"和"给予选择的高级技能：提供结果选项"，并练习在游戏时光活动以外给出至少一个选择（这是第一个在游戏时光活动外练习技能的作业）。

6. 安排一到两名家长进行录像。

7. 提醒家长注意本单元的大拇指原则。

✦ 亲子关系治疗第 6 单元记录节选 ✦

说明：兰德雷思博士注意到凯西在等待小组成员时显得异常安静。

兰德雷思博士：你这周过得怎么样，凯西？

凯西：昨晚科迪踢了我，我告诉他不能踢我，然后我就不知道该说什么了。我很生气，他踢我时都气疯了，太难熬了。

兰德雷思博士：所以当他真的要做某件事的时候，你不太确定下一步该做什么，因为你太生气了。

凯西：对，我告诉他不应该踢我，然后我就大发雷霆了。我想，我告诉他可以去踢别的东西，但那又怎么能阻止他回来一次又一次地踢我呢？

兰德雷思博士：你好像只是不确定这个方法会不会管用，尤其是科迪已经很生气了。

凯西：是的。

兰德雷思博士：而且可能每次都不管用，尤其是如果科迪知道你对他很生气的话。我希望你只在 30 分钟的游戏中练习这些技能，因为你在这段时间里更能控制局面。你有意识地选择了一个压力更小、更轻松的游戏时光活动，这也是一个科迪玩所有这些特殊玩具的特殊时光活动。所以，你更有可能在游戏过程中成功运用这些技能。凯西，我敢打赌你不是唯一对设置限制有疑问的人（几位家长点头）。

（重新聚焦回小组）让我们看看你的游戏时光活动，对限制设置的内容进行一些讨论。ACT

三步法模型可以在其他时间使用，但我们最关心的是在特殊游戏时光活动中使用它。当你的孩子拿起蜡笔看着墙壁时，你知道他在想什么。他可能在想："我想知道用它在墙上涂画会是什么样子"，然后你只需使用 ACT 三步法。"看来你想在墙上涂画，但这面墙不是用来涂画的。"然后第三步是说出一些选择，也就是告诉孩子他们能做什么。在这种方法中，我们并不是打算制止这个行为，而是用一种可以接受的方式帮助孩子完成他们想做的事。所以一个好的回应是"这面墙不是用来涂画的，你可以在纸上涂画"。我们总是给孩子一个选择，让他们表达自己的需要。（兰德雷思博士看了看凯西）"你不能踢我。你可以告诉我你很生气"，或者"你可以踢垃圾桶"。

凯西：好的。

兰德雷思博士：在设置限制时，指出什么是可接受的非常重要。墙不是用来涂画的，纸（指着）是用来涂画的。我不是用来踢的，垃圾桶（指着）是用来踢的。你指出什么是可以接受的，这就把孩子的注意力转移过去了。在这种方法中，目标是帮助孩子学会对自己说"不"。我们采用这种方法的出发点，是当你的孩子 13 或 15 岁时，他就离开家了，不再待在你的眼皮底下。当同龄人建议他做不该做的事情时，他需要阻止自己，对自己说"不"。金，你有机会用 ACT 三步法了吗？

金：有，但稍微晚了些。我女儿认为我那把结实的斜背椅需要画上图案，当我告诉她她可以在绘画书上涂色而不能在我的椅子上涂色时，她照做了。

索妮娅：你在上个单元说的话确实给我留下了深刻的印象。你说到孩子生气的时候，怒气是不会自己消失的。它一直伴随着孩子，直到他们能够以某种形式把它发泄出来。这周我观察了珍妮，发现在她有机会化解愤怒之前，她会在任何地方用微小的方式表现出怒火。这是一个很明显的小信号，她是真的生气了。

兰德雷思博士：在这种方法中，你给了孩子一个机会来表达需求或感受。

索妮娅：还有一件事，兰德雷思博士。

兰德雷思博士：什么？

索妮娅：我看了一些你给我们的材料后做出了这个决定——我鼓起勇气让两个女孩戒掉奶瓶，虽然整个过程让我感觉身处地狱。在来这里之前，我不知道如何改变她们的行为，只能无力地说："不要尖声大叫，不要满地打滚"。我现在自信多了，能够处理孩子在摆脱依赖时出现的反弹行为，可能需要用一个特别的洋娃娃或其他合适的东西代替奶瓶。

劳拉：这些游戏活动让我更加珍惜我儿子。

兰德雷思博士：能再多说一点吗？

劳拉：我们的关系很紧张，我对他的很多行为都不太喜欢。而当我把他的很多行为和他联系在一起时，也就不怎么喜欢他了。然而，游戏时光活动让我体验到对道森的爱，尤其是亲密感。我只是学着游戏，学着喜欢他，因为作为一个单亲妈妈，我总要管教他，而我忘记去享受和我的孩子一起游戏。特殊游戏时光活动允许我这么做，我发现了一种新的乐趣。

兰德雷思博士：就好像你在说"我重新发现了如何做一个慈爱的母亲"，而不是总是把事情打理得井井有条。

劳拉：是的，以前我认为只有每件事都在掌控之中、完美无瑕，才会拥有完美的人生。但现在，我发现即使把一切都放在身边，我也可以照顾好自己。

兰德雷思博士：所以，你的生活焕然一新。劳拉，在我听你叙述的过程中，我觉得你在说"我现在更加自由"。

劳拉：是的，我以前是个神经质妈妈。

兰德雷思博士：这让你的处境很艰难。

劳拉：对，我现在还有一件搞不定的事情——身处危机中心，还能从中全身而退。

兰德雷思博士：还要保持客观。

劳拉：还要在危机中保持客观，知道我不需要做出回应，我可以退出来，我要控制住自己的情绪，然后决定应该怎么做。

兰德雷思博士：妮塔，刚刚劳拉说她能退出来的时候，你看起来有所触动。

妮塔：当杰夫做这些事情的时候，我首先要告诉自己他这么做不是真的要惹我生气。我以前总是想"你这么做就是成心要气我"，但当我站在旁观者的角度，就能更好地处理整个局面，而且我开心了很多，他也开心了很多。但如果我的自尊或其他什么作怪，我就会把注意力放在那些危机上！

兰德雷思博士：那么这真的很矛盾，反而事与愿违。

妮塔：哦，是的！

兰德雷思博士：妮塔，我听到你们都说自己变得更善解人意了。当你谈到退一步、更客观一些时，你是在把自己从这种情况中解脱出来，并在那一刻更努力地去理解你的孩子。

妮塔：是的。

索妮娅：我们每周都会聚在一起复习新技能、新技术或者别的什么，正因为我每周都参加培训，现在我在面对跟珍妮之间的矛盾时要从容很多。如果我不来这里，就不会追踪和反思我的任何行为，这常常使人更灰心丧气。但现在，我觉得退后一点会舒服得多。昨晚，当珍妮大喊"我要棒棒糖"时，我在想，晚饭后我的确答应过她，但现在已经快睡觉了。最后我说"我需要考虑一下"。她静静地站在那里看着我，然后我告诉她，我想你可以喝点果汁，然后再刷一遍牙。她说可以，认为这个妥协是可以的，而对我来说也是可以的。我觉得自己有能力了。

兰德雷思博士：所以你开始思考你在做什么，这给予了你自制力。

索妮娅：知道怎么主动行动，而不只是被动反应，这感觉很好。

凯西：科迪一直叫我闭嘴。我告诉他你不能叫我闭嘴，你可以告诉我你不想听我说话，但不能叫我闭嘴。但他还是说了很多次。昨晚他这样做了很多次，一遍又一遍。这个周末他和他爸爸在一起。也许他爸爸叫他闭嘴来着。

兰德雷思博士：如果我们现在看一看你的游戏时光活动录像，那会有帮助吗？也许这样我们就能更好地了解你要处理的问题了。

凯西：也许吧。

（家长观看视频）

兰德雷思博士：（暂停视频）就在那里，你需要设置一个限制。他要你做一些你不想做的事。

凯西：没错。

兰德雷思博士：他在要求你说一个你不想说的词语。那么，你要怎么对他说呢？

凯西：我会说"我不想说这个"。

兰德雷思博士：我觉得很不错。

凯西：好的，但我以为在整个游戏时光活动里，我都应该听他的。

兰德雷思博士：其实是有限制的。出于某种原因，对你来说严格设限很困难。

艾米莉：凯西，如果他想在墙上涂画，那么你肯定不会让他这么做。

凯西：是的，没错，我不会允许的。

兰德雷思博士：有限制存在。你们之间的关系并非完全自由，也并非无条件宽容。

凯西：他想说什么就说什么，嗯，但不完全是他能做的。

兰德雷思博士：在限制内。

凯西：但我也可以选择说我想说的话，或者做类似的事。

兰德雷思博士：你是那个成年人。

凯西：是。

兰德雷思博士：你是权威、是负责设限的人，你的孩子不是。我们设置边界，孩子在这些边界内是自由的，但他们不能随心所欲地走出边界，而在墙上涂画就是出界，打你就是出界，让你说你不想说的话就是出界。设限的关键是快速、坚定、果断地反应。当你开始犹豫的时候，孩子是怎么看的，艾米莉？

艾米莉：他会得到他想要的，他会认为："妈妈会屈服的，如果我求求她或者大发脾气，我会达到目的的。"

兰德雷思博士：我想，我们刚才在视频里看到的一些就是科迪的典型做法。

凯西：哦，是的。

兰德雷思博士：当科迪让你说你不想说的话时，你可以说……

凯西：我会说"我不想这么说，科迪"。

兰德雷思博士：既然你不想这么说，那你能给科迪什么选择呢？

艾米莉："你还有别的什么想让我说的吗？"

兰德雷思博士：你可以说"你可以选择一些其他词让我说"，而不是问这个问题。

（继续观看视频）

兰德雷思博士：（暂停视频）你认可他。你做出了一个"建立自尊"的回应。让他做一些有建设性的事情，比如帮你把手铐解开，他会觉得自己很强大，然后当他听到"就是这样，你知道怎么把手铐解开了"的时候，他会感到充满正面的力量，就不会把你呼来喝去。

（继续观看视频）

兰德雷思博士：（暂停视频）科迪假装今天是你生日，然后打你的屁股，你怎么想？

凯西：嗯，他并不是真的生气才这么做的。他假装是在给我过生日，而且他打得一点也不疼。

兰德雷思博士：他平时也这样做吗？

凯西：如果他因为生气而打我的屁股，让我感觉很疼，那我会非常生气。这是我要纠正他的地方，但这里他只是在玩生日游戏。

兰德雷思博士：有时他可能不知道重重打你和轻轻打你是有区别的。

凯西：是的。

兰德雷思博士：他经常玩这个生日游戏吗？

凯西：是的，有时会。

兰德雷思博士：也许在特殊游戏时光活动里限制他打你是个好主意。你可以说"我不赞成你打我的屁股。你可以假装这个玩偶是我，打玩偶"。

（继续观看视频）

兰德雷思博士：劳拉，你认为凯西能够坚决一点吗？

劳拉：是的，她一定能。

兰德雷思博士：我也这么想。

凯西：我不知道我行不行。

妮塔：对啊，对啊。

劳拉：因为我曾经也很软弱。

兰德雷思博士：然后呢？

劳拉：我现在强硬多了，我设置的限制越多，就越容易。

艾米莉：凯西，我对我的第一个孩子就唯唯诺诺。他现在13岁了，我每天都在为他的言语付出代价，为他的态度付出代价，为他的不尊重付出代价，因为我在他很小的时候没有纠正他。

我当时想"哦，他要是再发火，就给他想要的"，但以后再纠正就不容易了，真的不容易。

兰德雷思博士：在你的 30 分钟特殊游戏时光活动中，你有机会解决这些问题，30 分钟会更容易。这并不意味着你必须坚持 24 小时，但你要坚持 30 分钟，并投入其中把 30 分钟坚持到底。

妮塔：因为你不用忙着洗衣服或做其他事情，所以在这 30 分钟里，你更容易置身事外，审视、理解发生了什么，而不是边忙着做其他事情，边跟孩子互动。

索妮娅：这 30 分钟太棒了，因为它给了我足够的练习时间，我这周不假思索地尝试了几次。如果我一生中每时每刻都要这样做，我可能早就不知道放弃多少回了。每当我在特殊游戏时光活动之外尝试这样做时，我都把它当作生活的调味剂。

（继续观看视频）

兰德雷思博士：（暂停视频）凯西，你不是不想尝沙子吗？

凯西：可能吧。

兰德雷思博士：那你可以说"我选择不尝"。

凯西：好吧，但在我看来，如果我不尝，我在那 30 分钟里就没法做他想做的事。

兰德雷思博士：规则不是这样的。规则不是你必须做他要你做的一切。规则是他可以做很多他想做的事，而且你会让他主导。那并不意味着你得做他想要的一切。

凯西：好的。

兰德雷思博士：如果他想做的事情是合宜的，你就可以做；但是如果有些事情你不想做，就不做。

（小组给予凯西支持性反馈。很明显，她有严重的个人边界问题，亲子治疗小组无法提供足够的帮助。这是一个需要家长与治疗师进行私下沟通的典型例子。）

兰德雷思博士：让我和大家分享我关于给予选择的"奥利奥"理论。给予选择的"奥利奥"理论需要态度转变、创造性思维和自发反应。态度的转变是从为孩子做决定到让孩子自己做决定的转变。例如，如果一个孩子不想吃药，那么吃药就不是一种选择，而是已经给定的必须做的事。所以家长可以说"你可以选择就着橙汁吃药，也可以选择就着苹果汁，你选哪个？"这个问题需要孩子做出选择，而他一旦做出选择就更愿意坚持下去。允许孩子参与决策过程通常能达成合作或妥协的意愿。记住，你必须愿意接受他做出的任何选择。

"奥利奥"理论也是一种新的管教方法——不是惩罚，而是管教，帮助孩子学习如何做出适当的选择和什么是责任心。"如果你选择在 16:00 前完成作业，就意味着你选择玩电脑游戏；如果你选择在 16:00 后完成作业，就意味着你选择不玩电脑游戏。"这种选择提供的方法可以在特殊游戏时光活动里帮助孩子学会自律和自控，这是 ACT 三步法延展出的第四步。你设置了墙不能用来涂画的限制，但你的孩子却一直试图在墙上涂画。这时你该怎么办？前三步你已经做了三四次了，而你的孩子还是试图在墙上涂画。（家长就可能的选择进行头脑风暴）现在，让我们看一下给予选择的视频。

（家长观看兰德雷思博士的《选择、饼干和孩子》视频。此视频可从北得克萨斯州大学游戏治疗中心获取。）

兰德雷思博士：（在充分讨论了视频之后）让我们练习给出一些选择。你们三个在一组，你们三个在另一组。你们的作业是，想一想你们的孩子做过或可能做过的至少三件事，并针对每一种情况设计选项，然后和其他人分享你的情况和选项。

（在家长有机会分享以上作业后）本单元我希望你们都能给孩子一个选择。可以让他们在一个特殊游戏时光活动或其他时间进行选择。"如果你选择继续用飞镖枪向我射击，那你就是选择在今天剩下的游戏时光里不玩它。""如果你选择要在墙上涂画，而这面墙不是用来涂画的，那你就是选择在今天剩下的时间里不玩蜡笔。"这就为游戏时光活动剩下的时间设置了限制——不是永远，只是这段时间。

金：你认为孩子们理解"选择"这个词吗？

兰德雷思博士：理解，即使在两岁的时候，他们也能理解。

凯西：但当他们选择放弃看电视或放弃看罗杰斯先生①时，你该如何化解他们对此的怒气？

兰德雷思博士：你就说"我知道你很生气"来反映并接受他们的怒气。

劳拉：我们会感到内疚，这很难接受，即使这是他们自己选择的。

兰德雷思博士：是的，家长很难接受孩子的痛苦。艾米莉，你的游戏时光怎么样？

艾米莉：挺有趣的。

兰德雷思博士："有趣"是什么意思？

艾米莉：他拿出所有娃娃家具、娃娃和塑料刀。他拿起刀说："我要捅这个小孩儿。"他不等我回答就捅了娃娃，然后挨个捅了所有娃娃，一共五个。这让我措手不及。我说："哎呀，你看起来真的很生气，你为什么这么做？"

兰德雷思博士：你反映了他的情绪。他知道你明白，所以不需要问这个问题。

艾米莉：他不停地这样做，然后拿起塑料刀又开始砍家具。

兰德雷思博士：他在发泄他的愤怒。

艾米莉：然后他把刀扔进盒子里，站起来，开始发出哼哼唧唧的孩子气的声音，拿起装满水的瓶子，爬到我的膝盖上，像婴儿一样躺下，说："摇摇我。"所以在特殊游戏时光活动的最后10分钟里，我就轻轻摇着他。

兰德雷思博士：多么温柔的时刻。

艾米莉：是的，我认为那段时间在他的生命中意义重大。

---

① 美国儿童电视节目《罗杰斯先生的左邻右舍》中的主演。——译者注

（剩下的家长汇报他们的特殊游戏时光活动）

兰德雷思博士：接下来的几分钟，我想给大家观看我的一个游戏活动视频，这里面着重使用了建立自尊的回应。当你的孩子在做什么的时候，你可以通过认可孩子来建立他们的自尊。一种建立自尊的回应是当看到孩子在做着什么时，表现出你认可孩子在做的事。我想让你们在本周 30 分钟的特殊游戏时光活动里努力建立孩子的自尊。那将是你们的一项作业。

（家长观看视频）

兰德雷思博士：（暂停视频）好了，明白了吗？

金：你没有告诉把数字告诉她。

兰德雷思博士：在这 30 分钟里，孩子可以随心所欲地规定数字。也许晚些时候，比如今晚在厨房里时，这个数字是 5，但在这 30 分钟里，可以是她想要的任何数字。认可孩子，他想把积木堆多高就堆多高。孩子数着一、二、三，你就说"听起来你能一口气到三呢"。在这 30 分钟里所做的每一件小事，你都要给予孩子足够的认可。这是一个作业，做出建立自尊的回应；你们的第二个作业是本周给孩子一个选择。祝大家一周愉快。下周一见。

第 14 章

亲子关系治疗培训第 7 单元：督导和建立自尊的回应

概述

第 13 章开篇的概述部分全面介绍了应用于第 6 至第 9 单元的整体督导过程和重要提示，也为本章提供了参考。与第 6 和第 7 单元一样，本单元的重点是通过小组督导和反馈来支持和鼓励家长提升技能、树立信心，因此，课上的大部分时间都会分配给这一活动。建立自尊是本单元唯一引入的新技能。

材料

建议材料包括：

- 亲子关系治疗第 7 单元的治疗纲要；

- 家长信息表，包括对每位家长的相关说明；

- 第 6 单元布置的家庭作业，包括额外的所有家庭作业；

- 第 7 单元的讲义、培训手册第 7 单元的"游戏时光行为准则"和家庭作业；

- "建立自尊的回应"讲义、"游戏时光笔记"以及"游戏时光技能清单"；

- 一张写有"游戏时光行为准则"的展示海报、加里·L.兰德雷思的视频《选择、饼干与孩子》（如果在第 6 单元上已经播放过，并且当时没有时间看完全片）以及演示"建立自尊的回应"的视频短片（可选）。

内容和步骤

与第 6 单元一样，本单元的重点是通过小组督导和反馈来支持和鼓励家长的技能发展，以及树立家长的信心；因此，课上的大部分时间会用于进行这一活动。在第 7 单元中唯一引入的新技能是建立自尊的回应。

检查家庭作业

本单元开场，家长先对自己一周的情况进行分享。治疗师利用这段时间让家长简要报告他们练习在游戏时光之外给予孩子选择这项家庭作业的完成情况，并复习讲义"给予选择101：教授承担责任与做决定"和"给予选择的高级技能：提供结果选项"，如有必要，还将继续看完加里·L. 兰德雷思的视频《选择、饼干与孩子》。对家长而言，给予选择的技能是一项重要工具。因此，分配充足的时间来复习和练习这项技能是首要任务。治疗师继续检查家庭作业的完成情况，要求家长避免出现"游戏时光活动常见问题"表单上列出的情况，并解答家长的疑虑（关于这些常见问题的建议答案，请见培训手册第 6 单元的"游戏时光活动的常见问题"部分）。

亲子游戏时光活动报告

家长简要报告他们的家庭游戏时光活动情况，以及在游戏时光中练习适时地给予选择这项家庭作业的完成情况。**治疗师在家长进行分享的过程中寻找合适的机会，强化给予选择这一技能，并根据家长的需要提供其他可以实现提供选择的策略**。对大多数家长来说，设置限制的技能仍然是一个挑战。因此，留出时间加强和练习这项技能仍是培训的重点。作业表单上列举了需要家长设置限制的情况，这和角色扮演都可以作为有用的补充性策略，帮助家长掌握设置限制这项技能。

建立自尊的回应

建立自尊是第 7 单元重点关注的唯一一项新技能。当你这样做时，你会剥夺孩子探索发现的乐趣和感知自身能力的机会。如果你不允许你的孩子进行尝试，就永远不会知道他有能力做什么！

家长如果想帮助孩子树立正面的自我认知，不仅需要爱孩子和无条件地接纳孩子，更需要让孩子感受到自己是有能力、能干的。为此，家长首先要让孩子**体验**去探索、钻研和解决问题是什么样的感觉。家长通过放手让孩子与困难做斗争，同时不断地鼓励孩子，表达他们对孩子及孩子能力的信心（第 8 单元详细介绍鼓励 vs 表扬的内容）。对于大多数家长来说，

大拇指原则

永远不为孩子做他们力所能及的事。

让孩子自己去摸索是很难的事，但这正是让孩子感受自身能力的必经之路。**家长为了帮助孩子树立他自己是能够胜任的、有能力的正面自我认知，下一步要做的是学习认可孩子的想法、努力和成就，而非用表扬的方式回应孩子。**

许多家长和孩子很难理解这一概念。大多数家长为孩子代劳了太多的事情，因此，他们的孩子学会了依靠家长解决自己的问题，并且认为自己没有能力去自己做。治疗师需要花时间进行角色扮演，在孩子说"给，妈妈"（把橡皮泥交给妈妈）、"帮我打开盖子"或者"爸爸，帮我把士兵摆好"时，父母应该如何回应。家长需要大量的练习，才会懂得如何把责任交还给孩子，让孩子去做他力所能及的事情。家长可以看一段视频演示，说明如何使用建立自尊的回应，或者看一段简短的现场演示，在其中重点介绍这种技能，这些都会让家长受益。

有关自尊的更多信息和建立自尊的回应示例请见培训手册第 7 单元中的"建立自尊的回应"的内容。

亲子游戏时光的视频评论

培训课程的这一单元仍然是家长学习和整合技能最为重要的环节。在观看家长录制的视频的过程中，治疗师不仅要利用这段集中督导的时间强调亲子游戏时光活动需要做到的事项，还要指出成功建立自尊回应的案例和错失机会的情况。治疗师要向家长强调，**只要注意到孩子的游戏并表现出兴趣就可以有效地帮助孩子建立自尊，即家长的行为可以像语言一样响亮！**

角色扮演

在课程快要结束时，请留出 10~15 分钟的时间进行关于建立自尊的回应、设置限制和反映性回应的角色扮演。

布置家庭作业

1. 提醒家长需要高度重视保持进行游戏时光活动的时间和地点的一致性，并对游戏时光活动进行录像。

2. 提醒家长，在进行游戏前，需要用几分钟的时间复习"游戏时光行为准则"和"建立自尊的回应"。

3. 提醒家长在游戏活动中至少做出一次建立自尊的回应，在游戏活动以外的情景中做出一次建立自尊的回应，并记录下他们的孩子做了什么以及他们又是如何回应的。

4. 提醒家长，在游戏活动结束后，完成"游戏时光笔记"和填写"游戏时光技能清单"，并在下一单元将其带到小组学习的课堂上。

5. 要求每位家长给自己重点关注的孩子以及家庭中的其他孩子写一张纸条，指出孩子所具备的一个令家长欣赏的正面性格特征或品质。请家长写下以下句子："亲爱的 _____，我刚才想起了你，我想到你非常 _____。"（可填上"体贴""负责""为别人着想""有爱心"等）。"我爱你，_____（妈妈／爸爸）。"如果时间允许，治疗师可以帮助家长出主意，为家长列出一张涵盖正面性格特征或品质的清单。治疗师会建议家长邮寄这张纸条，因为孩子们很少会收到邮件，所以以一封信的形式收到这张纸条会让孩子感到一种特殊的乐趣。如果孩子还不识字，那就尽量安排家里的其他人在收到信件后为孩子读纸条上的内容；如果行不通，也可以由家长亲自读给孩子听。家长应该持续执行这项作业任务，在亲子关系治疗培训余下的课程中，每周都要从孩子身上找出不同的优良品质。并且，每周的纸条都以不同的形式出现，例如，将纸条放在孩子的饭盒中，贴在浴室的镜子上，放在孩子的枕头上或孩子的餐盘下面，等等。

6. 按照计划，安排一到两位家长进行视频录制。

7. 提醒家长牢记本单元的大拇指原则。

8. 阅读培训手册中第 7 单元里的《破茧成蝶：一个真实的故事》（*The Struggle to Butterfly：A true Story*）一文作为本单元的收尾。

✎ 亲子关系治疗第 7 单元记录节选 ✎

　　说明：家长首先分享自己一周的情况，包括简要地报告在游戏时光活动中做出两次建立自尊的回应以及在游戏时光活动以外的时间给予孩子一项选择这些家庭作业的完成情况，在此之后，兰德雷思博士简要地回顾"游戏时光的常见问题"讲义的内容。由于作业表单中相关问题的答案可以在培训手册的第 6 单元中找到，因此这部分的课堂记录已省略。记录内容从家长向治疗师报告游戏时光活动的情况开始，治疗师在此过程中找机会复习和强化所教授的技能，给予选择这一技能是格外关注的重点。

　　兰德雷思博士：艾米莉，你本周的游戏时光活动情况如何？

　　艾米莉：很正常。自从那次他用刀乱捅乱切之后，就再也没有出现任何攻击行为了。事实上，经历那一次就够了，因为那真是太可怕了。

　　兰德雷思博士：也就是说他可能需要发泄一些愤怒，而他已经发泄完了。

　　艾米莉：我想是的。（停顿）但他还是喜欢玩飞镖枪，把飞镖扔出去，然后让我去给他捡。

　　兰德雷思博士：为他捡飞镖时，你有什么感觉？

　　艾米莉：我觉得很好玩。

　　兰德雷思博士：看来你并不反感这个。

艾米莉：不，一点也不。其实我也不确定他是不是要求我去捡飞镖，我就自然而然地这么做了。他把飞镖射出去，我就去捡飞镖。就这样。

兰德雷思博士：那在这 30 分钟里，他是掌控者。也许这样一来，他在其他时间内就不会通过乱发脾气或者采取攻击行为来获得掌控感了。你已经满足了他的这一需求。

艾米莉：是的，最近他很少发脾气了。他仍然喜欢创可贴，每周都能把我放在盒子里的创可贴全用完。他把它们以十字交叉的方式摞起来，用它们做一个很大的补丁，贴在我的手上。他认为这很有趣。他玩了一团橡皮泥，把它揉成一个个小球，还做出一些很有创意的东西。我们在我的卧室里进行了游戏活动。他从浴室里拿出了一些东西，比如梳子、刷子和一瓶乳液，将它们压入橡皮泥并留下不同的凹痕，然后用手去感受这些凹凸的痕迹。他花了很长时间来做这件事。

兰德雷思博士：这次游戏似乎有些不同，在游戏过程中，他比以往更加冷静、安静，更加克制自己，并且你们都乐在其中。你跟随他的引领。我有一个建议。**特殊游戏时光活动仅仅是针对房间里那些放置了玩具的区域而言的，要禁止克里斯接触房间里的其余空间和房间里的其他物品。对克里斯来说，只有这样，这段游戏时光活动才是一致的并且是可以预料的。**他可能想在你的卧室里玩一些你不希望他玩的东西，如灯或时钟。他也可能把乳液瓶的盖子取下来，然后倒出乳液，把卧室搞得一团糟。在特殊游戏时光活动里，他只能玩你放在玩具箱中的东西。为了练习给出反映性回应并设置限制，你可以这样说："我知道你想玩浴室里的东西，但房间中只有这块地方是我们共度特殊游戏时光的区域，并且在游戏活动里，我们只能玩这些玩具。"你觉得怎么样，艾米莉？

艾米莉：我能做到，我能明白这个道理。但是如果他下次又想玩这些东西，该怎么办？他可能会说"上次你不是让我玩了吗"？

兰德雷思博士：你可以说"我知道我上次是没说什么，但是我应该告诉你这些东西不是用来在特殊游戏时光活动中玩的"。

兰德雷思博士：妮塔，你的游戏时光活动怎么样？跟我们说说。

妮塔：杰夫玩的时候一直在自顾自地说话。我只是坐在那里看着他，他就一直滔滔不绝地自言自语。我几乎没有机会说些什么。他对游戏时光感到非常非常满意。

兰德雷思博士：所以他在那 30 分钟内做了自己想做的事，说了很多话。

妮塔：他说的话大概是这样的，"我正在这样做，然后你会看到我把这个这样放着。你看到了，妈妈。"我说"是的，我看到了"。

兰德雷思博士：这就是他把你带进他的游戏世界的方式。孩子们会这样描述自己的游戏："现在，这个家伙要去做这个，然后他要跳进这里。"这是孩子让你加入他的游戏中的方式，尽管你实际上并没有参与其中。

妮塔：有时候杰夫想和我出去玩，我告诉他我做不到。我太累了。我真的感觉不舒服，他会说没关系，因为他知道反正在特殊游戏时光活动里只有我们两个一起玩。

兰德雷思博士：因此，游戏时光活动对他来说是一个非常特殊的时刻，也是他满足自己需求的时候。

妮塔：他会跟我说"韦斯莱和我在奶奶家就是这么玩的"之类的话。但是当我问他"你在奶奶家做了什么"的时候，他只是说"玩"。但是在游戏时光活动里，他会说"韦斯莱在奶奶家是这样做的。"他把我本来可能永远也无法知道的事情告诉了我。

兰德雷思博士：听起来这是一个重大的进步。他在与你分享他的生活。

妮塔：我突然想起一件事。我们在结束游戏方面还有一些问题。他知道游戏时光活动已经结束了。他会说"没关系，妈妈，你去洗脸吧"或其他的。我只是继续把玩具收回盒子里，然后把盒子收起来。在这之后，有时候他就会打我、踢我，因为他想再玩一会儿。

兰德雷思博士：你不是用来踢的。你要给他一个选择。如果你选择踢我，那就相当于选择——你能给出什么选择？

妮塔：在他上床睡觉前不给他讲故事。

兰德雷思博士：我觉得剥夺睡前故事不是个好主意。分享时间很重要。

妮塔：他非常喜欢打电话。

兰德雷思博士：好的，如果你选择踢我，那今天就不能再打电话了。如果你选择不踢我，那就可以打电话。

妮塔：我试试看。

兰德雷思博士：大家有什么想法吗？在类似的情况下，你会给孩子什么样的选择？请记住，你给出的代价必须是孩子不愿放弃的事情，但就像不要剥夺睡前故事一样，总的来说，这个选择不应该以剥夺你的孩子与你或者其他重要的人（比如祖父母）相处的特殊时间为代价。

（家长讨论了有关给予选择的想法，并继续报告他们游戏时光的情况。）

兰德雷思博士：黛比，在展示你的视频之前，跟我们简单说说你的游戏活动吧。

黛比：总体还行，但瑞秋不想离开游戏室。她开始尖叫，我不得不强行把她带出去。太可怕了！

兰德雷思博士：我们看看发生了什么。

（注意：黛比是我们自入学开始的随访过程中密切关注的家长。兰德雷思博士利用黛比的游戏经历，重点探究建立自尊的回应、设置限制和反映性回应这些技能。）

兰德雷思博士：我们将通过黛比与瑞秋的游戏来学习建立自尊的回应这一技能。我希望大家注意黛比进行建立自尊的回应的时刻，比如她对瑞秋的决策、理解和认知表示认可的时候。

（小组成员观看视频）

孩子：（看着黛比，大笑，跑到玩具娃娃旁，打它，然后跑到厨房的橱柜旁）这是什么？一间厨房（打开橱柜门，然后跑回到画架旁）。

（孩子看着黛比，走到玩具架旁，玩地上沙盒旁边的收银机。）

黛比：（坐在桌子旁边的椅子上）你让这些数字上涨了。

兰德雷思博士：（停止播放视频）黛比刚刚做出了什么样的回应？

索尼娅：她对瑞秋表示了认可。

金：一次建立自尊的回应。

兰德雷思博士：是的，黛比说的话"你让这些数字上涨了"赋予了孩子力量。

（继续播放视频）

孩子：看，妈妈！

黛比：哇！

孩子：（坐在沙盒旁边）我要脱鞋。

黛比：你要脱鞋吗？

兰德雷思博士：（停止播放视频）黛比，那是对内容的准确反映，但是你注意到自己的语气了吗？

黛比：我什么也没听到。

兰德雷思博士：（重播最后一句话）你听到了什么？

黛比：我的语气变成了疑问。

兰德雷思博士：是的，这说明你不理解。

（继续播放视频）

孩子：耶，在我进去之前还要脱掉袜子和其他的。

黛比：你在进入沙盒之前先脱掉鞋子和袜子。

孩子：好。（跳到沙盒中）看看我能做什么，妈妈。

黛比：你把手指直接伸到那里……你的脚趾也直接踩进沙子里。

兰德雷思博士：（停止播放视频）你的追踪式的评论表明你正在关注瑞秋的行为。

（继续播放视频）

孩子：（坐在沙盒中）看看我能做什么，妈妈。我可以做点东西。我只需要这些。（将几块鹅卵石放在黛比的手中）我不觉得……（静静地盯着沙盒的底部看）为什么他们要在这里放这么多东西？

黛比：嗯……为什么呢？

兰德雷思博士：（停止播放视频）黛比，你表现出深有同感。瑞秋在思考，你在跟她一起思考。

（继续播放视频）

孩子：（将沙子倒入桶中）我把沙子全弄在新外套上了。

黛比：你把沙子全弄在新外套上了。

兰德雷思博士：（停止播放视频）组员们，黛比刚刚和瑞秋交流了什么？

艾米莉：弄脏了也没关系。

索尼娅：她非常宽容。

兰德雷思博士：和善解人意。（继续播放视频）

（孩子从黛比的手中拿过鹅卵石，然后将它们放在砂模的顶部。）

黛比：哦……你把这些石头放在顶端。

孩子：啊！

黛比：（笑）

孩子：（举着手转向黛比，无声地暗示黛比将鹅卵石放回自己的手中。孩子将鹅卵石放在装满沙子的桶的顶端）啊！（孩子拿起桶，然后抛向空中，沙子撒在了黛比身上。）

黛比：我不是用来扬沙子的。

兰德雷思博士：（停止播放视频）组员们，黛比刚刚做出了什么样的回应？

小组成员们异口同声地回答：设置限制。

（继续播放视频）

孩子：但是妈妈（从沙盒中走出来，看着其他玩具，然后拿起玩具枪，指向黛比）！

黛比：不要拿枪指着我。你可以拿枪指着玩具娃娃，或者也可以指着墙。（黛比指向其他替代目标）

兰德雷思博士：（停止播放视频）这次设置限制完成得很出色，而且你还指出了一个孩子可以接受的替代选项。

（继续播放视频）

孩子：（开始向空中射击。孩子对枪声感到兴奋，并且在射击时把枪贴近耳朵。然后她又把枪放回架子上，碰了碰一把刀和两把飞镖枪，但是没有玩这些玩具。孩子在架子上找到一个盒子，把它拿给黛比看并且兴奋地嘀咕着什么。黛比微笑着走向孩子，跪在她身旁。孩子拿起医药箱，把它放到了美术桌上）我拿到了一个医药包，妈妈。咱们玩医生病人的游戏吧。

黛比：你想扮演医生。

孩子：对，到那边，咱们来玩这个。（指着黑板，忙着检查医药箱里的东西并腾出地方）在那里躺下。躺下，妈妈。

黛比：哪里？

兰德雷思博士：（停止播放视频）"哪里"这个词对瑞秋意味着什么？

劳拉：意味着她处于领导地位。

兰德雷思博士：是的。（继续播放视频）

孩子：（指向地板）那个地方……你知道，就是你站的地方，躺下。（孩子坐在面对黛比的椅子上，然后开始向医药箱里看。）

黛比：（坐在地板上）哦……躺在这里？

孩子：对！（看了一眼黛比）躺下。

孩子：（翻了翻医药箱，拿起听诊器，然后转向黛比）咱们玩医生病人游戏吧，妈妈。

黛比：你要把那些东西也拿出来吗？

（黛比赶在房间里的其他人反应过来之前脱口而出。"哎哟，又问了一个问题。"其他人笑了，视频并没有停止播放。）

孩子：（拿出第二个听诊器）这是个特别的。（把它放在她的头上）

黛比：一个特别的……

孩子：（为黛比拿来两盒绷带）你想要小的还是大的？

黛比：我不知道……嗯……你觉得呢？

孩子：（看着小盒的）哦……那是给手指用的。

黛比：那是给手指用的。

孩子：躺下，妈妈。

黛比：哪里？告诉我。

孩子：哪里都行。

黛比：（躺在地板上）哦，好。

兰德雷思博士：（停止播放视频）显然瑞秋知道自己想要什么。

黛比：是的，她一直知道。

（继续播放视频）

（孩子戴着听诊器走向黛比，孩子试着把黛比衬衫的底边拉起来。）

黛比：（拉住衣服）不行！我的衣服现在不能脱。你可以检查我的耳朵……我的鼻子……我的嘴巴……（"不行"脱口而出，然后通过设置限制并提供其他替代性的选择快速地缓解僵局。）

孩子：但这是为了给你做检查。

黛比：（坐起来，看着瑞秋的脸）我知道，但是我的衣服现在不能脱。我知道你想这么做，但是……（表示理解）

兰德雷思博士：（停止播放视频）你很好地挽救了局面；你的第一反应说"不行"比较古板，但你很快进行了补救，设置了限制，并提供了其他可接受的选项。然后，你通过说出"我知道你想这么做"回到了 ACT 三步法的第一步。

（继续播放视频）

孩子：（推黛比躺下，沮丧地）躺下吧，妈妈！

黛比：（躺下）你可以检查我的眼睛、鼻子和嘴巴，好吗？

（孩子用听诊器检查黛比的眼睛，跑到美术桌上的医药箱旁，把听诊器放下，然后拿起注射器。）

（黛比坐起来）

孩子：（推黛比躺下）躺下，妈妈！

黛比：（躺下）哦……哦……好……

孩子：（给黛比打针，并打开绷带盒。）让我给你打一针。

兰德雷思博士：（停止播放视频）黛比，其他人也可以回答，你们认为瑞秋此刻有什么样的感受？

艾米莉：就像她掌管了一切一样，她可以指挥她的妈妈。

兰德雷思博士：是的，她看起来很享受这30分钟的掌控感。在一周中其他时间里她不能这样，但是黛比，在这30分钟内，你可以允许瑞秋在假想中做她在其他时间里无法做的事情——指挥你。记住上一单元我们讨论的大拇指原则——这是"在假想中给予你在现实中无法给予的东西"的完美示例。瑞秋不能在家打她的小弟弟，但她可以假装洋娃娃是她的弟弟，并在她的特殊游戏时光活动中打它。

艾米莉：那么，这就像克里斯生气时要用游戏刀刺所有玩具一样吗？他在现实生活中肯定不能这么做。

兰德雷思博士：确实，你允许他在假想中做些事情，以发泄他在现实中无法排解的愤怒。

（继续播放视频）

（孩子将绷带绑在黛比手臂打过针的地方）

黛比：（坐起来）你把这个好好地包在了我的胳膊上。

（孩子从医药箱中拿出血压仪，戴在黛比的手臂上。）

黛比：你把这个也套在了我的胳膊上。

孩子：躺下妈妈！你为什么一直坐起来？

（黛比躺下）

兰德雷思博士：（停止播放视频）瑞秋，现在感觉如何？

黛比：我想她有些不开心，因为我一直坐起来。

兰德雷思博士：所以你可以说……

黛比：你跟妈妈生气啦。你想让我一直躺着。

（继续播放视频）

（孩子测量黛比的血压并走回到桌子前，从医药箱中取出一个塑料反射锤，并用它用力地敲打黛比的手臂。）

黛比：哎哟！（温柔地伸出手，试图抓住反射锤。）

孩子：我知道怎么用它，妈妈。

黛比：我知道是这么用的，但是你不能打妈妈（这时候，她意识到她没有针对自己进行回答，并进行了更正），你不可以打我。

孩子：但是我就打了一下，就一下……（回到医药箱旁并拿出眼部检查器）躺下，妈妈。（用检查器查看黛比的眼睛，走回到桌子旁）好了，妈妈，你的身体很好。（将所有医疗器械放回医药箱中）这个你可做不到，因为你不知道怎么做。

兰德雷思博士：（停止播放视频）看来，瑞秋一定对医生的工作了解很多，你该怎么鼓励她呢？

妮塔：当她最后说"你不知道怎么做"时，你是否可以说"但是你知道，你知道怎么看病"之类的话？

兰德雷思博士：听起来不错，表达了对瑞秋的认可，建立了她的自尊心。

（瑞秋去了玩具屋，拿起洋娃娃。）

孩子：（试图给洋娃娃脱衣服）要怎么把它脱下来呢，妈妈？

黛比：嗯……你做的是对的，有点难，但是你做到了。

（凯西说了点什么，因此视频停止了播放。）

凯西：要是我可能已经伸手去帮她把娃娃的衣服脱掉了——洋娃娃这么小，我觉得她没法给娃娃脱衣服。但是，黛比，你耐心地等了一会儿，她就做到了。你可以看出她为自己能够独立地脱下洋娃娃的衣服感到开心。

（停止播放视频）

兰德雷思博士：那是一个适合暂停的地方，也是建立自尊的回应的又一个好例子。你对瑞秋表示赞赏，因为她靠自己一个人弄清楚了怎么做。你可以看出她为自己感到骄傲。

黛比：她能做到真的令我很惊讶。我永远不会让她去碰那么大的锤子。我会担心她伤到自己。

兰德雷思博士：所以，关于瑞秋，你了解到什么？

黛比：她有能力锤钉子而不伤到自己。她很小心。我真的不用担心，因为她很小心。

兰德雷思博士：你不能让她在无人监管的情况下用锤子，那不合适。但是在这 30 分钟的游戏时间内，你可以让她有更多的自由，并且你知道你就在旁边，可以保证她的安全。

艾米莉：我觉得瑞秋知道你相信她可以做到。你可以看出来，这是真正的赋能。

兰德雷思博士：关于黛比，还有其他反馈吗？

妮塔：黛比让瑞秋玩她自己喜欢的东西，并且全程关注孩子的一举一动，在这方面，黛比做得很好。

凯西：而且她在设置限制方面做得很出色，有时候，我就做不到！（凯西笑了）特别是当瑞秋想把她的毛衣拉起来给她看病的时候，如果是我，真不知道该说些什么。我可能会由着她，然后突然想起我正在录视频，然后赶紧把衣服拉下来。（所有人都笑了）

兰德雷思博士：既然我们现在讨论到了设置限制，那就看一下上一单元没有涉及的设置限制的作业表单吧。稍后，我们再继续深入研究建立自尊的回应这一技能。大家都找到了吗？像这样的，好。当苏珊拿起飞镖枪对准你的头时，你是如何回应的？

凯西：你不可以打我。

兰德雷思博士：你不可以朝我射击。

金：苏珊，你不可以朝我射击。

兰德雷思博士：金，你加入了一点不同的东西，这是一个非常重要的词。

全体组员：她的名字。

兰德雷思博士：重要的是什么？

索尼娅：我在跟你说话。

兰德雷思博士：确实如此。说出你孩子的名字会迅速地引起他们的注意。

金：苏珊，你不可以朝我射击。如果你向我射击，就要暂停游戏5分钟或10分钟。

兰德雷思博士：听起来时间有点久了，金。把中间部分拿出来如何？如"苏珊，你不可以朝我射击。"

金："你可以对着玩具娃娃射击。"

兰德雷思博士：在你进行了三到四次设置限制之后，再给予选择。然后你可以说"如果你用枪朝我射击，你就不能玩枪了"。但是过一会儿再这么做。先给你的孩子一个遵从规则的机会。艾米莉，你记下了什么？

艾米莉：我什么都没记下。

兰德雷思博士：那你心里是怎么想的？

艾米莉："苏珊，不可以朝我射击。"

兰德雷思博士：嗯。然后，我们要给出一个替代选项。"你可以对着玩具娃娃射击。"我们的手应该做出什么样的动作？

凯西：用手指着它。

兰德雷思博士：这样孩子就会看向用来替代的东西。大家看表格上的第四项。保罗很生你的气，辱骂你，还试图踢你。你说了什么？

艾米莉：当我读到这里，我的头脑里冒出的第一个反应就是对着他的头扇过去。

兰德雷思博士：放弃你最初的反应，更冷静地应对，艾米莉，你应该说……

艾米莉：保罗，我知道你现在非常生气，但你不可以辱骂或是踢打我。

兰德雷思博士：是的，他不可以辱骂你。这一点必须遵守。再从头说一次。

艾米莉：保罗，我知道你现在很生我的气，但是你不可以辱骂或是踢打我。

兰德雷思博士：然后，我们仍要继续帮他做他需要做的事情。那就是？

艾米莉：打沙袋。

兰德雷思博士：玩具娃娃可以踢。重要的是你在最后要告诉孩子他可以做什么。你甚至可以说："你可以告诉我你很生气。你可以说'我在生你的气'。"

劳拉：有趣的是，我们成年人在生活中始终在努力弄清自己的选择，比如买哪辆车，如何处理诸多事务。我们拥有的选择越多，就越发感到自由，我们必须选择最适合自己的东西。

兰德雷思博士：是的，对于孩子来说，弄清楚他们的选择并学习如何做出决定是非常重要的。当你做出决定的时候，你就要对此负责。因此，你也是在帮助孩子体会承担责任的感受。我想给大家看看一个孩子和我在游戏室里互动的短片。我希望大家数一数我做出建立自尊的回应的次数。**建立自尊的回应就是你对孩子的认知或行为表达认可的时刻。**"你把两者联系在了一起。"

（家长观看视频）

兰德雷思博士：（停止播放视频）大家听到我的回应有多少次？

凯西：我听到 8 次。

艾米莉：我听到 12 次。

兰德雷思博士：**当孩子们的自我感觉变得更好时，他们的生活会发生什么样的变化？他们会做得更好。他们会更加自信，持之以恒地做事。人生中许多重要的事情都会发生改变。**现在，我们进行角色扮演。主要是做两件事。一是设置限制，孩子们都会做一些事情，从而导致家长需要设置限制。"我要在墙上画画""我要剪掉这个"或"我要打破这个"。这样家长就得设置限制了。二是，你们要练习建立自尊的回应。

（小组成员们两人一组，练习进行回应。）

兰德雷思博士：今天的内容就是这些。你们的家庭作业是练习在游戏时光活动之外的情景中做出一次建立自尊的回应，并且在游戏时光活动中至少做出一次这样的回应。写下你的孩子做了什么以及你是如何回应的，在下一个单元带过来。哪位家长志愿为大家提供游戏时光活动的录像？好的，劳拉和艾米莉。大家下周一见。

第 15 章

亲子关系治疗第 8 单元：督导和鼓励 vs 表扬

概述

请参阅第 13 章开篇的概述部分，它全面回顾了第 6 至第 9 单元的整个督导过程和重要事项。与第 6 和第 7 单元一样，本单元的重点是通过小组督导和反馈来支持和鼓励家长提升技能，树立信心。因此，课上的大部分时间都会分配给这一活动。"鼓励"是本单元唯一引入的新技能，它是以第 7 单元涵盖的给予建立尊严的回应的培训为基础的。

材料

建议使用的材料包括：

- 亲子关系治疗第 8 单元的治疗纲要；
- 家长信息表，包括对每位家长的相关说明；
- 第 8 单元布置的家庭作业，包括额外的所有家庭作业；
- 第 8 单元的讲义、培训手册中第 8 单元的"游戏时光行为准则"和家庭作业；
- "鼓励 vs 表扬"讲义、"游戏时光笔记"和"游戏时光技能清单"；
- "游戏时光行为准则"的展示海报；
- 演示游戏时光活动技能，尤其是关于回应和鼓励建立自尊的技能的视频短片（可选）。

内容和步骤

检查家庭作业

本单元开始时，先利用非正式分享时间，让家长分享上一单元的情况。治疗师利用这段时间请家长简要报告各自的人格笔记活动，同时提醒家长不要期待孩子给出明显的回应。在接下来的几个单元，家长都需要继续做笔记。在课上，家长还要报告家庭作业情况，即在游戏时光活动之外的时间给予建立自尊的回应的练习情况（如果家长在课程应答中提到了这一点，就请他们在进行游戏时光活动报告时，花几分钟分享他们的回应方式）。

亲子游戏活动报告和视频评论

家长对家庭游戏时光的情况，以及家庭作业即在活动中练习给予建立自尊的回应情况进行简短的报告，当家长分享在游戏活动中怎么给予建立自尊的回应时，治疗师要仔细倾听，并从中找到恰当的时机来巩固这项技能，同时向家长提供他们所需要的额外的策略。在对被录像的家长进行集中督导时，将继续聚焦于复习建立自尊的回应技能。治疗师鼓励家长互相给予反馈（到了第 8 单元，家长通常都能自如地进行同伴间的督导）。在回顾游戏时光活动录像的过程中，录像中如果出现明显的亲子关系治疗技能，那治疗师就会暂停视频，并询问其他家长，是否想对被录像的家长提出一些反馈意见。这个策略能够鼓励家长之间分享反馈的想法，并将注意力集中于家长的长处上。

提醒家长，特殊游戏时光活动和玩具的新鲜感可能会开始消退，孩子可能会对游戏失去兴趣或感到厌烦。但游戏时光活动仍然是非常重要的，应当鼓励家长继续坚持开展游戏时光活动。

鼓励 vs 表扬

第 8 单元的培训将介绍"鼓励"的概念，并讲解其与"表扬"的区别。治疗师应利用集中督导时间，指出家长在游戏时光活动录像中的"鼓励"实例，以此自然而言地引入"鼓励"的概念。在游戏时光活动中发生符合这条大拇指原则的事例时，治疗师可以介绍这一原则（如下文的课堂记录所示），也可以在复习技能时介绍这条原则。家长会拿到一份名为"鼓励 vs 表扬"的讲义，这份讲义解释了选择鼓励而非表扬的基本原理，并描述了如何在游戏时光活动或其他不同情景下运用鼓励的技能。在课堂上，这份讲义可以作为一种直观的教具，帮助家长更好地理解"鼓励"以及领会如何运用这一技能，随后作为一种对家庭作业的复习。大多数家长感到很难领会"鼓励"的概念，也不懂得如何将

大拇指原则

鼓励孩子付出的努力，而不是表扬孩子取得的结果。

其与"表扬"进行区分。社会，尤其是学校，都非常重视"表扬"，人们认为这是激励孩子达成权威的期望的好办法。

表扬：尽管"表扬"和"鼓励"都关注正面行为，并且看起来是一样的过程，但事实上，"表扬"会助长孩子的依赖性，教会他们依赖外部的控制和动力来源，而不是自我控制和自我激励。

鼓励：关注内在价值判断和孩子所做的贡献；促进自我激励和自我控制的发展。"鼓励"关注的是努力，而且随时都可以给予鼓励；孩子感到自己的努力得到了鼓励、重视和欣赏，就能发展出坚持不懈和坚定不移的品质，并往往是解决问题的好手。

总之，"鼓励"是：（1）重视并接纳孩子本身（不给"接纳"附加条件）；（2）指出孩子行为的积极方面；（3）表达对孩子的信任，从而让他们相信自己；（4）认可孩子的努力和进步（而非要求取得成就）；（5）感谢孩子的贡献。**治疗师应当强调，"鼓励"表达了对孩子的信任，通过关注孩子的努力、进步和贡献，促进孩子的自尊、自励、自信和创造力。**相对地，"表扬"则会限制孩子的创造力、自信和自我激励，让他们学会依赖他人的眼光和观点来判断自身的价值（关于鼓励技能的教学策略和进一步探讨，请参阅本书第 6 章，以及培训手册第 8 单元的内容"鼓励 vs 表扬"）。

家庭作业

1. 提醒家长，需要高度重视保持进行游戏时光活动的时间和地点的一致性，并对游戏活动进行录像。

2. 提醒家长，在游戏时光活动开始前，需要用几分钟的时间复习"游戏时光行为准则"。

3. 提醒家长，在游戏时光活动结束后完成"游戏时光笔记"并填写"游戏时光技能清单"。

4. 提醒家长，练习在游戏时光活动以外的时间给予孩子选择的技能，并在课堂上报告相关情况。

5. 请家长记录游戏时光活动中一件进展不顺利的事和一件进展非常顺利的事。

6. 请家长写下他们在游戏时光活动以外最为苦恼的一个问题。可以是他们以前提出过的问题，如果他们解决了从前最为苦恼的问题，也可以提出新的问题。

7. 请家长通读"鼓励 vs 表扬"讲义，练习在游戏时光活动以外的时间给予孩子一次鼓励，并在课堂上汇报相关情况。

8. 按照计划，安排一到两位家长进行自己游戏时光活动的录像。

9.提醒家长巩固本单元的大拇指原则。

✎ 亲子关系治疗第 8 单元记录节选 ✎

说明：家长对一周的情况进行分享，报告进行建立自尊的回应的情况，描述各自的人格笔记，汇报在游戏时光以外的时间给予孩子选择的情况。

兰德雷思博士：那么，你们的游戏时光活动进行得怎么样了？劳拉，我们一会儿会看你的录像，所以稍后再聊你的分享内容。

凯西：我们的游戏时光活动进行得很不错。

兰德雷思博士：说说细节吧，游戏活动中发生了什么？

凯西：这次，他想玩点不一样的东西。他一般喜欢玩沙包之类的东西，但这次他选了玩具家具，并且开始排列它们。他没有要求我和他一起做任何事情。有时候，当我告诉他我看到他在做什么时，他就会说"妈妈，别说话"或"妈妈，我知道了，我知道我在做什么"。

黛比：是啊，瑞秋也说"我不想听你告诉我我在做什么"。她对我的追踪性评论感到很恼火。

兰德雷思博士：这样的回应也许说明，你的孩子觉得你跟得太紧了。有时候，孩子可能会以这样的方式把你推开一些，以此试探"我能摆脱这个状态吗？我能告诉你我不喜欢这样吗"。他们或许没有那么厌烦你，只是在推开你，看看你会有什么反应。如果你明白了这个道理，你就可以说"噢，我讲话的方式让你有点烦了。"这不代表你要改变，只是表明"我明白你的意思了"。另一种可能是，你的孩子并不希望你改变，他们希望你保持原来的样子。知道为什么吗？

黛比：这样比较舒适。

凯西：改变会让他们难受。

兰德雷思博士：艾米莉，你有类似的经历吗？

艾米莉：没有，我还没有遇到这样的事。我在游戏时光活动里得到了一些颇为正面的结果。事实上，我的孩子相较于最初已经有了很大改变。

兰德雷思博士：跟我们说说这一点吧。

艾米莉：他一点也不颐指气使了。从前那个爱发脾气的孩子不见了，他像变了一个人似的。他不像以前那样喜欢争论了。我经常对他说"这些都是你的选择。"以前，他从来不会做出正确的选择，但他现在不会这样故意叛逆了。这也许是因为我现在会陪他完成整个游戏时光活动。

兰德雷思博士：也就是说，你现在更有耐心了。

艾米莉：或许吧。他不再像以前那样经常试探我了。

兰德雷思博士：他不再有经常试探你的需求了。

艾米莉：也许他感觉到，因为我们有了特殊游戏时光活动，他就不需要通过打我或是咬我来得到我的关注了。

兰德雷思博士：嗯，你满足了他的需求，而且在做这件事的人是你，而非其他人。

（艾米莉描述自己的游戏时光）

兰德雷思博士：听得出来，你也觉得游戏时光活动很有趣。

艾米莉：确实。我喜欢和孩子共度这段时间，真的。

兰德雷思博士：克里斯也一定知道你喜欢和他在一起，你很享受那段时间。想象一下，如果你是克里斯，你的妈妈喜欢和你一起玩游戏，而且她很期待这段时间，和你在一起的时候过得很开心，你会有什么感觉？

艾米莉：我会觉得自己很特别，觉得自己是被爱的。

兰德雷思博士：他会觉得自己是被爱的，而且他是重要的。这就是你给他的特别礼物。听上去这段时间也成果颇丰。索尼娅，聊聊你的游戏时光吧。

索尼娅：游戏时光活动变得越来越有意思了。现在，在游戏开始之前，她想帮我一起摆好玩具。她会把所有东西从箱子里拿出来，按她的想法摆好，假装宣布游戏开始："看，这儿有一些玩具呢。"接着，她就会走进来，开始游戏。最近她在探索一些更富攻击性的玩具。我觉得她大概是更有安全感了。以前，她从来不会碰枪或是刀，也不会碰那双形状像龙的微波炉手套。现在，那双手套成了她的宠物。她每个星期都会给它取一个新名字。她会给它喂万能工匠积木。尽管那双手套外观看起来很吓人，她还是会说"它很好。"

兰德雷思博士：它是一条很好的龙，她在体验主导游戏时光活动的感觉。

索尼娅：没错。她也喜欢那些创可贴。她总是给洋娃娃贴上创可贴。我看着她的时候，感到有些惊讶。她才三岁，她就能把创可贴从包装纸中拿出来，虽然它会粘在她的手指上，但她能自己撕下来。我坐在那儿就会感到非常沮丧。我很想说"亲爱的，让我来帮你吧。"

兰德雷思博士：你想要掌控局面。

索尼娅：是的。但我看到她成功了的时候，又会很高兴。我会说"你完全靠自己做到了。"她会说"我知道。"（索尼娅露出微笑）你可以看出她对此非常满意。

兰德雷思博士：也就是说，你知道珍妮听到了你的回应，并且感觉你将掌控局面的权力交给了她。你耐心地让她自己寻找解决问题的办法，让她有机会体验"独立完成"的满足感。你的回应也让她明白了这一点。各位，让孩子知道自己具备能力，是我们能传达给孩子最好的信息之一。如果家长能告诉孩子她是有能力的，孩子就会相信自己的能力。如果家长用足够多的时间通过语言或行为告诉孩子她无法完成一些事，那么孩子自然就无法做到这些事了。

艾米莉：也就是说，如果我们为孩子代劳，我们就在告诉他们，他们是没有能力完成这些事的。

兰德雷思博士：正是如此！索尼娅，继续讲讲你的游戏时光活动吧。

索尼娅：过去几次的游戏时光里，绑沙袋对她来说都是件大事。上个星期，她把独行侠的面具放在沙袋上，说它是"坏老爹"。在游戏中，她的大部分时间都用来捆绑这位"坏老爹"。她撕下一条条胶带，把他彻底绑起来，用枪向他射击。她想让我用刀刺他，我告诉她我不想。她就说"好吧，那我来。"

兰德雷思博士：所以你以这样的方式表达了自己的感受，而她依然没有感到不适，并且要按她自己的意愿行事。她没有觉得："噢，我不应该这么做。"

索尼娅：对。

艾米莉：你说"她拿起刀，亲自动手了"的时候，我挺惊讶的。我以为她会说"你为什么不想这么做，妈妈？"

索尼娅：我只是告诉她我不想这么做。我感觉这样做不太好。这是她第一次在游戏时光里提到她的爸爸。我很想知道关于这位坏老爹的更多事情，于是我暂时跳出了非引导性玩家的身份，多问了几句。她没有回答我。我就知道"啊哦"，这个办法不管用。

兰德雷思博士：你学到了一条关于游戏时光的重要知识——提问派不上用场。

索尼娅：是啊。她只自顾自地玩别的去了。游戏时光对她和我来说都非常重要，而且，我们玩得越多，就越觉得有趣。我迫不及待地想看看她还会去探索什么。她开始用不同的方式使用玩具。等到了收拾玩具的时间，她会说"我来帮你。"当她开始收拾玩具的时候，我就会想："这是什么情况？"以前，我得一直跟她讨价还价，她才会去收拾玩具。

兰德雷思博士：那么，关于她，你了解到了什么呢？

索尼娅：嗯，她有收拾玩具的能力。

兰德雷思博士：她有帮助别人的能力。她自愿收拾玩具，而并不是根据你的要求才去这么做，这不是很神奇吗？

索尼娅：这实在太神奇了。很多次，当我使用 ACT 三步法设置限制的技能时，我会发现，我只需要说"你看起来非常生气"或"我理解，你想这么做"。我只要这么做，就能帮助她把大事化小、小事化了。

兰德雷思博士：你已经做到了。她制止了自己的行为，因为你给了她制止自己的自由。

索尼娅：我再也不用"数到三"或是"数到四"了。另外，现在她说"我不喜欢你，你不是我的朋友了"的时候，我不会当真了。我只是去观察，看她是生气了，还是失望了。一般来说她都是生气了。我就说"看起来你很生气，因为我不愿意按你的想法去做。"这就能解决大部分的问题。

兰德雷思博士：这个时候，你的孩子就明白了，你已经接收并理解了她所想表达的信息。她不需要采取过激的办法，就能传达她的意思。

索尼娅：这是专属于我和她的特殊时光，她似乎真的非常珍惜这一点。

兰德雷思博士：也就是说，她感到游戏时光活动很重要。

索尼娅：嗯。我想，在培训课程结束之后，我可能还是会像这样和她继续共度游戏时光活动。

兰德雷思博士：所以，游戏时光活动对你来说也变得很重要。黛比，上周你和孩子进行游戏时光了吗？

黛比：我们的游戏时光活动挺短的。瑞秋当时没什么兴致，我觉得她非常生我的气。她没有说出来，但她表现得非常明显，她也不想玩很长时间的游戏。

兰德雷思博士：跟我们讲讲发生了什么吧。

黛比：我们开始玩游戏，她也很想玩。她看上去非常心不在焉。甚至是在游戏活动以外的时间，她也不想理我，因为她生我的气了。她确实很生气，是因为其他事情。

兰德雷思博士：即便她不太想和你一起玩，你也更应该坚持进行游戏。

黛比：那么，我应该强迫她继续玩游戏吗？

兰德雷思博士：如果游戏刚开始几分钟她就想走了，你可以表现出妥协的态度。你可以说"我们再玩 20 分钟就可以结束了。"如果这不奏效，过了一两分钟后她就又说"可是我现在不想玩了"的话，你可以再退一步，说"还有 20 分钟才到时间，我们一起完成这个任务吧。我们可以在一起度过 10 分钟的特殊游戏时光，这 10 分钟快结束的时候，你可以决定是完成剩下的游戏，还是结束游戏。"这样，她会感觉她仍然能够掌控局面。有时候，在孩子或是你的生活过得不顺心的时候，就更应该度过一段特殊游戏时光，并且就算她在生你的气，你们也应该坚持开展游戏。你可以试试这么做吗？

黛比：当然。

兰德雷思博士：金，你的游戏时光怎么样？

金：很不错。

兰德雷思博士：是什么事让你觉得很棒？

金：他玩了一些他以前从来没玩过的玩具。我想问个问题，如果他在游戏时光活动中叫错了东西的名字，我是不能纠正他的，对吗？

兰德雷思博士：你觉得我会怎么回答？

金：你会说"不能纠正"。但我不能任由他把错误的名称记成对的啊。

索尼娅：比如？

金：比如房子。他知道正确叫法，但他好像在等我告诉他"他错了"。我只是坐在那儿，没有纠正他。

兰德雷思博士：你通过了这次测验。也许他那时正在想："我叫它什么，它就是什么吗？还是说妈妈会告诉我'不是的，这就是个房子'？"你经受住了这次考验。

金：但是在游戏时光活动以外的时间里，我还是应该告诉他，他叫错了。

兰德雷思博士：在 30 分钟的游戏时光活动以外的时间，你可以当他的老师，告诉他正确的答案。

艾米莉：但是在 30 分钟的游戏时光活动以内，你要装作什么都不知道。

兰德雷思博士：没错，他说东西是什么，它们就是什么。

凯西：控制自己是件挺难的事情。

索尼娅：也可以说："看起来你希望这是一台冰箱，而你希望那是一个烤炉。"

兰德雷思博士：是的，改变是件困难的事。金，孩子还做了些什么？

金：他一直在玩，还说了很多话。平时他不怎么说话的。我们一直在试着激发他的语言能力，而在游戏时光活动中，他简直是喋喋不休地说话。他爸爸回家的时候，我告诉他，在游戏中，我几乎一句话也没说，因为托比全程都在念念叨叨的。

兰德雷思博士：听上去他给了你许多惊喜，而且你真的很开心。

金：没错。一开始他完全不喜欢游戏时光活动，到现在，他已经改变了很多。

兰德雷思博士：你们玩得很开心。

金：是啊，那感觉确实很棒。

兰德雷思博士：好的，我们已经听完了所有人的分享。劳拉，我们一起看看你的游戏时光活动录像吧。在此之前，关于你的游戏时光，你想说点什么吗？

劳拉：他感兴趣的玩具和我预想的不太一样（她描述了儿子玩的不同玩具）。

兰德雷思博士：好的，我们一起来看看发什么了什么吧。

（家长观看视频）

兰德雷思博士：（暂停视频）道森很快就进入状态了。你做出了我们所说的非评价性回应。你没有说"这幅画真漂亮"，而是肯定了他的付出："你非常努力地画这幅画。"对于我们今天要讲的另一条重要的**大拇指原则"鼓励孩子付出的努力，而不是表扬孩子取得的结果"**而言，你的回应是一个很好的示例。你总是可以找到各种机会鼓励孩子，但只有在孩子取得了符合外界标准的成就时，才能给予表扬。在这个事例中，劳拉，你肯定了道森为画画付出的努力。这样的鼓励能够激发孩子的创造力——表扬则会限制创造力和表达的自由。

凯西：所以，我们不应该告诉孩子他们的画很漂亮吗？

兰德雷思博士：在这 30 分钟的游戏时光活动中，不应该这么说。我们稍后再讨论这一点。我们继续看看劳拉和道森的视频吧。

（家长观看视频）

劳拉：（暂停视频）我这是在限制他，对吗？我阻止他把颜料混在一起了。

兰德雷思博士：把颜料混在一起不是什么问题。如果你重新经历一遍刚才的情况，你会对自己刚才的动作（并非语言）做出什么改变？你看到自己的动作了吗？

劳拉：我看到我把身子靠过去，伸手阻止他。

兰德雷思博士：没错，你下次打算怎么做？

劳拉：我不会用行为阻止他，而会用语言告诉他。

兰德雷思博士：因为如果你伸出手，你传达的信息就是"我不相信你能制止自己"。

劳拉：我没有碰到他，也没有抓他。但我还是伸手了。

兰德雷思博士：我们希望孩子在不受任何威胁的情况下制止自己。他一看到妈妈的手伸了过来，他就觉得："哦，我最好……"

（家长观看视频）

兰德雷思博士：（暂停视频）道森占据了你所有的注意力。我看到，你的视线一秒都没有离开过他。他拥有了你全部的注意力。

黛比：而且他把自己照顾得很好。

兰德雷思博士：是的，他确实玩得很投入。

劳拉：他清洗了每把刷子。然后他洗净了水池，还有水池里的玩具餐具。

兰德雷思博士：他非常有责任感。从你的反应可以看出，这不是件常见的事。

劳拉：是啊。我看到他洗好、摆放好每把刷子，还在那之后洗干净了整个水池，我简直惊呆了。

兰德雷思博士：你发现了道森的一些新品质。孩子们为什么会在这 30 分钟里如此具有责任感呢？

劳拉：因为一切都是他们自己的决定。他不是因为妈妈站在那儿命令他才去做这些事的，他也不需要说"我不要做这个"。

黛比：不存在抗争。

兰德雷思博士：当孩子们拥有像这样做决定的自由时，他们就会自然而然地学会照顾自己和处理情况，同时不会感到有很多困扰。

劳拉：是啊，老天，我们好不容易才明白了这一点。

兰德雷思博士：**在游戏时光里，当你不再扮演老师或领导的角色，也不再纠正孩子的时候，孩子的自我导向就会显露出来——这是多么重要的一个发现啊。**只有在这样自由的游戏时光里，才可能发现这一点。

（继续播放视频）

兰德雷思博士：（暂停视频）天哪，你真有耐心，劳拉。我从来没有听到你说"快点。你洗手洗了半天了。现在抓紧点。"请大家都给劳拉一些反馈吧。你们看到或听到了什么？

金：你一直和他待在一起。他知道你对他感兴趣。

索尼娅：我也这么觉得。你没有对他的行为做出过多的追踪性回应。你让他成为主导，并且反映出了他的感受。

艾米莉：你非常有耐心且放松，保持着令人舒适和平静的状态。看起来你好像已经练习好几年了似的。

凯西：我喜欢你的面部表情。你的回应帮助他建立了自尊。

黛比：你的回应语言非常棒。你没有喧宾夺主，而且给了他通过自身努力解决问题的机会。

（兰德雷思博士分发了"鼓励 vs 表扬"讲义，带领家长们复习了两者之间的相似点和不同之处。他还带领家长们复习了适用于不同场景的鼓励性回应的示例，并给家长们布置了练习鼓励孩子的家庭作业。）

兰德雷思博士：好的，就到这里吧。提醒一句，我们还要进行两个单元的培训。关于家庭作业，希望大家回去可以重读刚才分发的讲义，多多练习鼓励技能的运用。记录本单元你对孩子做出鼓励性回应的一个事例。下一单元，我们要在课堂上汇报一下，孩子做了什么或说了什么，你又是怎么回应的。也希望大家能在本周再次练习给予选择的技能，记录一次你给予孩子选择的事例以及情况的后续发展。另外，希望大家在这一单元的课后，马上写下在特殊游戏时光活动里发生的任何对你来说不顺利的事情，或是你不确定该做什么或说什么的情况，再记录一件非常顺利的事情。

下一次，我们将对如何在游戏活动以外的时间运用一些技能的问题进行讨论——所以，请回想并写下一件对你而言希望得到帮助的事情。好了，本单元的任务很多——一共有四项作业：（1）练习给予鼓励的技能；（2）再次练习给予选择的技能；（3）写下在游戏时光活动中，对你来说需要获得帮助的一些事，以及一件令你感到非常自豪的事；（4）写下一个在游戏时光活动以外，对你来说需要获得帮助的问题。我们下周一见。

第 16 章

亲子关系治疗培训第 9 单元：
督导和广泛应用技能

概述

请参阅第 13 章开篇的概述部分，它全面回顾了第 6 至第 9 单元的整个督导过程和重要事项。通过小组督导和反馈的形式支持和促进家长的技能发展与自信心的树立以及帮助他们克服困难，依然是课程的主要目标。同时，第 9 单元的大部分时间将用来开展小组督导和向家长提供支持，而非进行说教性的指导。

本单元不会介绍新技能，重点放在对于亲子关系治疗技能的高级应用以及在游戏时光活动之外广泛使用游戏技能，特别是对家长在过去八个单元里提出的各种顾虑。要格外重视在游戏时光活动之外应用设置限制的 ACT 三步法，因为这是家长在日常生活中最难掌握的技能。

材料

建议使用的材料包括：

- 亲子关系治疗第 9 单元的治疗纲要；

- 家长信息表，包括对每位家长的相关说明；

- 第 8 单元布置的家庭作业，包括额外的所有家庭作业；

- 第 9 单元的讲义、培训手册中第 9 单元的"游戏时光行为准则"和家庭作业；

- "设置限制的高级技能：给予选择作为违规后果"讲义、"设置限制技能在游戏时光活动以外情景的广泛应用"讲义、"游戏时光笔记"以及"游戏时光技能清单"；

- "游戏时光行为准则"的展示海报、演示家长最难掌握的具体的游戏时光技能的视频短片（可选）；
- 一份记录了**家长在过去八个单元中所表达的顾虑**的书面清单。

内容和步骤

虽然第 9 单元在总体安排上与第 6 至第 8 单元相似，都是遵循分享上一单元的情况、报告家庭游戏的情况、对录制视频的家长做重点督导这一流程，但本单元与家长在上一单元参与的小组历程不同。上个单元布置的大部分家庭作业都是关于在游戏时光活动以外的情景中对于各种技能的应用，因此可以把更多的时间和精力集中在分享游戏时光活动以外发生的各种情况。根据小组组员的不同需求，这部分时间可以相应地进行增减。小组的学习进度越快，通常就能够在游戏时光活动之外更广泛地应用技能，因此，我们将更多的时间用在日常生活中应用技能上。一般来说到了第 9 单元，家长都会对于自身感受显示出更加强烈的意识，并且从他们的报告中也能看出他们能更加敏锐地察觉孩子的感受；因此，治疗师要利用家长对游戏时光活动以外发生的情况的讨论来促进家长分享自己的感受以及他们对孩子的感受的认识。这一非正式的分享活动为家长提供了很多机会来继续练习如何更有效地回应孩子的感受、渴望和需求，而又不会纵容孩子所有的行为。

检查家庭作业

在家长分享自己过去一周情况的过程中，治疗师将带领家长复习并巩固上一单元布置的家庭作业，即练习给予鼓励和给予选择的技能。治疗师应当准备好在鼓励和表扬两种手段的使用方面与家长展开激烈的辩论和探讨。由于表扬连同奖励、惩罚的概念早已在家长的思想中根深蒂固，因此他们常常会对与孩子互动时少表扬这一建议提出质疑。

亲子游戏时光报告和视频评论

家长简要报告家庭游戏时光的情况和家庭作业的完成情况，写下一件在游戏中进展顺利的事和一件需要寻求帮助的事。治疗师在听取报告的过程中要找机会促进同伴反馈，进而强化家长分享游戏时光情况的内容中出现的各项亲子关系治疗技能。治疗师会沿用第 8 单元培训课中的策略，当视频中在演示**一项明显的技能时**，应暂停播放，询问其他家长是否有反馈意见需要告诉录制视频的家长。治疗师的目标是促进家长的成长与学习，从而达到更高的认知水平。识别出视频中所演示的技能并向他人提出精准的反馈意见不仅仅是一种赋能，还需要家长具备更高的学习水平，而不仅仅是能够在他们的游戏时光活动中演示技能。

治疗师要提醒家长在与孩子互动的过程中一定要保持一致性，同时让孩子努力为自己的行为承担责任。**家长没有责任让孩子的游戏时光活动变得有趣，或是在游戏中取悦孩子。**在这 30 分钟里，孩子是主导，并且要为自己的行为负责。在这方面，大多数家长都会遇到困难。从下面收录的第 9 单元治疗师与家长的对话可以看出，家长常常坚定地认为自己对孩子的快乐与否负有责任。

> 兰德雷思博士：金，我听到你说了一句话，我想核实一下。我想我听到你说，你很难做到让托比一直保持对游戏的兴趣。
>
> 金：是的，他过一会儿就分神了，而且我们第一次开始的时候，玩具都是新的。
>
> 兰德雷思博士：**在这 30 分钟里，让托比保持对游戏的兴趣不是你的责任。**
>
> 金：但是，我等了一个星期才等来的游戏时光活动，结果他却玩得不开心。
>
> 兰德雷思博士：所以，你失望了。

治疗师利用这样的分享活动让家长在游戏时光之外应用亲子关系治疗游戏时光活动的技能。在上述事例中，治疗师要强调**家长对孩子高兴与否不负有责任**。确保自己的孩子一直有事做，一直感兴趣、忙碌或开心并不是家长的职责。要提醒家长，如果他们为孩子的开心与否负责，他们的孩子就永远学不会为自己负责。尽管在课上不会介绍新的游戏时光技能，但治疗师可能会介绍一些帮助家长解决具体问题的策略。如果家长需要，治疗师还可以额外讲授一些策略，只要这些策略与作为亲子关系治疗培训基础的、以儿童为中心的治疗的基本原理保持一致。

鉴于大部分家长依然在设置限制方面存在困难，针对孩子不顺从的情况，简单地讲授设置限制的策略将会有一定的帮助。

在游戏时光活动之外应用技能

虽然到了本单元的这一活动，治疗师已经对一部分家长的顾虑进行了解答，也讲解了如何利用亲子关系治疗游戏时光活动的技能来更有效地回应孩子，但依然要确保留出时间再回顾一遍之前在八单元内记录下来的家长的顾虑清单。首先要看看哪些问题依然在困扰着家长。以我们的经验来看，很多"问题"到了本单元已经不再是问题了！要优先处理大多数家长都顾虑的问题。

大拇指原则

不要试图一次解决所有问题！

在我们的亲子关系治疗小组中，一些家长表达的一种具体的担忧是，在孩子的生活中出现新情况：例如去了新的托儿所或幼儿园；面对父母离婚；第一次看牙医、医生或者第一次见游戏治疗师等而产生焦虑或不安全感的时候，家长如何回应孩子。除了鼓励家长反映孩子的恐惧和疑虑外，我们已经发现，采用一套名为"结构式玩偶游戏"的讲故事流程，而非解决问题，会有助于家长为他们的孩子做好面对人生新经历的准备。本章结尾部分的课堂记录节选详细展示了兰德雷思博士如何阐释"结构式玩偶游戏"以回答家长提出的有关孩子的顾虑。

治疗师应留出时间讲授如何归纳用于游戏时光活动以外情景的设置限制的技能，以及在游戏时光活动之外设置限制却不起作用时应如何处理。首先要复习 ACT 三步法的三个步骤：

- A——理解孩子的感受；
- C——告知限制条件；
- T——提供可替代选项。

随后，讲解一个在游戏时光活动之外运用设置限制的 ACT 三步法的示例，在设置限制后以**"如果–那么"给予选择**的方式明确不服从限制的后果。关于执行这一过程的详细指导，可以查看培训手册第 9 单元使用的"设置限制的高级技能：给予选择作为违规后果"和"设置限制技能在游戏时光活动活动以外情景的广泛应用"这两份讲义。治疗师在讲解了这两份讲义的内容之后，要发给家长一份带有附加示例的练习册。这是一项较难学习的技能。家长频繁使用"选项和选择"会感觉自己很傻。随后，治疗师要组织家长讨论对于年龄较大的孩子，应该如何调整给予选择技能以及如何明确后果。要提醒家长注意**的大拇指原则：大孩子大选择，小孩子小选择**。

不论家长能够多么熟练地运用设置限制的技能，也无法保证每次都奏效。家长必须明白这一点！治疗师要留出时间和家长讨论一旦设置限制的 ACT 三步法不起作用时应当怎么办（培训手册收录了补充习题）。

1. 寻找导致反抗的自然原因。

2. 保持克制，尊重孩子也尊重自己。

3. 为违抗限制设置合理的后果。

4. 绝不容许暴力。

5. 如果孩子拒绝选择，那么家长代为选择。

6. 强制落实后果：不要向孩子声明自己无法落实的后果。如果家长在孩子的愤怒或眼泪面前崩溃，就等于放弃了自己作为家长的身份，失去了自己的力量。**要强硬！** 如果家长不遵守这条法则，就会丧失信用，并且损害与自己孩子的关系。

7. 识别更严重的问题的迹象：随着家长对自己掌握的新技能越来越有信心，他们常常会急于去解决孩子之间的每一个问题。要帮助家长**选择一个问题作为焦点**，例如不按时睡觉、攻击性行为、打人、准备上学等，要求家长在下一单元汇报自己选了哪个问题作为焦点。

> **大拇指原则**
>
> 　没有限制，就没有安全感。一致的限制 = 安全稳固的关系。

家庭作业

1. 提醒家长，需要高度重视保持进行游戏时光活动的时间和地点的一致性，并对游戏活动进行录像。

2. 提醒家长，在游戏时光活动开始前，需要用几分钟的时间复习"游戏时光行为准则"。

3. 提醒家长，在游戏时光活动结束后完成"游戏时光笔记"并填写"游戏时光技能清单"。

4. 要求家长注意在特殊游戏时光活动以外的时间与孩子互动时肢体接触的次数（拥抱、拍拍头、触碰胳膊，等等），要求他们切实地尝试在一周里记录肢体接触的次数。

5. 相关补充作业：要求家长与孩子玩摔跤游戏。研究显示，当年近 30 岁的受访者被问到童年时与家长玩的哪个游戏活动最令他们印象深刻时，不论男性还是女性，都表示摔跤给他们留下的记忆最深，也最有趣。例如，在有小孩子的双亲家庭里，妈妈和孩子可以偷偷接近爸爸，尝试把他摔倒在地，这会带来许多趣味和欢乐。

6. 要求家长选择一个难以解决的问题（在游戏时光活动以外的情景中），将其作为关注的焦点，并在下一单元的课上汇报如何利用游戏时光活动的技能来应对这一问题。

7. 安排一到两位家长录制视频。

8. 提醒家长遵守本单元的大拇指原则。

✏ **亲子关系治疗第 9 单元记录节选** ✏

> 兰德雷思博士：大家上一周的情况如何？
>
> 劳拉：这周，我想带六岁的大卫来诊所这里接受游戏治疗，结果他拒绝留下来，当时真的很不顺利。我们离开的时候，我真的很生他的气。但我没有像以前很多时候那样对他撒气。在回家的路上，他坐在车里说："妈妈，你以前也当过小孩，我只是不想和那个女士一起进那间屋子。"我愤怒地顶了一句："是的，我以前也是小孩，但是我的爸爸妈妈并没有那么关心我，也没有想帮助我。"我当时还在生他的气，但我没有说平时会说的那些话。

兰德雷思博士：所以你没有对着他发火。

劳拉：没有，除了那句话之外没说别的。

兰德雷思博士：这就是进步。你控制了自己的情绪。

劳拉：是的，对我来说这是个进步。

兰德雷思博士：劳拉，如果你能回到带孩子来诊所的那个时刻，他还是不愿意留下来，你现在的做法会和之前有什么不同？

劳拉：我想应该也只能就这样了，但我还是有点难以接受允许一个六岁的小孩子做这样的决定，决定他自己是否，呃……

兰德雷思博士：是否需要帮助和治疗。

劳拉：是的，但我不知道除了让他自己做主以外还能做什么。

兰德雷思博士：出于一些原因，和治疗师一起走进游戏室让他感到焦虑，或者是你从他身边离开让他感到焦虑。

劳拉：好吧。请告诉我应该做什么。我们预定周三下午 6:00 再过来。

兰德雷思博士：今天是周一。我希望你在他今晚和明晚上床睡觉前尝试一种叫作"结构式玩偶游戏"的方法。（面向全组组员）如果你们的孩子对什么事情感到焦虑或担忧，比如要和保姆独处、去看牙医、去上学或者第一次参加生日聚会等，你们都可以使用这种方法。劳拉，你要和大卫一起坐下来，然后对他说："我要给你讲一个特别的故事，故事说的是大卫去接受游戏治疗。讲故事的时候我们需要用一个玩偶或者毛绒玩具来充当大卫，一个充当妈妈，还有一个充当布朗女士（游戏治疗师）。"以上东西都让大卫自己选择。"另外，我们还需要一辆车。"让大卫选好，然后游戏开始。"大卫正在自己的房间里玩，妈妈说'晚饭做好了'。"你在讲故事的时候要用选好的玩偶角色表演你讲的剧情。"大卫在桌边坐好，大家开始吃饭。吃完了，妈妈刷盘子。好了，现在该坐进车里去见布朗女士了。大卫坐这里，妈妈坐这里。"这时你要让玩偶角色坐进车里。"妈妈帮助大卫系好座椅的安全带，**咔嗒**，然后妈妈系好自己的安全带，**咔嗒**。"讲故事的时候一定要用大量的发声道具。开车的时候要发出汽车发动机的声音，**呜呜呜呜**。"我们到了，妈妈锁上车，**咔嗒**，然后大卫和妈妈穿过停车场，走进游戏室所在的大楼。大卫和妈妈走进楼里，布朗女士说'你好呀'。"然后你开始模仿大卫和布朗女士之间有来有往的对话。"大卫和布朗女士一起穿过大厅走进游戏室。游戏室了有很多好玩的东西，"这时要表现出玩偶穿过大厅的动作，"妈妈就在这边的等候室里等着你。妈妈看看表，心想大卫要在游戏室里待 45 分钟（看你自己的表），然后妈妈就开始读书。然后妈妈听到大厅那边传来脚步声，于是妈妈站起来，朝大厅那边看去，确定是大卫正穿过大厅走来。妈妈说，'你好呀，我们现在可以回家了。'大卫和妈妈系好安全带，**咔嗒咔嗒**，然后开车回家，**呜呜呜呜呜**。'我们到家了，吃点零食吧。'大卫和妈妈走进厨房，吃了巧克力饼干还喝了牛奶。大卫说，'嗯，饼干真好吃，妈妈。'"故事以一个大大的拥抱和亲吻结尾，同时用手里的玩偶做出拥抱和亲吻的动作。一定要大声发出亲吻的声音，孩子很喜欢这样。然后故事结束。讲故事的时间不要超过 5 分钟。

这样的故事之所以重要，是因为你的孩子会记住他所看见的情景，以及故事是如何结束的。如果你只是口头告诉孩子接下来会发生什么，他不会在自己的脑海中想象出这样的情景。你的孩子会记住自己所看到的情景并且知道结局是美好的。所以劳拉，你在周一晚上和周二晚上都要给你的儿子讲这个故事。如果在周三下午带他来游戏室之前也能再讲一遍就更好了。这样能帮助他为接受治疗做好心理准备。

有些人发愁自己的孩子晚上不喜欢按时上床睡觉。大家可以在睡前讲这样的故事。你们可以告诉孩子，在故事里，上床睡觉的过程中会发生什么，在结尾说："妈妈给大卫一个大大的吻，妈妈把大卫的被子掖好，然后回到自己的房间去工作。现在，妈妈在自己的房间里，大卫躺在自己的床上。妈妈在睡觉之前回到大卫的房间看看他睡了没有。'嗯，他睡着了。'于是妈妈给了大卫一个大大的吻，让他知道妈妈回来看他了。"这是为了让孩子知道你会在他睡着以后再过来查看一次，让他安心。

兰德雷思博士：劳拉，你的儿子可能是害怕他从游戏室出来的时候看不到你。

金：是的，他担心自己会一直和陌生人待在一起。

劳拉：星期天我准备去上班的时候，大卫从屋里跑出来上了车，把车门锁上了，因为他不想让我走。

兰德雷思博士：我们先想办法让他为参加周三的游戏活动做好准备，然后我们再想办法让他接受你离开家去上班。上一单元布置给大家的一项作业是在这一周内至少运用一次给予选择的技能。有谁在这周做到了给予选择？

凯西：我在电影院用了。我们去看电影，科迪一直在座位上打滚，还踢前排的椅背，于是我就把他带到外面的走廊里，告诉他："如果你选择踢椅背打扰别人，那么我们就一起回家，不看电影了。"这招起作用了，他不再踢椅背了。

兰德雷思博士：你掌控了局面，凯西，科迪也管住了自己。不过，你没有说出给予选择的另外一半内容。

劳拉：如果你选择不踢人家的椅背，就可以留下来看电影。

凯西：好吧，其实他在电影放映的大部分时间表现得都很好，但后来又开始踢椅背了，我就说："我看你是选了不看电影。"然后我们就走了。

兰德雷思博士：所以你没有自食其言，而科迪也体验到了自己的选择带来的后果。

金，你本周有没有用到给予选择的技能？

金：托比很容易感到沮丧，以前遇到一点小事就容易歇斯底里，但是现在已经好多了，但我们依然在努力纠正他这一点，所以我们上周运用了好多次给予选择的技能。他会在发脾气的时候扔东西，而我不允许他这样，所以我让他做出选择。但是结果很糟糕，因为我不得不把他的玩具都收走。

兰德雷思博士：（打断）不好意思，我没太听清楚。你刚才好像在说"我不得不把他的玩具都收走。"

金：（打断）他自己选的让我收走他的玩具。

（一片笑声）

兰德雷思博士：噢！你听出来区别在哪儿了吗？

金：是的。

兰德雷思博士：没错，这是他的选择。那么，金，现在你坐下，平心静气地告诉我们，你相信他会选择一连三天都放弃他最喜爱的玩具吗？（小组成员们笑了起来）

金：是真的。我的两个孩子共享玩具，有一天，托比正在玩他姐姐的娃娃，然后突然把娃娃扔了。我很难把这个娃娃从女儿身边拿走，因为这是她的玩具，但是如果我把它收走的话，女儿就不能玩它了。

兰德雷思博士：她可以玩这件玩具，因为这是属于她的。

金：这样行不通，因为他们共享所有的玩具。

兰德雷思博士：托比还喜欢干什么？

金：我总不能把电视搬走啊，因为他们都喜欢看电视。

兰德雷思博士：你家只有一个房间吗？（小组成员们笑了起来）

金：不是，（金笑了）有很多房间。

兰德雷思博士：哦，原来你家不止有一个房间。（小组成员们笑了）

金：是的。

兰德雷思博士：（长时间的停顿）所以呢……

金：我要怎么做？

兰德雷思博士：托比多大了？

金：四岁半了。哦，对了，他通常会选择待在自己的房间里。

兰德雷思博士：娃娃是你女儿的玩具，托比选择不玩这个娃娃了。你要进行下一个步骤："如果你选择继续玩这个娃娃，你就要回到自己的房间，坐上 5 分钟。如果你选择不再玩她的娃娃，你就不用回自己的房间待 5 分钟了。"

金：所以你觉得把娃娃收走是不对的。

兰德雷思博士：如果娃娃是他的，那么这就是个合适的做法，但是现在，收走娃娃实际上是在惩罚你的女儿。

金：哦，我明白了。

兰德雷思博士：好了。你有机会来实践给予选择了。

金：而且确实有效，真的起作用了。哦，就像我们之前说过的，我这周也开始和女儿共享游戏时光活动了。她在游戏时光活动里表现得和托比太不一样了。

兰德雷思博士：具体情况怎么样？

金：她真的很喜欢游戏时光活动。以前的问题在于小婴儿会吸引大人的很多注意力，因为他有特殊的需求，所以托比会得到很多关注，她感觉自己受冷落了。这周我能看出女儿的行为发生了变化，就是因为特殊游戏时光活动的影响。她的表现更好了。看着在玩玩具方面，她和托比的不同之处，这种感觉真好。

兰德雷思博士：所以你对她的了解又多了一些。

金：没错。我们在课上学的一点一滴都渗透进 30 分钟游戏时光活动之外的日常生活里了，现在全家都变得和以前不一样了。

兰德雷思博士：这真是很棒的报告。

黛比：我有个问题，是关于按时睡觉的。我应该在什么时候给予选择，是在她从床上坐起来以后吗？

艾米莉：在今晚你哄她睡觉的时候，因为她已经在每晚都起来好几次了。告诉她，如果你选择在晚上从床上坐起来，那就等于放弃了在早上看电视的机会。

兰德雷思博士：给予选择包括两个部分。如果你选择不躺在床上，就等于选择了在早上不看电视；如果你选择乖乖地在床上睡觉，就等于选择了在早上看电视。一定要把选择的两面都说出来。"选择"这个词必须出现四次。

艾米莉：我好像没有这么做。

劳拉：我也没有。

金：我也是。

劳拉：我说的是："你要么选择这个，要么选择那个。"

黛比：然后就该打屁股了。

劳拉：我最近发现，当我不知道还能怎么办的时候就会打孩子的屁股。我失去了全面控制的能力，我以为我可以通过身体的力量来控制住孩子，然而并没有用。

黛比：从开始上课到现在，我打孩子屁股的次数减少了 99%。过去，不管她犯什么错，我都打她屁股，因为我不知道除此之外还能做什么。

兰德雷思博士：这是很大的进步。

黛比：但我有时还是有揍她的冲动。

兰德雷思博士：但是你在克制你自己。

劳拉：我觉得我正在克服这种冲动，这种感觉真的很强大。

黛比：就是孩子不按时睡觉这件事太让人生气了。现在，只有在这种时候，我会气得想揍她。

兰德雷思博士：不按时睡觉作为问题存在已经有一段时间了，为此，你真的很生瑞秋的气。你需要以一种不同的方式对瑞秋的问题进行干预。有两件事是你需要做的。首先给她讲上床睡觉的故事，然后再给予选择。

凯西：我刚来上课的时候，科迪跟我睡在一张床上，但是现在，他睡在自己的房间里。

劳拉：我周六晚上到家的时候，孩子们一般都上床睡觉了，而且工作了 16 个小时，我的心情不会太好。（小组成员们笑了）上周六晚上我到家的时候，他们还没睡觉，而且他们还想引起我的关注。不论是在体力上还是情绪上，我都没有准备好去关注他们。

兰德雷思博士：你是怎么处理的？

劳拉：因为我在游戏时光活动里和道森一起学会了情感脱钩和保持客观，所以我能保持平静，把自己和一天的经历脱钩，然后再回应他们的感受。"我知道你们想让我多陪陪你们，而且现在不想睡觉，但是现在已经很晚了，该去睡觉了。"

兰德雷思博士：然后怎么样了？

劳拉：他们上床睡觉了，也没有再起来，然后我去拜访了帮我带孩子的那对夫妇。

兰德雷思博士：所以你解决了这个问题。

劳拉：是的，我心想："哇哦"！（小组成员们笑了）

兰德雷思博士：你做到了！

劳拉：是的，而且我也没有生气。对孩子发火真的是一种很难受的感觉。我知道你的感受，黛比，真的很糟糕。

兰德雷思博士：黛比，有人和你的感受一样。

劳拉：而且有时候真的忍不住想揍孩子，但是我可以学习一种新方法。

兰德雷思博士：劳拉，在我看来，你说的是"我已经学到了一种新方法。"

劳拉：是的，我也这么觉得。这么长时间以来我都害怕自己的感受，甚至害怕拥抱和亲吻自己的孩子。

兰德雷思博士：现在呢？

劳拉：现在我不怕了，自从我上了这里的课。

（其他家长讨论了在游戏时光活动之外的情景中遇到的困难。小组成员们分享了自己在游戏时光活动遇到的不顺利的情况和顺利的情况。兰德雷思博士布置了家庭作业，并且提醒小组成员，下一次将是最后一个单元的培训。）

第 17 章

亲子关系治疗培训第 10 单元：评价与总结

概述

　　家长简要地对他们的游戏时光进行汇报，并观看其中一位或两位家长游戏时光活动的视频。治疗师带领家长复习亲子关系治疗的基本原理，并让家长分享培训课程的哪些内容对他们来说最有帮助，哪些内容仍然是他们最关心的。培训的最后一部分内容是让家长分享他们对培训经历的评价，以及他们和孩子发生了怎样的变化，还要分享自己关于从其他人身上观察到的变化的看法。治疗师会分享自己记录下来的家长对孩子最初的描述，作为他们评价进展的参考。本章末尾的部分课堂记录通过典型的家长评论，生动地说明了家长对自己和孩子的看法所发生的变化。治疗师**鼓励家长接受并承担自己的责任，为孩子的生活改变做出贡献**。对他们来说，这通常是一种非常有益并且赋能的体验。治疗师鼓励家长继续开展特殊游戏时光。对于需要额外帮助的家长和 / 或孩子，治疗师将会为他们进行安排。

材料

　　建议使用的材料包括：

- 亲子关系治疗第 10 单元的治疗纲要；
- 家长信息表，**包括家长从第 1 单元开始记录的对孩子的描述；**
- 第 9 单元布置的家庭作业，包括所有额外的家庭作业；
- 第 10 单元的讲义，培训手册中第 10 单元的 "大拇指原则汇总及其他需要注意事项"。

内容和步骤

正如培训的前九个单元一样，第 10 单元的课程内容也安排得很紧凑。治疗师需要解决长期困扰家长的疑虑，并提出建议。治疗师将继续对游戏时光进行督导，也可能需要复习一下基本技能。家长需要对这次经历进行复盘，为离开小组做好准备。家长将评价上课的经历，并且分享他们对自己和孩子发生的变化的认知。治疗师一定要花时间强调特殊游戏时光的重要性，并鼓励家长继续进行他们的特殊游戏时光。对于那些想要和非重点关注的孩子一起进行游戏时光的家长，治疗师需要为他们做出相应的安排。如果年纪大一点的孩子要参与游戏，就需要讨论一下他们适合玩什么样的玩具和材料。治疗师和家长需要提出后续活动的具体计划。

在最后一单元，支持和鼓励是治疗师和家长应该贯穿始终的主题。这时家长之间的互动交流不断增进，从而充分展现了小组内部的凝聚力，而且治疗师通常会发现，当家长相互表达他们的感受和反应时，治疗师可能往往会发现退居一侧才是行之有效的策略。**一般来讲，家长会慷慨地对其他人给予支持和鼓励，他们可能也会调皮地互相取笑，模仿治疗师在前期课堂上表现出的那种幽默感。在整个培训课程中，治疗师所树立的这种有趣、包容、快乐的态度，减少了家长因为产生"我一定是出了什么问题，否则我就不需要在这里了"这种想法而受到的恐吓、困扰，帮助家长放松下来，从而有助于家长学习为人父母的新角色。**

家长所关切的问题汇总

治疗师询问家长，关于特殊游戏时光活动，他们有没有一些长期的困扰或者有其他问题需要分享。这些问题反映出治疗师仍然对小组中的家长怀着关切的态度。以下问题促进了我们一直关注的亲子关系治疗小组内部的互动。

> 凯西：等孩子长到几岁的时候你才能告诉他一些严重的事情，比如我姐姐得了乳腺癌，她可能会离开我们。我之所以这么紧张不安，是因为我不知道能对科迪（六岁）说多少。
>
> 兰德雷思博士：如果你真的很担心你姐姐，那么所有的真相对科迪来说都不重要。重要的是一些宽泛的信息——你的担心、你的忧虑，因为她病得很重，正在住院。科迪可以理解这些信息。
>
> 凯西：我发现，对于有些事情，他还没有准备好去接受。我和一个好友打电话时，谈到科迪的爸爸在坐牢，被科迪听到了。他就到处宣扬"爸爸在坐牢"。
>
> 劳拉：对，我懂。道森的反应很类似，而且我告诉他，我们不和爸爸待在一起是因为他伤害了我们。我没有详细地讲他是怎么伤害我们的。道森只需要知道，因

为他伤害了我们，所以我们不和他待在一起了。

　　兰德雷思博士：所以，你觉得他能接受多少你就告诉他多少。

　　劳拉：是的。（转向凯西）所以你也可以这样做，就说你姐姐病得很重，但不必解释她到底怎么了。

　　兰德雷思博士：我有一种感觉，问这个问题是因为你开始觉得有些事情应该告诉科迪。

　　凯西：是的，我知道有的事他应该知道。但我不知道现在告诉他会给他多少负担。

　　兰德雷思博士：我听到你说的话几乎和劳拉上周说的一样，当时她担心的是："哎呀，我觉得我不应该回家，把我的情感强加给孩子，给他增加负担。"当时她感到不堪重负，因为她的音乐老师真的放弃她了。

　　劳拉：对，我现在还是想用我的吉他打他脑袋。（小组成员们笑了）

　　兰德雷思博士：一个安全的出发点是从你自身开始，你的担忧、姐姐病得很重、她在医院里，你听到这些情况时感受如何？

　　凯西：我担心科迪会沮丧，因为他是个很情绪化的孩子。

　　兰德雷思博士：当你通过和他分享你的情感来处理你的情绪时，也许会帮他学会处理他自己的情绪。如果他看起来不耐烦了，你可以建议他给姨妈画一幅画。

　　索尼娅：我一直在考虑，我需要和我的二女儿共度一段特殊游戏时光。我觉得我一直忽视了她。

　　兰德雷思博士：你的另一个女儿，珍妮，似乎还没有准备好结束她的游戏时光活动，所以，如果每周分别和两个女儿进行一次特殊游戏时光活动，你觉得怎么样？我想你已经准备好这样做了。

　　索尼娅：这就是我一直想做的事情。

　　兰德雷思博士：好的，你可以在我们日后的会面中告诉我们进展如何。

（该段互动在此处呈现，在本章结尾的课堂记录中不再重复出现。）

　　根据小组的规模，需要限制这些主题的讨论时间。避免一直沉浸于团队其他成员可能不感兴趣的具有重大意义的新问题中。互动时要轮番进行，并让大家集中精力。本单元的主要议题是督导、评价和后续事项。

检查家庭作业

　　家长要做一个简短的报告，说明他们对于自己触摸孩子身体次数以及对于摔跤游戏时光活动的反应都注意到了什么。家长还需要报告他们正在纠结的问题以及可以用来解决问题的亲子关系治疗技能。

督导

与之前的课程一样，家长报告他们游戏活动的情况，并观看一位家长的亲子游戏时光的录像。因为家长需要他们能够得到的所有反馈，而且在督导过程中出现的问题可能不会再另行探讨，所以在最后这一单元中继续进行督导是很重要的。在本单元的小组历程中，家长通常非常善于模仿治疗师的督导方式，他们会忽略错误，对正面的行为和技能做出回应。我们的经验是，在这个时候，大多数家长对于所教授过的技能，都能展现出非常令人满意的运用能力。

孩子行为的变化

治疗师分享记录下来的家长对孩子最初描述的内容，为家长评估进展提供参考。正如下面的互动那样，这种分享通常有助于促进家长发生巨大变化并培养出极其深刻的洞察力。这个亲子关系治疗培训小组不是我们在本书中一直追踪的小组。将这个小组内的互动呈现于此是因为它的亲子游戏时光的成果令人瞩目而且非比寻常。

> 兰德雷思博士：10周前，我把你们谈论重点关注的孩子时说的话记录了下来。我想先读一下这些内容，然后你们把孩子现在的情况告诉我们。简，在我们上第1单元课程的时候，你说詹妮弗经常寻求别人的注意，尤其是在要上床睡觉的时候。她有严重的头痛，还因为药物和医疗问题引起关注。她和其他孩子相处得不太好。她就像个小大人。她经常吵架。她一天发作好几次，药物也不管用。你说："我想她已经学会了让自己发病来引起别人的注意。"这些都改变了吗？
>
> 简：对。在过去四周里，她只有一次头痛发作；在过去四到五周里，她只抱怨过三四次头痛的问题。（小组成员们鼓掌）
>
> 兰德雷思博士：多么了不起的变化啊！这可是一份顶好的报告。
>
> 简：曾经有一阵子，她每天头痛发作多达10次。
>
> 兰德雷思博士：简，是什么改变了这种状况呢？
>
> 简：嗯，我想有很多，啊……好吧，我对她给予反应的方式可能起了作用。我知道游戏时光真的对她很有帮助。
>
> 兰德雷思博士：是的，你改变了你孩子的生活。
>
> 简：她现在看起来更快乐了，家里的压力也小多了。

这是一段值得注意的关于行为变化的描述，尤其是因为时间跨度只有短短10周。然而，在第10单元，这样的描述在家长对于行为变化的报告中非常典型。在第1单元亲子关系治疗培训课中，艾琳把她两岁的女儿描述成一个特别犟的孩子。她讲道，她们经常陷入对抗中，从女儿出生的那一刻起，艾琳就发现难以与女儿建立联结。在第 10 单元，艾琳热泪盈眶地说，她终于懂得爱女儿了，她不再惩罚她，并且可以和她共度更多美好的时光（本报告和本单元中出现的以下家长报告并非来自本书中我们一直关注的亲子关系治疗培训小组）。

在第 1 单元，米卡尔报告说，为了避免睡前哭闹，她每晚都得摇着四岁女儿的婴儿车，才能让她入睡。在第 10 单元，米卡尔说她的女儿现在可以自己入睡了，她们之间的关系也变得更加平和，也更加充满爱意。她还说，她与两个十几岁孩子的关系也已经得到了改善，现在，她们的亲子关系建立在理解和尊重的态度上。

在第 1 单元，珍妮表达了她对七岁儿子的愤怒和攻击性感到恐惧。当珍妮描述到儿子在学校的行为问题，她在家里完全无法控制儿子的行为以及她自己的羞愧感时，她哭了。经过两次游戏时光活动后，珍妮汇报了儿子行为上的进步，还有当儿子知道她在上课学习如何和他一起玩游戏时，是多么地兴奋。在第 10 单元，珍妮兴奋地说她的儿子不再生气、不再失控，在学校里没有出现行为问题，她也不再害怕她的儿子了。治疗师布置的家庭作业令她受益匪浅，在完成家庭作业的时候，她给儿子写了一张纸条，说她欣赏他的诚实，并把它邮寄给了他。他收到纸条后很激动，满怀希望地问她："是真的吗？"这张纸条对她儿子的影响很大，她决定把练习的内容写在邮件里，发给所有朋友和学校的辅导员。

我们在前面的九个单元一直关注的第 10 单元的家长报告，就收录于本章末尾的"亲子关系治疗第 10 单元记录节选"中。

家长的变化

治疗师通过询问家长，与过去相比他们现在有什么不同，他们怎么改变的，或者他们对孩子的感觉是如何变化的，促使他们有机会深入地洞察这些变化，并且可以让家长感觉更有力量。**家长需要一个机会来重新描述自己**。简明地总结家长对自己的描述有助于他们认识到自己的变化和取得的成就。让家长比较、对比目前家里的情况和 10 周前家里的情况，以及目前游戏活动的情况和第一次特殊游戏时光活动中的情况，也会有所帮助。这样做的目的是让家长在离开培训班的时候感到被赋予了力量。

从以下摘录的内容中，可以看出家长的行为和态度所发生的重要变化。

兰德雷思博士：大家感觉自己现在有了什么不同？

金：过去，我认为父母应该对孩子做的每一件事负责，我希望我的孩子能做决定，并且表现得像个大人。现在，我对孩子们的了解比以前多得多。他们并不是我的延伸，他们是不同的，他们是独一无二的。现在我的儿子知道，我会爱他本来的样子，即使他没有做出正确的选择，我仍然爱他、信任他。

索妮娅：过去，我是我女儿的警卫，我们经常陷入对抗中。我们之间的交流就像心脏手术那样充满危机感。我是说，又是尖叫，又是哭闹，又是摔门。我的愤怒常常突如其来，我们每天至少要对对方大喊大叫四五次。现在，我知道她的很多行为都是正常的，我也更能接纳她了。亲子治疗教会我如何心平气和地设置限制，从而表明我的观点。

黛比：我以前总是对我女儿大喊大叫，我不再那样做了，所以我们的关系就没那么紧张了。现在，我会花更多的时间陪伴她。我觉得我更能掌控局面了。即使我犯了错误，把事情搞砸了，我也知道下次我可以改进，做得更好。

劳拉：我曾经把我的自我价值感维系在努力让我的孩子们快乐这件事上，我尽力不去惹他们生气。我觉得他们的幸福完全是我的责任。我的孩子们必须服从我，这样别人才不会认为我是个坏妈妈。在游戏时光活动中，我认识到，我不必为我的孩子摆平问题。这一原则改变了我对养育子女的想法和态度。我已经学会了承认孩子们的感受，而不必去纠正他们的感受或为他们处理问题。我可以陪在他们身边，给予他们我所能给予的，而不必去修正什么。

金：我发现我不必非得是个完美妈妈。过去，我一直在努力做一个完美妈妈，并且为我的孩子提供一切，满足他的所有需求，现在我不必这样做。

兰德雷思博士：而且这让你感觉很好。

金：是的，确实是！让我心有安慰。

兰德雷思博士：黛比，你在摇头。

黛比：对，我感觉压力小了很多，而且对自己的感觉和对女儿的回应方式也比以前好了很多。我知道我现在能处理这些问题了。以前我认为我做不到，所以我根本不会去尝试。

凯西：我感觉和我儿子的关系更紧密了。我不再溺爱他，但是感觉和他更亲近。我现在可以更好地倾听他的心声，我不再屏蔽和他的交流。

艾米莉：现在为了当家长，我可以准备得更充分了。我还没有和我其余的孩子共度特殊游戏时光，但我对他们的回应与以往不同了。我已经意识到，我和孩子们遇到的问题不必立即得到解决，通常需要花时间慢慢来。

（这些互动内容在本章结尾的课堂记录中不再重复出现）

询问家长，他们认为小组中的其他家长是如何改变的，或者其他家长有哪些不同了，也能够起到强化作用。他们可以经常意识到被重点关注的家长自身所意识不到的变化。如果没有意识到已经发生的变化，就很难在行为和态度上继续保持正面的改变。由于行为发挥着自我认知的作用，所以帮助家长的自我认知"追赶上"他们现在的位置是使他们持续改变行为的关键。重要的是，当家长离开最后一个单元的课堂时要对自己有一个强化的、崭新的自我认识。

家长对于经历的评价

治疗师会要求家长分享他们对亲子关系治疗培训的反馈，以及培训中的哪一部分对他们最有帮助。围绕这一话题进行分享为家长提供了复习基本技能的机会，并且可以提醒家长他们需要继续关注并对孩子使用这些技能。治疗师也可以要求家长分享他们是如何将学到的东西转移或推广到家庭中的其他孩子身上的。一位母亲用笔记分享了她变得越来越自信的经历，她写道："我从来没想过，养育孩子可以这么容易、这么有意义！！！"

对于家长来说，增强的信心似乎是一个关键因素，从以下的反应中可以看出。

索尼娅：即使我可以完美地运用这些技能，我也会永远接受培训，因为这个小组里的每个人都给予我支持。不仅如此，还因为我们有兰德雷思博士坐在这里，他理应无所不知。但当他不知道答案的时候，他会直接说一句"我不知道"，这样就能减轻压力。我需要知道我是否能把我的孩子带好。我会很怀念这段经历的。

劳拉：有一个宣泄的出口真好，你可以和别人交谈，并且他也知道你在说些什么。因为他是一个了解、懂得并且能够触及你感情的人，是一个关心你的人。

黛比：特殊游戏时光活动最初是给我的女儿准备的，但现在也适用于我。我的家庭背景很糟糕，我没有一个良好的育儿榜样，所以你（兰德雷思博士）成了我养育孩子的榜样人物。对此，我需要学习更多。

金：我希望这个课程能始终一周一次地进行下去，直到孩子们都长大成人！身处一个可以收获支持、正面的建议和评论的氛围中，在一个安全的、充满关爱的、不带偏见的氛围中讲述自己的故事，是一件如此美妙的事。我们不分析我们做错了什么，所以不会产生负罪感。

艾米莉：最近，我的家庭遭遇了一些问题，我真的很感谢在这里学到的技能，因为我认为它们帮助我避免使困境演变成灾难。当事情变得无法控制时，我意识到一些新技能是多么自然而然地出现在我的脑海中。

（这些互动内容并未包含在本章末尾的课堂记录中）

在培训的最后一个单元，学员之间通常会结下友好的情谊，家长通常会交换电话号码，愿意在事务繁忙或需要照看小孩时互相帮助。

延续特殊游戏时光活动

当亲子关系治疗小组完成了 10 个单元的培训时，大约有一半家长倾向于不再继续特殊游戏时光活动，其原因各不相同。家长开始处理在他们参与亲子关系治疗时搁置的其他项目。他们不再需要听从小组或治疗师的管理。他们孩子的行为有所改善，所以不再有那种必须要做点什么的紧迫感了。但鼓励家长继续特殊游戏时光活动的重要性再怎么强调也不为过。10 个单元（10 周）的亲子关系治疗培训是培训的最低标准。对于那些问题更加严重的孩子而言，家长无疑需要接受更广泛的训练才能掌握解决问题所需的技能。然而，不论何种情况，治疗师都应该鼓励家长继续特殊游戏时光活动。治疗师要向家长解释，他们不应该等待有重大事件出现时才进入孩子的世界——以细微的方式进入孩子的生活才是真正重要的。

大拇指原则

好东西不在个大。

延续每周 30 分钟的特殊游戏时光活动是家长进入其孩子的生活的一种方式，而且能在相对较短的时间内创造出他们和孩子共度的特殊时刻。

兰德雷思博士：尽管暑期班结束了，假期就要开始了，我还是想鼓励你坚持体验你的特殊游戏时光活动。它们是有价值的，因为**你在 30 分钟的特殊游戏时光内做的事情通常不会发生在家中的其他时间。**

- 在此期间你没有要完成的任务。
- 你一心一意地关注你的孩子。
- 你是孩子情绪的一面镜子。
- 你允许孩子来主导。
- 你的孩子引导自己并承担责任。
- 在这 30 分钟里，你不是孩子的老师。
- 对于孩子，你要鼓励、支持、接纳。
- 你不提出任何建议，也不解决任何问题。
- 你不批评任何行为。

既然现在我们已经结束了第 1 阶段的培训，那么继续你们每周的游戏时光是很重要的。然后我们在 9 月份见面时，你们可以报告在这个月里你们是如何度过游戏时光的。

凯西：科迪希望游戏时光活动再长一点，而且希望每周有三次游戏时光活动。

兰德雷思博士：30 分钟足够了。你们都有繁忙的日程安排，如果每周的游戏时光活动持续得更长、次数更多，你们可能无法保持游戏中的一致性。而且，你的孩子不需要每周进行三次游戏，一次就够了。每周进行一次一致的游戏要好过尝试三次不一致的游戏。

治疗师讨论继续家庭游戏活动的重要性，并要求家长签署一份合同，承诺继续进行若干周的游戏时光活动。治疗师告诉孩子的父母："如果你现在停止游戏，那就意味着你之所以和孩子一起游戏是因为你必须这么做，而不是你想这么做。"家长通常会承诺至少在 4~6 周后的后续培训开始之前一直继续进行游戏时光。家长也可以建立自己的持续性支持小组，安排时间让孩子玩游戏，并且让家长进行交流。其中一位家长应负责协调安排小组组员的会面时间和地点。在结束这一单元课程的时候，亲子关系治疗师会向家长提供"大拇指原则以及其他需要牢记的事项"讲义（见培训手册第 10 单元，其中提示了过去 10 单元的教学要点）。我们还将此讲义制作成冰箱磁贴，为家长提供方便的教材资源，或者家长可以将讲义一层层叠好，再加装一个粘贴磁铁）。

后续阶段

我们已经成功地安排了一个月的后续课程，包括更新、处理游戏时光活动的问题、解答疑问等。治疗师会给家长寄一张明信片，提醒他们后续培训课程的事宜。由于先前所述的原因，在本单元提供儿童托管是很重要的，除此之外，也因为孩子们喜欢带着"所有那些整洁的玩具"再次来到诊所。当后续课程开始时，家长首先要分享他们自上次会面以来进行的游戏时光活动的情况，关注他们自己和孩子的变化。治疗师利用他们的评论来强化先前教授的亲子关系治疗技能和原则。治疗师让家长列举他们成功运用这些技能的事例，从而肯定他们的进步。后续课程的主要重点之一是帮助家长归纳他们在游戏时光活动之外的情景中使用的技能。治疗师会鼓励家长互相提建议，对于家长而言，帮助彼此解决困难的过程也将会是一个格外充满力量的过程。家长可以选择继续与治疗师单独见面，获取支持。如果家长有足够大的兴趣，治疗师可以安排家长在大约三个月内再接受一次后续培训的课程。

治疗师也可以为已经完成了前期亲子关系治疗培训的家长安排一个高级亲子关系治疗培训小组，更新家长的技能。在高级亲子关系治疗培训中，家长会复习学过的技能，更深入地考察游戏时光活动，及时更新亲子关系的问题，而且与之前的培训相比，我们将花费更多的时间把技能应用于游戏时光活动之外的情景。治疗师会向亲子关系治疗课程的历届"毕业生"发送个人邀请函，邀请他们报名参加高级亲子关系治疗培训。一位家长描述了参加高级亲子关系治疗培训的重要性：

> 我和我的孩子一直有一些大问题，我知道如果我能重新开始进行游戏时光的

话，情况会变好。不过，我就是无法开始。参加这些培训课程意味着我必须保证安排游戏时光活动，而且，孩子的行为也有了极大改善。

亲子关系治疗第 10 单元记录节选

说明：家长分享了他们一周的情况，报告了他们触碰孩子身体的次数，并兴奋地描述了他们和孩子一起玩摔跤游戏的经历。

兰德雷思博士：10 周前，当你们谈到你们关注的孩子时，我记录下了你们的描述。我想读一下这些描述的内容，然后你们给大家介绍一下你的孩子现在的情况。黛比，你说瑞秋很敏感、很固执，你很生气。你完全抗拒她，还打她屁股，但这不管用。她专横又苛刻，她爱发脾气，你却优柔寡断。现在的情况如何？

黛比：她还是爱发脾气，但更有节制了。

兰德雷思博士：你现在对她的反应如何？

黛比：我的反应比较平静。当我看到她躺在地上耍赖时，我的反应不再是"我该怎么办"是"好吧，我们试试看"。这挺好。这就是我要做的。知道该做些什么帮助我消除对她的反应中的一切负面情绪。给予选择是关键。她现在有方向了。

兰德雷思博士：选择使她能够利用她自己的资源。

黛比：给予选择把责任转交给她。她完全有能力决定自己想做什么。

兰德雷思博士：所以和她在一起时你像变了个人。

黛比：我想是的。让她承担责任就会让事情变得更容易处理。现在，我知道该做些什么，这解决了 90% 的问题，而不用打她屁股或做其他不起作用的事情。

兰德雷思博士：现在怎么用打屁股的办法呢？

黛比：我再也不打她屁股了。我只打过她一次，是在她受到直接伤害的时候。

兰德雷思博士：那么，大多数你担心的行为问题都得到了改善。

黛比：是的。

兰德雷思博士：那你自己的回应呢？你曾经说过"我很生气，还完全抗拒她"。

黛比：这真的是我正在努力克服的问题，我不再用身体把她推开。我意识到我一直在把她推开而不是拥抱她，把她推开只会让她越来越亢奋。把责任转交给她却能使我不再生气。我认为愤怒源自失控的感觉。

兰德雷思博士：所以你现在感觉可以控制自己了，在我看来你是在说"我对她更加慈爱了"。

黛比：是这样的。而且反过来，她也展现出关爱我的特质。

兰德雷思博士：因为你所做的一切。

黛比：她甚至在给选择做出反馈。在很长一段时间内，我都害怕讨厌的第二个、第三个选项，就是因为我不知道该做什么。很长一段时间以来，我都在祈祷能有这样一门课教会我需要知道什么，因为我来自一个非常不正常的家庭。我需要基本的方法。

兰德雷思博士：听上去你现在对自己很满意，而且你确实有一些方法了。

黛比：是的，但我必须选择性地使用它们，因为有时我想把她和垃圾一起扔掉。（组员们大笑）现在，我和她建立了联系，而不是专横地对待她。

兰德雷思博士：全都要归功于你正在做的事情。

黛比：更要归功于我得到的这些方法。

兰德雷思博士：但你运用了它们。

劳拉：黛比，他尝试着去表扬你，但你不让他这么做。

黛比：我想我们在场的每个人都希望成为好家长，但直到上了这些课，我们才知道应该怎么做。

索妮娅：我们以前不知道该做些什么。

黛比：我们以前被教授的理念都是告诉孩子他们该去做什么，而且必须去做。

艾米莉："看得见我们，却不听我们说"，我们就是这样长大的。曾经如果不按我父母说的去做，我会感到害怕。

劳拉：我觉得这不是害怕，而是尊敬。

艾米莉：我没有那种尊敬的感觉。我害怕我爸爸。在我的人生中，他只打过一次我的屁股。他总是在那里跟我讲道理。

凯西：我和父母的关系还是不太亲密。

黛比：难道我们长大后没有想过"我父母这么做不对，我不想这样对待我的孩子"。

艾米莉：我想我长时间以来都在责怪我妈妈，她那样做是非常错误的，但后来我不得不在心里认定，她可能只是做了从她父母那里学到的东西。她已经尽其所能了。

索妮娅：我妈妈太离谱了，但我知道她的本意是好的。

黛比：在上这里的课之前，我能看到瑞秋 14 岁的样子，生活会是一塌糊涂。

兰德雷思博士：我听到你们所有人说的是，你们的孩子会长大成人，他们会对你们为人父母这件事有不同的评价，他们会说你们养育子女的方式正是他们想用的方式。索妮娅，你说珍妮想向你展示什么东西，但你不知道那是什么。你不体罚孩子，还说你已经给出了一些选择，等等。但你最担心的是你对于她要向你展示一些东西这件事感到很敏感。

索妮娅：她很生气，她真的很生气。我一直以为她是感到难过，但通过我们在课堂上做的事情判断，我发现她是生气了。通过这些课程，我学会的是为她创设一个安全的环境。那个可怜的玩具娃娃，被她捆起来，然后用刀割坏了。我想起在前三四次的游戏时光活动中，她甚至从来没碰过刀、枪或者任何看起来很有攻击性的玩具。我学会了如何读懂她的表情。她哭的时候我觉得她很伤心，所以我会说："哦，你伤心吗？"她似乎对我的问话感到很困惑。现在，她会说："我很生气。"很多时候，我只是不知道她怎么了，我想即使我不习惯于体罚，但是语言上的大喊和尖叫也确实伤害了她，就像我打了她屁股一样。我很高兴我再也不用这么做了。我知道我还能做什么，我感到有力量了。她现在甚至能给她的小朋友们选择。我可以看出，能够表达她自己的需求让她感到更舒服了，这就是特殊游戏时光活动的作用。我真的需要为她安排一个时间段，让她知道她可以成为她想成为的，做她想做的，说她想说的，还让她知道她是安全的。以前从来没有这样的时间。我将继续特殊游戏时光活动，这真的很重要。我感觉好多了，真的。

兰德雷思博士：索妮娅，你给你的孩子的生活带来了巨大变化，而且你真的很享受这种特殊游戏时光。劳拉，你对道森的描述是"他经常生气"。他对于你花时间带宝宝这件事感到愤愤不平，他很苛刻，他经常走神，对你而言他真是个挑战，他在不断地触碰你的底线，你却很难坚持原则，他占用你的时间。现在这些情况怎么样了？

劳拉：卡拉非常独立，她不需要我花太多时间陪她，所以道森和她之间没有那么多竞争。他们似乎成了更好的朋友，道森对她的怨恨似乎也变少了。他不会走神了，我认为这对别的事情也有所帮助。对于他，确实有一个物理边界存在。他知道限制，他有选择的余地；如果他越过边界了，他就必须回到界限以内。

兰德雷思博士：他对你还苛刻吗？

劳拉：我想问题已经解决了。我觉得没有以前那么紧张了。

兰德雷思博士：你说过"坚持原则让我感到难熬"，这个情况怎么样了？

劳拉：这一情况也正在好转，他再也不像以前那样试探底线了。现如今，在外面的时候，他就乖乖地待在那里。

兰德雷思博士：所以你在某些方面变得不同了，他也不同了。

劳拉：是的，我们的生活发生了很多变化。我们真正给予孩子的事物的深度令我兴奋。关于我自己、我内心深处的孩子和我来自哪里，我做了许多研究。我知道，允许孩子们做出选择、学会自律、允许他们表达自己是很好的。

兰德雷思博士：我感受到了你的变化。和刚开始培训时相比，现在的你更放松、更开放，脸上的表情更多了。

劳拉：是啊，谈论那些见不得光的秘密再也不是多么可怕的事了。在这里，其他与我有同样困境的人接纳了我。

兰德雷思博士：我听到你在对小组里的人说"谢谢你们"。

劳拉：这感觉很好。当我第一次来这里时，我希望你能让我感觉好些，但还有更加重要的事。

兰德雷思博士：重要的在于你们每一个人。

索妮娅：我们对自己的感觉都变得更好了。

兰德雷思博士：所以你对孩子的反应变了，他们也更喜欢自己了。

劳拉：是的，我想这和道森有很大关系，他更喜欢自己了。我们现在的互动有了很大改善。以前，不管怎样，他都要从窗户跑出去，每次都是一种煎熬。现在我们不再用这样的方式交流了。他再也不去爬窗户了。他现在意识到过一会儿他就可以出去了。

兰德雷思博士：是谁改变了这一切？

劳拉：很多事情。

兰德雷思博士：我不会让你否认自己的功劳的，劳拉。是谁改变了这一切？

劳拉：是我。

兰德雷思博士：没错，是你，你在做与以往不同的事情。我听到你在表达"我一直在努力，我在努力了解我的孩子。"你已经改变了，你们每个人都是这样。除了你，没人有这样的功劳，黛比。你们每个人都做了贡献。

黛比：那我接受夸奖。（小组组员们大笑）

兰德雷思博士：金，你提到托比的时候说"他很早熟，有注意力缺失症，语言发育迟缓。他在接受语言治疗，自尊心不强。他很黏人、很可爱，容易受挫，而且对自己很不耐烦"。这些有改变吗？

金：哦，是的，改变了很多，这要归功于我和我丈夫一直以来的努力以及所有外界的帮助。甚至托比说话也越来越好了，所以他感到更加自信了。他和妹妹之间也交流得更好了。昨天，托比告诉我米歇尔打了他，他告诉妹妹："我不是用来打的。"我知道这是他从我们的游戏时光活动里学到的，这帮了大忙。

兰德雷思博士：你觉得他怎么样，现在？

金：哦，好多了。我是我们家最小的孩子，被宠坏了。我从来没有受到任何限制，设限对我来说难于上青天。我希望我的孩子们非常喜欢我，我希望自己能成为他们的朋友。我想让我的孩子们知道他们一直被宠爱着，而管教他们是件很难的事，但我懂得了管教他们就是爱他们。现在我不害怕去餐馆了。（笑声）现在，他们的自控力更强了。我来这里是为了帮助我的儿子，但给予选择也帮助了我的小女儿。我曾感到很灰心，觉得自己很失败。我知道我的孩子没有获得他应有的发展，并且现在我意识到这不是我的错，但我可以帮助他。

兰德雷思博士：当你觉得自己已经失败了的时候，你很难按照需要采用的方式做事。你的创造力被扼杀了，所以你本来有能力实施的解决办法和好的事情都无法落实，因为你灰心丧气。我听到你说的一件重要的事是你对自己的看法已经改变了。

黛比：我刚来的时候，整天把瑞秋放在日托中心，因为那是我想让她待的地方。我的反应是"哦，太好了。她要去上学了。可惜我没法让她再快些赶到那里。"现在，我每周只让她上一天学，因为我想和她在一起。这些培训让她改变了许多。

艾米莉：当我们开始上课的时候，你想让我们在这10周内专注于一个孩子，但是你教给我们的一切，能够应用到我们所有的孩子身上，不管他们的年龄是多大。这些课程适用于所有年龄段的孩子。

金：我甚至发现，在工作中遇到困难时我也会用到这些技能。

黛比：是的，它对我的丈夫也有用。"你可以选择肉饼或者鸡肉，你想要哪一个？"（笑声）

兰德雷思博士：我非常感谢你们所有人，积极热情地尝试这些技能。建议你们尝试这些技能或者告诉你们这些技能有用是很容易的事，但是是你们让技能奏效的，并且你们已经成功了。

（其他家长报告了亲子关系发生的变化。有关继续游戏时光活动和后续计划的信息，请见第10单元的指南。）

兰德雷思博士：我的学生们一直在观察室里观看这些课程的课堂情况，如果你们都同意的话，他们想进来问你们一些问题。

全体小组成员：当然可以，我们不介意。

（学生进入。兰德雷思博士向家长介绍学生，然后学生开始提问。）

学生：经历这些培训后，你们现在感觉如何？

索妮娅：松了口气。我喜欢"赋予力量"这个词，我不是要永久性损伤我孩子的心智。（笑声）我觉得自己有力量去做出正确的选择。我被赋予了进行选择的能力。我可以用这种方法做一点额外的工作，我也可以朝着我的孩子尖叫大喊。如今，我可以做出选择，我以前的选择非常有限。

金：现在是孩子们听从我的，而不是我听从他们的。我的日子好过多了。出现什么问题不都是我的错。

学生：你觉得与你刚开始上课时相比，你现今的育儿哲学，或者有关孩子需要你给予什么的想法有了改变吗？

黛比：当然。一开始我很害怕孩子。昨天，我在一所主日学校给四岁的孩子们上课，我并不害怕坐在那里。与过去相比，我现在更加明白他们想要什么了。当我和孩子们打交道时，我的自我感觉很好。

学生：得到整个小组的支持，而不是仅仅和兰德雷思博士进行一对一的培训，会带来什么样的帮助？彼此之间展开交流，各抒己见的感觉如何？

艾米莉：我认为兰德雷思博士可以一直坐在那里告诉我们，还有其他像你一样的家长在困境中挣扎，这么说会让我们感觉好一些，但是如果得知我们还能看到、听到、触摸到这些同病相怜的人，感觉就会更不一样。

兰德雷思博士：当你想到"我是唯——个"的时候，真的让人感到沮丧和惊恐。

凯西：现在，我们知道我们不是唯——个了。晚上 8:30，全美国有成千上万的家长像我一样，都在努力让他们的孩子上床睡觉！（笑声）这改变了我的态度。

学生：你对自己有了什么特别的认识？

索妮娅：我是有能力的。以前，不知道有什么选择令我感到懊恼。我以为我必须知道如何当家长，就因为我有了孩子。我妈妈就是这样想的，我认为我也应该如此。我很高兴地发现我是有能力的，我能做到所有这些事情。

艾米莉：这里是家长培训的课堂，也是一个互助的小组。

学生：你认为课上教授的最难的概念或技能是什么？

艾米莉：追踪孩子的言行肯定是做起来最不自然的事，因为你可以看到孩子在做什么，但是用语言表达出来却是最难的。我一度觉得自己很傻。这很尴尬。虽然现在不是了，但在 10 周前是如此。

金：对我来说，最难的是我无法指导我的孩子进行游戏，也不能告诉他该做什么、那些事物是什么。很难让事情如他所愿。如果有第三个选项，就不好对孩子说："你想怎么样都行。"

索妮娅：给出选择，但同时要退居一侧，让孩子主导。我一直想给出指示。我们讨论了如何在遇到问题时给予选择，但当出现特殊情况时，我必须停下来，认真考虑我所能提供的有意义的选择是什么。

学生：你们当中有没有人会在某个时刻认为这个培训不起作用，想要放弃？

全体组员：没有。

索妮娅：我第一次来的时候在想，课程不是我想的那样，尤其是在我来到这里，看到这些玩具的时候。我想要一些更具体的行为上的指导方法。但是在完成第一次家庭作业后，我就迷上了这个疗法。

黛比：兰德雷思博士从一开始就限定了我们在 30 分钟的游戏时光活动中要做些什么，因为他知道我们会在这周的其余时间内继续使用这些技能。（笑声）

学生：有没有一些技能或技巧是你不认可的？

金：起初，我反对不去表扬孩子，但当我在 30 分钟里进行实践后，我明白了为什么我不应该表扬他。现在，我不再说"干得好"。我把它扩大并且可以给孩子更多，我会说："你在这方面很努力。"现在，他知道我完全懂得他在做什么，这能帮他建立自尊。

黛比：停止表扬孩子会使你真正关注孩子正在做什么，而不仅仅是给出一句简单的表扬。现在，瑞秋会说："告诉我我正在做什么，妈妈。"

索妮娅：我参加了一个"积极育儿"班，但没有像这些课程那么有帮助。这些培训真的很管用。珍妮三岁了，她追踪自己的言行，她说："我自己一个人在做这件事。"她甚至能够告诉我她的感受是什么。

学生：你最喜欢培训中的哪一部分？

劳拉：一对一的特殊游戏时光。我不知道我错过了什么。

黛比：所有部分，尤其是分享时间。每个观点都有意义，兰德雷思博士把它们组织得很好，每次传授给我们一个小小的观点，这样所有的学习都在循序渐进地进行着。

金：兰德雷思博士讲的一切内容都通俗易懂。当我在思考该做什么的时候，我总是记起那些故事或口诀。

学生：关于你游戏时光的录像，你怎么看？你觉得，在你的学习过程中，这是正面的部分吗？

艾米莉：我觉得这真的很有帮助，而且这里还有人可以评论你的做法。每次我看视频的时候，我都听到自己在说："你没有这么做吗？"我知道我不需要这么问自己。录像真的很有帮助。每周我都会看我在第1单元的表现，看看我在这单元的课上的表现有什么不同。我是不是更放松了，或者把对孩子的追踪做得更好了？这里的反馈非常好。大家告诉我，我做了多少很棒的事情，然后告诉我需要改进哪件事。

兰德雷思博士：我们可以就说到这里吗？我再次感激你们有勇气允许所有人观看我们的课程，感激你们有勇气回家尝试所有我要求做的事。看着你们对于培训效果感到兴奋激动，我也会觉得这是一段非常有意义的时光。和你们在一起让我感到很开心，正是因为你们，我才收获了欢乐。谢谢你们。

第 18 章

适用于幼儿期的亲子关系治疗

玛丽·莫里森·贝内特　卡拉·卡恩斯 – 霍尔特

我们强烈建议，在应用适用于幼儿期的亲子关系治疗之前，应当先按传统模式对治疗师进行培训和督导。幼儿期亲子关系治疗的治疗师应当具备儿童发展的相关知识、小组带领经验和理解幼儿的能力。为了解答幼儿家长的疑问和忧虑，我们极力推荐治疗师进行额外的阅读和培训。本章中的"家长"和"照看者"为同义词。

幼儿家庭的独特需求

幼儿期的孩子们充满玩心，能量满满，对一切事物都满怀好奇。他们在人格、词汇量和技能上的发展都令人兴奋和喜悦，你永远也不知道他们会给你什么惊喜。他们会不断探索世界，体验每一个时刻。幼儿的家长比较辛苦，因为他们常常需要追在孩子身后，通过身体干预来设置限制，还需要反复强调同样的限制。大部分幼儿的家长都处于家长生涯的初始阶段，仍在探索自己的育儿哲学。许多家长会在孩子身上复制自己的经历，另一些家长则希望做出一些改变。有时，父母双方会由于成长经历的不同而难以在育儿问题上达成共识。无论如何，照看者都会经历一些感到迷茫和沮丧的时刻，他们需要鼓励、支持和共情。

幼儿期亲子关系治疗师应当做好准备，给予那些精疲力竭的照看者们以共情和理解。治疗师尤其需要站在照看者的立场上，设身处地地为其着想。在小组成员分享其经历时，治疗师应当细致入微地反映他们的感受，帮助组员之间形成联结，并促进他们互相支持。

新的孩子

当幼儿的家长决定再生一个孩子时，家长和幼儿都需要因此做出调整，这通常会让他们觉得很有压力。在新的孩子出生以后，家长会感到抚养老大的困难呈指数级增长。弟弟妹妹的出生也会让幼儿的世界天翻地覆，他们会需要更多的拥抱，有时候甚至会退行。每天，父母告诉安德鲁（18 个月）"该洗澡了"的时候，他都会大哭不止。亲子关系治疗师建议家长对孩子应用"设置限制"和"给予选择"的技能。"我知道你非常不想洗澡，但洗澡时间到了。你可以像小兔子一样跳到浴缸里，或是像蛇一样'咝咝'地爬进去，你想选哪个？"亲子关系治疗师会教授家长一些方法，并告诉他们应根据幼儿需求做出细腻的回应。共情让家长觉得被倾听和被支持是非常重要的，这将可以用行动为家长做出示范，鼓励家长用相同的方式对待孩子。**亲子关系治疗培训的哲学基础是：体验式学习是最有效的学习方式。**

科技产品

科技产品是我们生活中不可忽视的一部分，它已经从文化层面改变了我们交流和工作的方式。许多家长焦心于"屏幕时间"的使用，而孩子生活里充满了各种电子屏幕，包括电视、平板电脑、电脑、智能手机和手表等。

电子屏幕确实无处不在，有意限制屏幕时间的家长面对着巨大的挑战。对于适宜儿童的屏幕时间，业内人士有着不同看法。2011 年，美国儿科学会（The American Academy of Pediatrics，AAP）建议，两岁以下儿童完全不应接触电子屏幕，两岁以上的儿童每天使用电子屏幕的时间最多不超过两小时。随着科技的发展，专业建议也可能发生改变，因此，亲子关系治疗师应当及时跟进美国儿科学会在科技方面的建议。对于"屏幕时间"，家长得到了不同渠道的不同信息，许多移动应用程序或电子游戏在宣传中都归在"教育类"中，而家长对美国儿科学会的建议也有所耳闻。儿童发展学专家发现，儿童在非建构游戏中可以得到最好的学习，因为他们可以在其中解决问题、进行角色扮演，用自己的双手与环境互动。如果科技话题在幼儿期亲子关系治疗小组中被提及，治疗师既可以对家长的感受给予反映，引导他们就如何对待科技产品得出自己的结论，也可以为家长介绍美国儿科学会等机构的建议。但必须强调的是，特殊游戏时光活动中是不允许科技产品出现的。带有音效和按键的娱乐性玩具或电子产品不利于亲子之间的交流和联结。

幼儿期亲子关系治疗的基本原理

将亲子关系治疗根据幼儿（一岁半至三岁）的特征进行改良有助于家长对孩子抱有符合其年龄的期待，从而创建富有安全感的和谐亲子关系。只有理解了孩子本身及其发展阶段和发展任务，家长才能采取适用于孩子发展水平和理解能力的干预手段。2014 年，西格尔和哈策尔指出，一段让人体验到联结、安全和被理解的关系能够提升安全依恋感。因此，家长要想满足幼儿的需求、创造亲子之间的安全依恋，学习必需的治疗技能是十分重要的。幼儿期亲子关系治疗将直接针对这些治疗技能提供培训，促进这些技能的发展。

幼儿期发展

在孩子出生后的前三年里，其身心都会经历许多重要的发展历程。罗杰斯认为，孩子生来就渴望成长，渴望学习如何与他人及环境进行联结。2006 年，佩里和萨拉维茨（Szalavitz）指出，儿童的经历对他们的发展具有促进或妨碍的作用，而且家长和其他主要照看者在儿童的发展中扮演着重要的角色。家长能够提供给孩子的最重要的东西，就是让孩子在自然、从容的环境中成长，并用"在一起"的态度和孩子相处，给孩子细腻的回应。

幼儿期亲子关系治疗师在为家长答疑解惑时，需要为家长解释相关的儿童发展问题。例如，孩子在进入幼儿期阶段后会渴望更多独立，他们想要"帮助"家长完成一些事情。这时幼儿想要体验更多，而家长则想要完成任务。爸爸在叠衣服时，哈珀（两岁五个月）想帮忙，便把一条条叠好的睡裤扯出来，这样她才能看到它们。毋庸置疑，父亲当然觉得很生气，而哈珀却研究着一条条印花睡裤，乐在其中。幼儿期亲子关系治疗师可以建议父亲在这时候反映出哈珀的愉悦心情，同时设置限制：衣服不是用来被扯出来玩的，但她可以玩毛巾。埃里克森（Erikson）对这一社会心理发展阶段的"渴望独立"进行了解释。一至三岁的儿童处于"自主 vs 羞愧和怀疑"的阶段。在这期间，孩子具备了一些自我控制能力，开始希望能与照看者分离，然而他们的能力尚未与社会心理意愿相匹配。家长可能会困惑于孩子的这两股相互拉扯的力量，孩子可能前 1 分钟还在寻求帮助，后 1 分钟就开始大喊："不要！我可以自己来！"

洛文杰（Loevinger）的自我发展理论指出，两至五岁的孩子正处于自我发展的"冲动"阶段。他们的情感丰富度有限，只关注即时的需求，且这种需求对他们只产生直接的影响。在家长希望孩子穿好衣服、出发去学校，而孩子却只关注摆放架子上的汽车时（上学不是他当下的需求），这种即时性就变成了一种挑战。亲子关系治疗师可以向家长解释，这是孩子在此阶段的典型发展特征，家长可以适当改变自己对孩子的期望，这有助于长久地改善亲子之间的关系。这也是家长设置限制的好时机，比如"马利克，我知道你很想玩汽车，但该穿衣服了。你可以选择先穿短裤或先穿衬衫，你选哪个？"这一回应方式与亲子关系治疗的 ACT 三步法设置限制模式一致，即认可马利克想要玩汽车的心情，表明限制，并且给出选择。

进一步掌握了语言技能的孩子或许会让父母更加疑惑。两岁半的福特具有很高的语言天赋，他可以细致地讲述一个关于上厕所的故事，但实际上似乎还不知道怎么上厕所。他的母亲感到既沮丧又迷茫。亲子关系治疗师可以反映出家长的迷茫心情，并告诉他们，孩子的发展只能一个方面一个方面地来。福特的大脑在忙着扩展词汇量，无法同时专注于如厕训练。这种解释或许能让福特的家长对如厕训练有更多的理解和耐心。治疗师需要预见到照看者们遇到的此类挑战，反映出他们的感受，同时教授他们一些发展学方面的知识，这样，照看者们就能明白，自己的经历是孩子这一阶段的发展特征所决定的。

有一些家长或许会奇怪，他们的孩子比同龄人体格更强、协调能力更好、个子更高，但为什么词汇量却很有限。幼儿期亲子关系治疗师必须对幼儿在情绪、认知和身体方面的发展有所了解，才能缓解家长的焦虑，帮助他们对孩子设置适当的期望值。调节自己的期待值是养育孩子过程中非常重要的一部分。

人们已经对儿童发展进行了充分的研究，可以确定的是，根据发展的典型规律，大部分孩子都会或早或晚地在预计时间范围内完成全部的发展阶段。尽管发展阶段有前后之分，但孩子们各有各的发展节奏。照看者或许会因为孩子发展的速度不如自己希望的快，或是其能力不如同龄的表亲而担忧。他们会问："我的孩子正常吗？"治疗师有义务体察这些家长的想法，帮助他们理解发展任务的重要性，引导他们尊重孩子自己的发展速度。

我们发现，"分解"这一发展学概念可以为许多家长提供帮助。在孩子的发展过程中，孩子在整合新技能之前或许会出人意料地表现出某些技能的退化；而在整合完成后，孩子就习得了几样新技能。这是因为孩子的注意力每次只能集中在一件事上。儿童在某一方面得到成长的时候，大脑的全部能量便都集中于此，因此无法顾及其他方面的发展。格赛尔（Gesell）提到，儿童在发展中要么处于"平衡"状态，要么处于"失调"状态。平衡时期，他们是平静的、自信的、顺从的；而在失调时期，他们则是易激惹的、恐惧的、自私的。照看者若能了解"横向发展"和"纵向发展"的区别，就会从中获益不少。许多家长对发展抱有分层的观点，认为某些技能相比其他技能更具价值，例如，人们普遍认为语言技能与高等智能相关；但事实并非如此。帮助照看者认识到孩子是在不同领域以不同速度发展的，能够增进他们对自己孩子的理解。

环境、人际关系和日常生活中的秩序都能为幼儿提供安全感和可预测感。当孩子的秩序被打破时，他们常常会大哭不止。许多家长都担心他们养出了一个怪物——一个要求所有地方的所有事情都遵循相同秩序的孩子。照看者在表达关于这一问题的挫败感时，治疗师应当反映出他们的感受，并告诉他们，孩子正在建立对世界的理解。蒙台梭利（Montessori）将其称为敏感期，孩子在这一时期对秩序的破坏是极其敏感的。家长常常想尝试着打破孩子原有的秩序，并认为自己这样做是在教导孩子灵活应变。然而，这只会扰乱孩子的思考过程，让他们无法理解世界的运作。孩子在对世界形成稳定的理解之后，才能准备好面对"打破秩序"，并做出更好的应对——家长在理解这一点之后，通常都能对孩子的这一发展阶段更为冷静和耐心。

情感发展

幼儿的情绪起伏激烈，家长在试着敏感体察孩子的需求时也会经历这样的情绪起伏。幼儿的情绪激烈，且常常通过发脾气和大哭大喊表达，这是因为他们还不具备用语言表达感受的能力。照看者可能难以理解两岁半的孩子因一点小事就全然崩溃的现象，且为之感到疲惫不堪。在出生后的第二年里，孩子们表达的情感主要是恐惧和沮丧。在接近三岁时，他们会开始表达诸如自豪、惭愧、尴尬，甚至内疚等更深层的情感。发育较快的两岁儿童会开始理解可接受和不可接受的社会行为的区别。对于质疑设置限制是否会在孩子身上奏效的家长来说，这些知识能起到一定的帮助作用。

照看者有时会产生"孩子在挑衅自己"的猜想，而实际上，幼儿只是无法通过语言表达出自己的强烈情感。随着幼儿的目标导向性和语言表达清晰度的增强，照看者对儿童顺从自己的期待也提高了。但在遵从、协商、妥协或表达自己的偏好之前，幼儿往往会先开始表示抗拒。理解孩子在人际关系方面的新技能对家长来说是一个挑战，家长常因孩子的行为感到沮丧和迷惑。埃林纳（两岁五个月）的祖父说，每次他给出一个方向，埃林纳都会拒绝。他怀疑埃林纳"长了反骨"。治疗师在反映了祖父对于埃林纳的沮丧情绪后告诉他，这是埃林纳在学习独立的过程中的一个表现，是一种十分典型的现象。治疗师还告诉了祖父一个有用的知识：孩子发脾气并非都是故意逆反，而常常是表达沮丧。

大脑发育

幼儿期的大脑发育重点在于各种大脑功能的整合，如概念、认知、语言等。儿童主导的游戏是这一过程的关键一环。大脑在重复旧事物和接触新事物的过程中不断发育，且每种经历都能够巩固或积极或消极的行为。幼儿期的大脑显示出高度的可塑性，支持个体的学习、灵活性，以及对各种经历和环境条件进行重组并做出相应的反应。幼儿的早期经历对他们的大脑结构有着深刻的影响。例如，当照看者用诸如"愤怒""开心""悲伤"等情感用词和幼儿互动时，幼儿的情感发育便得到了增强。对幼儿做出简单的反映，例如"奶奶要来了，你很兴奋"或"你最喜欢的玩具坏了，你很生气"都能促进其大脑的发育，而此时试着解决问题或提出过多的问题都会得到相反的效果。

安全依恋是在持续让人体会到爱、安全感和信任的和谐关系中发展起来的。大脑杏仁核会在孩子 0~36 个月时会迅速发育。杏仁核是大脑基底神经节的一部分，与人的情绪调控有关，常被认为能够控制"或战或逃（或装死）"的临危反应。例如，汤米看到玩具都在地板上，感到无奈至极，便冲他 20 个月的儿子大卫吼叫。而大卫坐在地板上，一动也不动。家长应当认识到，孩子的这一行为更可能是因恐惧而生的"装死反应"，而不是简单的违抗。通常，家长在了解了关于大脑的这一知识之后，会更容易对孩子的情感予以回应。**亲子关系**

治疗中的"回应感受"技能能够在孩子自律能力的发展中起到重要的促进作用。作为亲子关系治疗的重点，治疗性的相关回应可以强化家长和幼儿的动态依恋关系，促进孩子抗压系统的健康发展。孩子尚小、还不会讲话时，家长很难理解反映孩子情感的价值所在。苏珊在儿子还是个婴儿时就开始反映他的情感了，这对她和孩子来说都是很好的练习。苏珊会说"我知道你不开心"或"我知道你不想换尿布"。在她儿子 18 个月大以后，每次他一挥舞拳头，就会说"我知道，我知道，我知道"，这表明他已经产生了足够的自我意识，知道自己感觉到了失控，而这些语言就是对自我感受的反映。

依恋的发展

　　婴儿来到世上，必须依赖最初的照看者。依恋关系的核心是一种适应性的联结关系。依恋则是"亲子之间互惠的、延续的身心紧密联系。通过这一关系，孩子能够得到其生活和成长所需，照看者则能够满足其温饱和安全的保障"。幼儿期亲子关系治疗关注的是培养具有"在一起"的态度和情感回应能力的亲子关系。例如，用语言的形式反映出幼儿感受的技能，能够与孩子达成情感层面的交流，让孩子感到自己被倾听、被理解。一个安全、可预期和可依赖的人际关系基础能够为个体提供个性和独立所需的社会情感框架。这种依恋关系还会塑造孩子对世界、人际关系和自我概念的认识框架。

　　健康的依恋能够提高孩子感受安全感以及自我管理的能力。最初的照看者以真情的爱抚和前后一致的行为方式满足婴儿基本需要的能力对于安全依恋的形成有基础性的作用。期待家长每时每刻都处于完全协调的状态是不实际的。幼儿期亲子关系治疗专注于教授照看者对时间窗口（如特殊游戏时光）保持敏感的能力，以及练习帮助孩子建立自尊、回应感受和注意孩子行为等技能。这些技能有助于发展持续的安全依恋关系，促进家长在情感层面与孩子相适应。**安全依恋是在协调且可预测的人际关系中（例如幼儿期亲子关系治疗的特殊游戏时光活动中的关系）得到发展的**。在这种关系中，孩子持续不断地感受到被家长理解、保护以及与家长联结的感觉。在特殊游戏时光活动中，照看者在亲子互动的情感层面保持着持续的回应和行为的一致性。这样发展的安全依恋是孩子在未来发展出有意义的人际关系的力量源泉。

身体发育

　　幼年期的儿童成长迅速。人们常常听到家长惊叹道，自己的孩子似乎在一夜之间就变了个人。幼儿通常会经历大肌肉运动技能的发展，他们能够学会单脚跳、倒退走路、抓住滚动的球，等等。精细运动技能则包括逐页翻书、拧开瓶盖和使用剪刀。在两至三岁，大多数幼儿的肠道肌肉和膀胱控制能力都将发育完全，就可以开始对他们进行如厕训练了。

幼儿在身体发育方面的意愿和能力之间的差距常常是他们沮丧情绪的来源。有时候，家长会因幼儿的摇摆不定而无可奈何：他们前一秒还渴望着绝对的独立，后一秒就又向照看者寻求过分的依赖了。例如，萨拉（三岁）可能坚持要自己穿衣服，但会求着妈妈喂她吃饭。照看者需要记住的是，幼儿在运动发展和学习的过程中会用到自己的概念、运动、动机和认知系统。许多任务在家长看来很简单，但对幼儿来说却需要他动用很多个身体系统。在幼儿期亲子关系治疗中，家长被教授在面对类似萨拉的请求时应反映出她的愿望，同时应将责任交还给她："你希望我能喂你，但你可以自己吃。"

认知发展

幼儿的认知发展是与自我意识的发展交织在一起的，他会表现出对自己的身体、周边环境和社会关系的强烈兴趣和学习欲望。通过游戏这一渠道，孩子可以在不受评判或外界期待的情况下全面地探索发展中的自我。**幼儿理解语言的时间要早于他们开口说话的时间，因此，反映性回应是幼儿家长表达"在一起"的态度的一个有价值的技能。**

伍尔福克（Woolfolk）和佩里于 2015 年指出，幼儿有能力将词语组织成包含丰富意义的短句，来表达自己思考、感受和欲求。因此，为了支持孩子进一步的语言发展，家长需要重视反映性回应的运用。类似"你把积木一块块地堆起来了"的描述有助于促进孩子词汇和语言理解力的发展。亲子关系治疗的特殊游戏时光活动中对孩子行动的跟随式回应，对孩子的游戏内容和感受的反映性回应，都有助于幼儿的认知发展。

在幼儿时期，孩子也在寻求照看者的情感支持。他们发展出认知层面的期待，比如在受伤时希望得到照看者的安慰。例如，佩内洛普（两岁半）摔倒了，擦破了膝盖，他会立刻向操场边的妈妈寻求安慰和保护。在幼儿期的发展过程中，孩子开始理解他人的观点，并且主要通过观察和模仿进行学习。佩内洛普在观察和体验母亲照顾她的过程中也在学习如何共情以及对他人表达关爱。

幼儿游戏

游戏是童年的重要部分，它能让孩子表达情感、获得掌控感、构建自身生活的意义。幼儿的想象式游戏充满乐趣和兴奋，然而，这些游戏在大人看来常常毫无意义。15 个月左右的孩子在特殊游戏时光活动的大部分时间里可能都只是把玩具递给大人，或把装着东西的一个容器一下子倒空。这一阶段的孩子正在学习物体的共同协作和互动。照看者或许不知道，三岁以下的孩子很难分辨想象世界和实际生活。杰森（两岁）在游戏中会替玩具拖车说话，而且他真心相信玩具拖车是会说话的。我三岁的儿子曾经在几周的时间里不停地说有一位公主要来拜访——"终于，今天，她来了！"原来，"她"是一个木偶，她终于来我们家做客了。

我们都非常兴奋。

格莱迪（两岁）在和父亲玩火车对火车说："你在家里和自己的爸爸玩得很开心，对吗？"父亲用近似的声音替火车回答："是呀，我很爱和爸爸一起玩。"显然，此时此刻，格莱迪正和父亲玩得高兴，并且想通过游戏而非直接地表达自己的心情。幼儿期亲子关系治疗师需要帮助照看者配合孩子的隐喻，进入角色，替玩具说话，赋予火车一个声音。

游戏中的变化也是幼儿认知快速发展的表现。18 个月左右时，幼儿就进入了心理表征的认知发展阶段，其符号思维和延迟模仿会得到发展。这一发展阶段的游戏行为包含了对物体的预期、想象式角色扮演活动和涉及虚构形象的游戏，等等。"去中心化符号游戏"将在孩子 19~22 个月时出现，会涉及一些玩具的模拟行为，比如一边发出汽车的噪音，一边将汽车在地上移来移去。20~25 个月大的孩子能够按顺序进行多步骤的模拟游戏，例如先拿出消防车，再把它开到房子边，最后进行营救。下一个游戏发展阶段（孩子在 24~30 个月大时）是"内在导向符号游戏"，此时物体会存在意图，比如把鞋子当成电话机给照看者打电话。30~36 个月时，孩子开始进行"行为式角色扮演游戏"，幼儿会假扮成其他人，比如老师、医生或照看者。幼儿期亲子关系治疗能够教会家长如何以治疗性游戏伙伴的角色进入孩子发展的各个游戏阶段（在培训手册"适用于幼儿期的亲子关系治疗模式"中对此有详细描述）。

多元文化的思考

美国的少数族裔儿童数量迅速增长。传统的西方价值观倡导儿童在早期就应独立，这可能会使一些参加亲子关系治疗的家长面临挑战。以亲子依恋为基础的育儿方式在许多文化中都很常见。亲子关系治疗师应该对家长的各种育儿风格以及儿童的不同期待保持敏感。需要记住的是，由于在不同文化中，照看孩子以及鼓励孩子独立性的行为规范各有不同，因此孩子运动发展的时间和顺序也会有所不同。

治疗师在某些情况下尤其需要保持敏感。例如，在运用亲子关系治疗大拇指原则"永远不为孩子做他们力所能及的事"时，尽管这条法则的初衷是培养孩子的独立性和自信感，但同时也要在多元文化的框架下对其进行调整。在许多文化中，家长亲手给孩子喂饭的行为会比典型的西方文化习惯持续更久一些。亲子关系治疗师应当及时察觉到文化背景、亲子依恋和人际关系等多方面的不同文化规范。

亲子关系治疗师考虑文化因素的另一种方式是调整特定玩具的取舍。许多家庭都是多代同居体系，一些家庭中还有额外的家庭成员，例如照料孩子的保姆。亲子关系治疗师在帮助家长用玩具呈现孩子的世界时应当灵活应变。建议治疗师使用不同肤色、包含不同世代的人偶玩具，以及与孩子家庭日常饮食一致的食物玩具。活动中使用的乐器也应当反映家庭的文化。亲子关系治疗师应意识到各个家庭文化的不同之处，并借助这个机会帮助家庭与自身的文化达成联结，同时促使孩子更好地表达自己的文化。

幼儿期亲子关系治疗模式的调整

在对幼儿期亲子关系治疗的讲义和课程大纲进行特定调整时，亲子关系治疗师务必遵循培训手册"适用于幼儿期的亲子关系治疗模式"的相关内容。治疗师需要对特殊游戏时光活动做出一些整体调整。由于18个月到3岁的孩子的注意力持续时间较短，相比标准的亲子关系治疗模式，幼儿的特殊游戏时光活动需要对时间长度和活动地点的流动性进行较大调整。孩子年龄越小，特殊游戏时光活动的时长应该越短。对于18个月左右的幼儿，推荐每周进行三次特殊游戏时光活动，一次10分钟左右；两岁的孩子则需要一周两次，一次15分钟；而接近三岁的孩子就可以一周一次、一次20分钟了。

对于幼儿来说，家长装作什么都不懂并且在游戏活动中不给出答案的方法并不适用。家长可能需要给玩具起名，但应避免说教。亲子关系治疗师要向家长强调，这段时间的重点是亲子游戏，而非让孩子学到什么。幼儿常常提问某样东西叫什么，这时家长需要提供答案。从发展来看，幼儿还不具备动用想象力给物品命名的能力。然而，对于接近三岁的孩子来说，其想象力以及语言能力都已经得到发展，这时家长就无须频繁给物品命名了。

对于这一发展阶段的孩子来说，他们的玩具箱也需要做出较大的调整。对于一至两岁的孩子，家长可以考虑把洗澡时间或水中游戏时光当作他们的特殊游戏时光。如果孩子喜欢玩水，家长就可以反映"你让水溅起来了呢""玩水很有趣""你知道怎么把水倒进杯子"。推荐的玩具可参阅培训手册"适用于幼儿期的亲子关系治疗模式"的相关内容。家长在选择玩具时应该谨慎，这个年龄的一些孩子会把一些玩具放进嘴里，因此应当避免使用带小零件的玩具。

在设置限制时，孩子的年龄越小，限制条件就应该越简短。因此，在设置限制的第一步里，家长可以仅仅反映孩子的感受，而非其愿望和欲求。家长也需要推动孩子的身体，引导其转移活动，而非用手指出替代行动。在游戏时光活动之外设置限制需要对幼儿进行大量的实际干预。家长需要明白的重要一点是：处在这一发展阶段的孩子正在探索世界，且在这个过程中，他们会对限制条件进行定期试验。家长常常会因设置限制没有奏效而失落。治疗师应当鼓励家长，告诉他们这是幼儿期的典型现象，在孩子开始进行自我行为调节之前，家长需要对限制条件进行反复设置（有时需要上百次）。

在面对幼儿时，"大孩子大选择，小孩子小选择"的大拇指原则也需要得到调整和进一步的阐释。尽管家长常常十分迫切地想要解决孩子的行为问题，但在运用"给予选择自由"的技能时，对孩子如何发展的了解才是关键。很小的孩子能理解一些基本的自由选择，比如"今天去幼儿园，你想穿蓝色衬衫还是红色衬衫？"待孩子接近三岁时，照看者在给予较高级选择自由的时候就需要保持谨慎，并可以考虑加入更复杂的选择了。**"在幻想中给予你在现实中无法给予的东西"**这一附加大拇指原则会在治疗师与家长探讨培养幼儿创造力和想象力的重要性时派上用场。对于指导方法和讲义内容的调整，可参阅培训手册"适用于幼儿期的亲子关系治疗模式"的相关内容。

结论

幼儿期亲子关系治疗模式的设计目标在于改善家长与幼儿之间的亲子关系。通过对相关技能的学习，家长可以增进对孩子的理解，学习通过孩子的眼睛看世界，继而对孩子如何体验世界产生更多的共情并给予更多的理解。亲子关系治疗师可以在孩子这一重要发展时期为家长提供独一无二的支持，帮助他们培养更好的亲子关系。

第 19 章

适用于少年时期的亲子关系治疗

佩吉·L.塞巴洛斯　克里斯汀·米尼－瓦伦　卡拉·卡恩斯－霍尔特

亲子关系治疗：少年时期模式

少年时期是儿童期向青年期发展的一个过渡时期，也称青春期早期、前青春期或青春期前期。发展学专家之间尚未就这一时期准确的年龄范围达成共识，但大致确定在 9~13 岁之间。过去，许多发展学著作都将这一发展阶段归入儿童期或青春期，忽视了它的存在。然而近年来，发展学专家承认并概述了这一群体的一些独有特征，并针对这些特征指出了有利于孩子发展的回应方式。

越来越多的著作指出，少年时期良好的亲子关系有助于预防孩子的行为问题，还能促进孩子在这一时期的正面发展。尽管对这一年龄段的孩子来说，亲子关系至关重要，但大部分家长都表示，面对孩子在少年时期发生的改变，他们并没有做好足够的准备。类似地，前青春期的孩子感觉自己得不到家长的理解，从而妨碍了亲子关系的建立。针对这些问题，亲子关系治疗有助于强化这一重要发展阶段的亲子关系，帮助家长学习一些技巧，与这一时期的孩子间建立开放的沟通模式，开启一段稳定的亲子关系，让孩子感到安全、被理解。

少年时期的发展特征

少年时期的孩子正经历着逐渐成熟的过程，他们的社会性／情绪、身体和认知都在相对短的时期内发生着变化。这些变化的速度和强度或许可以和幼儿期相提并论。值得一提的是，尽管这一时期，孩子的自主性和同伴影响开始增强，但对于他们来说，父母仍然是其社会范畴中的重要部分。下面主要介绍这个阶段各发展范畴（认知、身体和社会情感方面）的预期变化。

社会／情感层面

归属感和被接纳感是人的一项基本需求。对儿童来说，家长负责满足这项需求；然而，随着孩子逐渐成熟，同龄人会渐渐替代这一角色，而这种转变往往是从青春期早期开始的。青春期早期的个体渐渐感到自己和自己内心的情感无法得到任何人，尤其是家长的理解，于是，他们倾向于和同龄人或其他拥有相同经历的人"站到同一战线"。他们和朋友们在家庭以外的空间共处的时间越来越多，而且与童年时期相比，他们在情感支持、问题解决和归属感方面都越来越依赖同龄人。因此，体育、音乐、艺术等兴趣爱好小组也迅速形成。然而，青春期早期的孩子在对课外活动感兴趣的同时，可能会出现厌学等情绪，其心理压力也会随着课业负担和学业挑战的增加而增加。他们会在"随大流"和"争上游"之间摇摆不定，同时还可能会给自己设定非常高的预期。而在预期和现实的两极之间寻求平衡时，他们的情绪和自尊的波动也可能加剧。

艾尔金德（Elkind）所说的"假想观众"，即一个存在于想象中的、不断观察并评判自己的人，是孩子在少年时期社会情感发展的一个主要影响因素。假想观众是少年时期常见的心理现象，它影响着这一年龄群体对自我的认知，以及对自我给他人的印象的认知。美国疾病控制中心（Centers for Disease Control，CDC）指出，社会情感压力，加上强大的假想观众效应会使处在这个时期的孩子更容易出现抑郁、焦虑、进食障碍等心理健康问题，继而可能会出于精神压力而尝试饮酒、吸烟（或尼古丁制品）、吸毒、发生性行为等冒险行为。

生理层面

青春期早期的个体身高增加，体格增强，身体发育呈向上和向外的趋势。他们开始青春期发育，出现变声、体味加重等现象。他们的身体外观渐渐接近成年人——阴毛和腋毛开始出现、男孩的肩部和女孩的臀部开始变宽。女孩可能会经历初潮、胸部发育等过程，男孩的面部会长出胡须。通常，男孩的各阶段成熟年龄都要晚于女孩。不过，相比童年晚期，两性的身体协调性都得到了增长，这也说明了他们对自己的身体表现出了更高的使用需求。由于这些变化发生得非常迅速，而且同龄的不同个体的发展速度并不相同，前青春期的孩子对于自己身体的变化可能会产生自卑或不自在的感觉。综上所述，在年龄、性别、发育时间和激素变化等因素的综合作用下，前青春期个体往往具有情绪反应较为激烈的典型特征。

认知层面

有证据表明，在这一年龄阶段，个体的右脑会进行迅猛的发育和积极的突触修剪，而右脑通常被认为是负责创造力和情感的脑区。同时，负责推理、情绪调节、计划和控制冲动的大脑前额叶也会迅速发育。因此，青少年在练习做出理性／安全的决策的同时，也经历了剧烈的激素变化和生理发育，这让他们显得异常敏感或倾向于自我批评。他们会为短期的满足感而做出冲动的选择，而对这些决定可能会带来的长期后果缺乏分析和思考。

根据皮亚杰（Piaget）的理论，儿童主要利用前运算和具体运算思维对世界进行主观定位和理解。在童年晚期和青春期早期，孩子逐渐具备了形式运算思维能力。这一全新的认知发展阶段让孩子具备了抽象思维能力，主要体现在进行假设、思考对立观点、情景间转移知识等能力。尽管成长中的孩子具备了抽象思维的能力，但他们在情绪和认知压力下仍会经常退而采取具体思维。虽然总体而言，抽象思维会在这个年龄阶段开始发展，但青少年的高级理智能力仍在发展过程中，尚未能实现全部的智能进阶。例如，他们还不完全具备推测他人意图的能力。他们的思考开始超越个人经历，对他人在各种情况下可能的感受进行假设，跳出"对错"视角进行道德分析，并意识到事件之间的因果关联。在这个阶段，青少年也开始形成自己的道德方针，并可以把自己的感受用语言表达出来。

亲子关系治疗对家长与青春期早期的孩子之间的关系的改善

正如针对幼儿的亲子关系治疗一样，青春期早期的亲子关系治疗的主要目标也是通过传授家长基本的以儿童为中心的游戏治疗技能，改善和巩固家长与孩子的亲子关系。实践证明，这些技能对于促进积极的亲子关系是必要且有效的。亲子关系治疗的理论基础在于，对于改进和纠正孩子现有问题和预防未来问题来说，亲子关系是一个关键的疗愈性因素。研究表明，家长和孩子之间基于尊重、接纳和共情的开放交流能够有效减少孩子的冒险行为。另外，瞿（Qu）、弗利格尼（Fuligni）、加尔文（Galvan）和特茨尔（Telzer）发现，少年时期亲子关系的质量是大脑腹侧纹状体（控制自我奖赏机制的脑区）发育的一个调节性因素。他们的研究结果显示，亲子关系质量下降的少年……其大脑腹侧纹状体显示出更为活跃的纵向活动，这与增多的……冒险行为有关联。这些发现都强调了亲子依恋对于少年健康发育的重要性，并为亲子关系治疗等专注于加强亲子关系的干预措施提供了理论依据。由于这一时期孩子变化无常的情绪，家长或许容易变得严格、苛刻，或是参与度不足。自然地，在孩子进入青春期时，家长最容易对自己的育儿能力产生担忧，并且对如何与孩子进行沟通感到迷惑。亲子关系治疗能够帮助家长理解孩子在不同发展阶段的需求，以平常心看待孩子的行为，进而找到更恰当的方式来回应孩子。

亲子关系治疗是一种帮助家长和孩子维持亲近的情感联系的干预手段，有助于他们更好地处理孩子在这一发展阶段进一步萌生的独立性。亲子关系治疗中传授的技能能够帮助家长加强与前青春期孩子的共情，提高他们的沟通能力。考特斯沃斯等人指出，家长需要向青春期早期的孩子展示自律，并为他们营造一种充满接纳、支持和情感联结的亲子关系，这一点尤为重要。以下四句话包含了亲子关系治疗所要传达的态度：

- 我在这里；
- 我关注着你；
- 我理解你；
- 我关心你。

除此之外，在亲子关系治疗中，家长还会学习有利于提升沟通质量的反映式回应技能，学会如何放下评判的眼光、带着共情和理解去认真倾听孩子的内心。尽管在青春期早期，孩子的抽象思考能力会逐渐发展，但他们仍会常常退回到用具体思维来思考问题。亲子关系治疗会告诉家长如何沟通才有助于孩子的发展。在特定的亲子特殊时光中进行游戏、手工制作等活动可以让他们在语言沟通和非语言沟通之间不断转换，家长也可以借机给予孩子积极的回应。

对于这一时期孩子的家长来说，表达自己的期待、对孩子正在经历的变化表示理解，这些都是很好的沟通方式。通过协商让亲子双方都感到被倾听、被认可，有利于发展出双方都能主动妥协的亲子关系。这种令双方都感到满意的体验是前青春期亲子关系治疗模式的一个中心要素。亲子关系治疗中的设置限制和选择的技能能够增强这一时期的孩子在决策中的参与感。在这一发展阶段中，他们的独立性逐渐增强，同时学着担负责任、接受自己的决定所带来的后果。因此，决策也是这一阶段需要多加锻炼的一项关键技能。这些技能也能消除许多家长在孩子青春期早期所经历的对抗。

亲子关系治疗中的特殊游戏时光，以及对于创建家庭仪式的强调，都是为了帮助家长和青春期早期孩子创造亲密时间，增强亲子联系。支持性的亲子关系能为孩子在这一发展阶段表现出的低自我认同提供缓冲。在青春期早期，自我认同高的孩子往往更能做出稳妥而积极的决策。亨费尔（Hemphill）和利特菲尔德（Littlefield）指出，当家长对自己应对孩子行为的必要技能足够自信时，亲子关系治疗能显示出更为积极的结果。尽管青春期早期和儿童期的亲子关系治疗背后的理论都是相通的，但为了适应孩子的发展特征，练习过程中仍必须做出相应的调整。

亲子关系治疗的调整

特殊时光活动

由于"游戏"一词会被青少年视为幼稚，将"特殊游戏时光活动"改称为"特殊时光活动"是一种更为妥当的做法。这种做法能告诉孩子，父母明白他们已经不是小孩子了。类似地，在特殊时光活动中，家长可以收起玩具，选择一些更符合孩子年龄特征的活动，如手工、烹饪、烘焙、钓鱼和远足等户外活动，以及有互动空间的游戏（如拼图、卡牌游戏等）。由于发展独立性和参与决策对于少年时期的孩子来说非常重要，他们可以和家长共同决定每周一次的特殊游戏时光的活动的内容。和幼儿期的亲子关系治疗一样，少年时期的孩子是主导者，家长是跟随者。家长可以提供一些促进亲子互动的活动选项，从而引导孩子进行决策。亲子关系治疗师应确保家长没有将活动选择范围局限于孩子的预设性别角色，这样，孩子才能根据个人喜好自由地选择活动内容。鉴于孩子在这一阶段的发展特点，他们会在游戏和他们认为更符合自身年龄的其他活动之间摇摆不定，因此可以让他们每周都选择与上周不同的活动。另外，家长还可以根据活动内容改变特殊时光的时长。一般来说，特殊时光活动的时长在 45 分钟到 90 分钟之间。由于活动内容每周都在变化，且有时会在户外进行，因此家长不需要每周都对特殊时光活动进行录像。亲子关系治疗师可以建议家长进行几次便于录制视频的室内特殊时光活动，仅为督导目的使用。在下文的案例中，一位亲子关系治疗师帮助家长选择了合适的活动，同时鼓励他们参与了这一过程。这个案例也展示了特殊时光中各种技能的融合。

> 11 岁的玛雅最近和祖父母住到了一起。她的祖母朱尔参加了亲子关系治疗课程。在第 2 周之后，朱尔反馈，玛雅表示自己对于"玩具"和"游戏"已经没有太大兴趣了。亲子关系治疗师与朱尔一起找到了一些可以和玛雅共享的、有利于建立祖孙联系的特别活动，如缝枕头、烤蛋糕或在院子里搭建鸟屋，等等。玛雅对于这些活动都很感兴趣，她选择为自己的新卧室缝一个新枕头。朱尔带着玛雅去店里选布料和图案，反映了她在此过程中的兴奋之情，比如"你对于打扮新房间这件事非常兴奋"，并且运用了鼓励孩子进行决策的表述，比如"你给你的新房间搭选的布料正是你想要的"。朱尔也在制作枕头的过程中运用了帮助孩子建立自尊的表述，比如"你找到了把图案缝到枕头布料上的办法"。在玛雅问朱尔是否喜欢那块布料时，朱尔鼓励了她："重要的是你喜欢自己选择的布料，你的房间会变成你所期望的样子。"

一位参加前青春期亲子关系治疗小组的家长表示，特殊时光活动帮助她重新开始和 13 岁女儿进行交流。第一次特殊时光活动之后，这位母亲说："我已经很久没有和女儿进行有意义的互动了。这次特殊时光活动让我和她重新联系在了一起。"她的话语展示出了特殊时光活动对亲子关系的巩固作用。

适合家长的家庭作业

培训手册中设计的家庭作业有利于提升亲子关系质量。例如"三明治拥抱"、给孩子一张的"爱的小纸条",或将家长最喜欢的孩子照片带到学习小组中,都是有助于家长和孩子重新建立情感联系的家庭作业。亲子关系治疗师可以根据少年时期孩子的发展特征,布置其他更合适的家庭作业。一位家长针对青春期早期的孩子的特点,写了一张"爱心纸条":

> 12 岁的拉法尔对今天学校里的一场数学考试非常担心。保罗(拉法尔的父亲)没有在儿子的午餐盒里放鼓励纸条,而是给他发了一条手机短信:"你学习非常努力。今天考试的时候,就想想这一点吧。"

技能

孩子在青春期早期使用反映式技能的方式,与他们将其用于游戏活动中表达**"在一起"**的态度时的方式相同。由于幼儿和少年时期的孩子的发展阶段特征不同,家长应当注意不要过于频繁地追踪孩子。少年时期的孩子具有非常高的自我意识,他们觉得每个人都在关注自己,因此,过于频繁的追踪会强化孩子的这一认知,让他们感到坐立难安。

在认知方面,少年时期的孩子比幼儿具有更高的抽象思维能力。相似地,他们社会发展的一大部分也是逐渐脱离父母、实现独立,这就要求他们具备选择和承担后果的能力。因此,可以将 ACT 三步法设置限制的最后一步调整为:请这一时期的孩子参与解决问题。家长不再指出可接受的替代选项,而是请孩子**探索**若干替代选择【用探索替换 ACT 三步法中的 T(指出)步骤】,然后和孩子共同决定不恰当行为的可行替代方案。下面是一个相关案例:

> 10 岁的萨曼莎和母亲吵架了,矛盾的主题是能否在晚餐前吃零食。母亲克莱尔在这一矛盾上,灵活运用了设置限制的技能。
>
> A:萨曼莎,我知道你现在饿了,想吃一个糖果条。
> B:但是糖果条不是在晚餐前吃的东西。
> C:我们一起去厨房看看,有没有什么健康的零食可以让你现在吃。

兰德雷思指出,给予孩子选择自由就是给予他们练习解决问题和自主选择的机会,这有利于缓解家长和孩子之间的对抗。青春期早期的孩子的发展有两项任务:一是学习解决问题;二是独立做出决定。家长给予孩子选择自由的时候,就能够促进这些技能的正向发展。尼亚可(Nyarko)指出,如果父母能给予青春期早期的孩子更多机会,让他们参与关于替换行为选择的讨论,孩子就可能倾向于拥有更高的自我认知。给予符合年龄特征的替换选择是家长沟通成功的一大核心要素。因此,亲子关系治疗师可以帮助青少年的家长"头脑风暴"出一些发展适宜性的选择。以下是一个示例:

"詹姆斯，我理解你对于我今晚不能开车送你去电影院感到很失望。你可以租一部电影，邀请一些朋友来家里看，或者我们可以一起想想，还有谁能顺路送你去电影院。"参与了青春期亲子关系治疗小组的父母都表示，给予青春期早期的孩子选择自由将有效缓和亲子间的对抗。例如，一位亲子关系治疗小组中的家长说："自从运用给予选择自由的技能后，我和儿子（14 岁）之间的争吵减少了很多。"

亲子关系治疗引导家长运用鼓励技能，以提升孩子的自我认同和自我动力。由于少年时期的孩子的主要任务是发展出独立于家庭的自我观念，鼓励技能的运用应帮助他们顺利完成这一任务。亲子关系治疗师会根据孩子的年龄特征，帮助家长"头脑风暴"出一些运用鼓励技能的恰当时机，比如，对孩子在学业、运动、课外活动和交友等社交活动上的表现给予鼓励。一个具体的例子是，家长可以说："麦迪森，你今晚在足球场上跑得特别快。我注意到你在控球上下了很多功夫。"

把责任交还给孩子能增强孩子对自身能力的信心，以适合年龄特征的方式促进其独立能力的发展。这一点在青春期早期尤为重要，因为积极的自我观念与少年的正面发展密切相关，且能够降低其冒险行为的发生率。亲子关系治疗师可以为家长指出孩子随着年龄增长而可以胜任的新日常任务。例如，在这个年龄段，孩子可以承担更多的家务，负责自己每天的时间规划（例如自主安排做作业的时间）。下面这个例子展示了一位家长是如何将责任交还给青春期早期孩子的。卡利希望母亲帮她选一条新床单，她的母亲回答："你可以看看你想要什么样的床单，我们可以一起上网找找灵感。"

青春期早期亲子关系治疗的调查研究

尽管目前还没有关于青春期早期亲子关系治疗有效性的专门研究，但有一些亲子关系治疗的调查研究涉及了 9 岁和 10 岁的孩子。这些研究发现，亲子关系治疗对于孩子的行为问题和家长的共情能力都具有积极作用。其他一些亲子关系治疗研究的研究对象包含了少数群体，如美国原住民、德国人、韩国人和以色列人的 10~12 岁的孩子，这些研究也显示了相似的结果。由于这些研究的主题是亲子关系治疗对幼儿的影响，因此研究对象的平均年龄只有五岁，而且这些研究人员在研究中都没有说明，他们对于研究组中的孩子是否在亲子疗法上做出了相应调整。文献综述部分已经说明，未来有必要对于根据青春期早期孩子及其家长的特点进行调整的亲子关系治疗的有效性进行定量研究；与此同时，也应进行相关的定性研究，以更好地理解疗法调整方案对目标人群的适用性。

结论

接近青春期的个体在身体、认知和社会情感方面的发展变化可能会对亲子关系造成不良影响。研究结果显示，通过改善青春期早期的亲子关系质量可以改变这一趋势。积极的青春期早期亲子关系能够减少孩子的行为问题，提升学业表现。由此，学界专家呼吁，对青春期早期孩子的家长的培训应当专注于巩固亲子联系。亲子关系治疗可以帮助家长与青春期早期的孩子形成并维持良好的亲子关系，习得促进孩子正面发展的相关技能，是一项可行的干预方法。本章所述的疗法调整能够帮助亲子关系治疗师为处在这一时期孩子的父母提供具备发展适宜性的练习方式。

第 20 章

适用于收养家庭的亲子关系治疗法

卡拉·卡恩斯－霍尔特　　克里斯蒂·K.奥皮奥拉

收养家庭的亲子关系治疗

美国现有 200 万被收养的儿童，每年新增被收养儿童的数量约为 13.6 万。在所有被收养的儿童当中，有 59% 的儿童来自看护机构体系，有 26% 来自其他国家。与收养相关的潜在心理失调风险一直是当前存在的现实问题。长期等待被安置、看护人频繁更换以及相关的负面体验，都会提高被收养儿童遭受人际关系创伤以及产生不安全依恋的风险。收养儿童的家长无法预料到这些孩子激烈的情感和行为，这类问题会给他们带来巨大挑战。虐待、忽视和贫困都会对儿童造成有害影响，儿童遭到人身或相关伤害的时间越早，他们整体发育受到的影响就越大。

在收养家庭群体中推广亲子关系治疗的工作者应该首先接受传统亲子关系治疗方法的培训和督导，之后再对亲子关系治疗模式加以改进并应用于养父母群体。另外，亲子关系治疗师应当具备相应的知识和专业技能，从而满足针对被收养儿童及其家庭开展工作的需求，并且应对相关的独特挑战。儿童收养机构鼓励心理健康工作者参加专门的训练，学习如何针对被收养和依恋失调的儿童开展工作，并强调家长应当在治疗过程中发挥关键作用。

养子女

如果一个孩子经历过看护人频繁更换、反复被忽视和虐待等情况，他可能难以在与他人的关系中获得安全感。**不论被收养人的年龄多大，收养都是一种创伤性经历，因为它打破了被收养人对前任看护人形成的情感依恋**。如果孩子在幼年时期有过诸如被收养等的创伤经历，他们就容易反应激烈、忐忑不安，并且为了保护自己而做出适得其反的行为。对于有着不安全依恋的养子女来说，在亲子关系中找到安全感是一种挑战。他们希望与养父母亲近，但是当他们心情低落时，养父母试图抚慰的行为又会令他们感觉受到威胁。另外，养子女可能对于玩耍这件事迟疑不决，这是因为他们在不断寻找获得安全感的方式的过程中，应激反应一直处在一触即发的状态，这使他们的性格变得犹豫且敏感。这种情感上的搜寻状态通常会体现为过度警觉。养子女往往会感受到更多的恐惧，容易感情用事，难以进行自我调节，甚至出现记忆障碍。养子女因此表现出来的不可预测且令人费解的行为使养父母难以与其构建亲子关系。

养父母

与孩子培养一段良好的关系，让孩子感到安全和信赖，这是众多养父母面临的一项挑战。养父母应帮助孩子减轻早期亲子关系对其造成的影响，支持孩子得到恢复，克服悲伤和失落，还应协助孩子形成对收养身份的认同。如果要让养子女在其一生中始终得到爱、支持和引导，就需要营造一个富有同情心的环境，让养子女在其中得到治愈和成长。由于养子女之前受过创伤，因此这条治愈之路可能会充满坎坷。**有过依恋中断等人际关系创伤历史的孩子可能会误读或误解收养人给出的提示。**一些因素可能会影响父母在情感上对养子女进行回应并与其相协调的能力，这包括父母压力增加、父母形成的与童年经历相关的人际关系模式，以及糟糕的互动模式（如孩子上一刻还在拥抱父母，下一刻又对父母表现出攻击性行为）。

收养家庭亲子关系治疗的基本原理

经历过早期关系创伤的孩子难以与自己的看护人相互协调和建立联结，因此养父母常常需要接受针对依恋关系和收养关系的服务，从而与养子女形成安全的依恋关系。巴思（Barth）等人的研究显示，亲子关系是养父母前来接受治疗最核心的主题。他们鼓励家长接受心理健康服务，专注于非强制性、反应积极的以依恋关系为基础的治疗模式。**亲子关系治疗的基本理念是，关系是用来进行转变的工具，这一理念直击很多收养家庭遇到的依恋关系问题的核心。**亲子关系治疗的重点在于培养一种能够提供信任、安全和理解的关系，促进形成健康稳固的亲子依恋。亲子关系治疗中传递的四条治愈性信息，即"我在这里""我关注着你""我理解你"和"我关心你"，支撑起收养家庭的核心需求。

孩子能够通过游戏传达他们对于世界的理解，并且通过玩具、活动和材料表达他们的体验、需求和感受。游戏是孩子进行交流、获得安全感的天然途径。例如，养子女常常使用游戏语言来讲述他们被收养的故事。养父母经常分享的体会是，当他们开始理解孩子是如何利用游戏讲述自己的看法、回忆和遭遇时，他们明显可以更富有同理心地感受孩子的经历。

亲子关系治疗将为养父母们提供机会去学习和实践相关的技能和方法，从而正面联系并回应发育敏感的孩子，并帮助养父母与孩子形成相协调的关系。亲子关系治疗的重点是让家长掌握以儿童为中心的游戏治疗的基本技能，包括反映式倾听、识别和回应孩子的感受，设置治疗性限制，树立孩子的自尊，培养孩子的决策能力，以及创造机会让孩子体验健康的内在控制。对于在依恋关系中遇到困难的孩子们来说，这些技能有利于治疗时机的形成，对建立积极的亲子关系尤为重要。通过帮助家长发挥治疗性作用或者成为促进孩子转变的动因，**亲子关系治疗可以帮助养父母学习如何理解养子女的潜在需求，更具共情和高效地对养子女在行为和情感方面存在的困难给予回应，并促进养子女的自我调节能力的发展。**亲子关系治疗的基础信念在于，这种亲子关系有利于形成一种安全依恋，而这种依恋是孩子健康成长和总体福祉的基础。

经验支持

两项科学研究对亲子关系治疗应用于被收养儿童的有效性进行了检验。2014 年，卡恩斯－霍尔特和布拉顿发现，据统计结果显示，对于参加过 10 单元亲子关系治疗培训小组的养父母而言，他们孩子的外化行为问题和总行为问题数量显著减少；而且，与候补名单控制组相比，这些养父母与养子女之间进行共情的互动次数也有显著的增加。卡恩斯－霍尔特和布拉顿由此推论，亲子关系治疗能够积极回应收养家庭的心理健康需求，并且他们强调，为增强对亲子关系治疗效果的信心，还需运用主动控制和对照组进行重复研究。

2018 年，奥皮奥拉和布拉顿就亲子关系治疗对收养家庭的效果展开了调查，他们的研究对象面临依恋的相关问题，如难以建立相互满意的亲子关系等，而且在养子女的行为方面和养父母的压力方面遭受困扰。另外，奥皮奥拉和布拉顿针对卡恩斯－霍尔特和布拉顿研究中提出的应该使用更加严格的方法这一要求，在实验中加入了一个"照常治疗"组作为对照。"照常治疗"组根据当地收养机构的惯例做法进行设置，包括面向家长个人的电话咨询工作，重点关注危机管理和行为修正策略。奥皮奥拉和布拉顿经研究发现，统计结果显示，与"照常治疗"组的家长相比，参加亲子关系治疗的家长在孩子的行为、亲子关系压力和共情等方面的问题都得到了显著改善，无论以任何标准进行衡量，治疗都体现出明显的治疗效果。

卡恩斯－霍尔特和布拉顿的研究与奥皮奥拉和布拉顿的研究相结合，成了证明亲子关系治疗可以为养父母和养子女提供一种高效的干预手段的强有力证据。唐纳森收养机构近期发表的一份报告评估了对于收养关系相关干预的经验支持，认可了卡恩斯－霍尔特和布拉顿研究的结论：在亲子关系的干预手段中，亲子关系治疗可以为养父母和养子女提供最强有力的经验支持。

收养家庭的治疗需求

关系压力

养子女的激烈反应常常令养父母感到压力，因为他们不知道是什么因素触发了孩子的行为。当养父母在试图养育养子女的过程中受到打击且不知所措的时候，他们会自责，会感到无法控制局面，或者会怀疑自己是否有能力有效地回应和养育孩子。在每周一次的亲子关系治疗小组课堂上，治疗师会向家长展现对孩子行为的不同看法，突出强调有些行为是孩子为了满足自己的需求而进行的最大程度的尝试。这样，家长会更加接纳自己的孩子，并重新认识到孩子是一个具有成长可能的个体，而非一个难以解决的问题，这就为亲子关系带来了正面的影响，并减轻了亲子关系的压力。

行为问题

经历过关系创伤的养子女会表现出发育延迟的迹象。珀维斯（Purvis）等人估计，由于遭受忽视、虐待和孤立，以及表现行为的不一致，养子女的发育程度可能只达到他们实际年龄一半的水平。**收养问题专家指出，养子女如果与情感协调并且反应热烈的成年人一起生活，那么他们的情感、行为和生理发育程度就能赶上一般儿童的水平。亲子关系治疗师帮助家长从现象看本质，通过观察孩子的行为，找出问题背后的原因。**

亲子关系治疗师会帮助家长关注亲子关系中的首要因素，并让他们认识到自己是改变孩子人生的催化剂。被收养儿童，特别是被寄养的儿童和被跨国收养的儿童，在幼年通常遭受过混乱、贫困、变化无常和 / 或无法预测的经历。这样动荡的人生开局让这些儿童在需要依赖看护人的时候产生了焦虑感和不确定感。为了自我保护，他们有着想要控制自己所处环境的强烈欲望，因为他们没法相信大人。亲子关系治疗师会传授给家长以儿童为中心的游戏治疗的基本原理、态度和技能，从而培养出一种更加协调、更加无条件包容和更加稳固的亲子关系。治疗师会帮助家长理解，当养子女持续体验到这种安全稳固的亲子关系，假以时日，他们就会开始感到自己是被理解和接纳的，感到自己是可爱且有能力的，感到别人是安全的、可以依靠的和值得信赖的。这样，养子女就会放弃那些适得其反的行为或自我保护手段，而选择更加能够提高自我、更加实用的行为。

亲子治疗师必须要了解那些在幼年有过创伤性经历的儿童的人际情感需求和行为需求，这样才能帮助养父母为养子女提供一种促进其产生安全依恋，并且具有治愈作用的亲子关系。亲子关系治疗师会通过探查根植于养子女幼年经历的潜在需求，帮助养父母用共情和理解的心态去观察和回应自己的养子女。

依恋和关系创伤

对于孩子的情感发育和社交发育而言，依恋关系是一个重要且公认的原则，也是亲子关系治疗中的一个重要组成部分。亲子关系治疗师需要很好地理解在儿童和成年人群体中不同形式的依恋的原理和行为特征，理解这些行为特征有助于他们了解亲子关系中的挑战和压力。另外，对依恋动态有所了解也有助于治疗师帮助家长认识到孩子的行为其实是生存技能，是营造个人安全感和掌控感的手段。

亲子关系治疗师只有理解了依恋关系和依恋相关的各种特征，才能够为父母与孩子之间进行具有回应性和协调性的语言沟通创造便利条件。一般的发展性回应可能并不适合被收养的儿童，因为它可能会导致关系的进一步破裂。例如，传统的管教方法通常不起作用是因为被收养的儿童会感觉害怕和受到威胁。被收养的儿童常常对掌控感有很高的要求，而一般的管教方法侧重于让家长居于控制地位，这会导致被收养的儿童采取多种策略来夺回控制权。与传统方法相反，**亲子关系治疗师会帮助养父母们利用给予选择的办法与养子女相处。选择会让孩子在受到控制的环境中感觉自己拥有了权力**。治疗师和养父母们应在小组内讨论出应对常见行为问题的多种可行选项，帮助家长避免与子女发生紧张激烈的情感互动。治疗师还应指导养父母谨慎地将选择作为后果进行运用，而将更多的时间用于能对养子女赋能的选择上。

治疗性设置限制的 ACT 三步法可以提供替代性的管教模式。养父母通过进行高度的共情理解和接纳，认可养子女的感受、心愿和欲望，这对于收养家庭来说是很关键的。进一步说，这对缓和孩子敏感激烈的回应有重要作用。如果养子女感到自己的心声有人倾听，获得了理解，就更有可能遵从养父母设置的限制，并用替代方法满足自己的需求。鉴于养子女的幼年经历可能无法预测，养父母在为他们设置限制时应当富有耐心并保持前后一致。养子女对养父母的信任程度可能会出现波动。被收养的儿童通常具有较差的自我调节能力，他们可能会频繁地重复同一行为。如果养父母能表现得有耐心和前后一致，就会有助于养子女获得安全感，从而激励他们学习，并尝试新的行为。

促进修复被收养儿童不安全依恋的另一个重要的方面是，亲子关系治疗需要着重帮助家长关注自己的育儿方法及其对孩子的情感反应。亲子关系治疗师会在每周一次的会面中帮助养父母探讨与养子女相关的经历和感受。通过签到、公开讨论、常规化经历以及对特殊游戏时光活动进行每周督导等形式，家长可以收到来自治疗师和小组内其他家长的反馈意见。如果养父母缺乏自我意识，可能就会导致误解养子女，对孩子的反应过度紧张，以及无法将自己的需求与孩子的需求区分开。如果家长能够提高自我意识，增强区分自身情感回应与孩子情感状态的能力，那么他们就能与孩子共情以更加善解人意和接纳的态度来回应孩子。如果家长掌握了良好的自我调节技能和较好的自我了解能力，他们就能在孩子处于反应激烈的状态时保持冷静、体贴和善解人意，并且可以为孩子提供抚慰和支持。自我意识和自我了解之所以重要，是因为关系是相互的，如果缺乏意识，回应性的互动可能就会导致在关系中产生压力。

无论被收养人的年龄多大，收养都是一个创伤性事件，这是因为它破坏了被收养人与前任看护人形成的情感依恋。依恋和创伤常常是相互结合的两个因素，在被收养儿童的生活中更是如此。反复的创伤性事件，例如各种虐待，以及与前任看护人分离的失落感，都会明显扰乱依恋关系的形成过程。亲子关系治疗师必须了解创伤和依恋之间的相互关系，这样才能帮助养父母识别和理解养子女的潜在需求和行为。

家长效能

参加亲子关系治疗的养父母称，在最初尝试与孩子进行沟通和尝试了解孩子的过程中，他们会感到灰心丧气并且面临挑战，而且他们明显会在与养子女的关系中感到压力。当养子女似乎在挣扎着进行沟通，却又表现出拒绝或者故意破坏亲子关系的行为时，困惑、沮丧和心痛成了养父母们日常生活的一部分。亲子关系治疗师会通过培养家长的关系回应技能和帮助家长看到孩子行为背后更深层的意义，将重点放在增强家长的信心和改善家长的控制点上。治疗师会教给家长以儿童为中心的游戏治疗技能，赋予家长能力，使他们把注意力集中在孩子的能力上，而非控制孩子的行为上。亲子关系治疗师为养父母们提供了不一样的观点来看待养子女的行为，让他们关注到孩子为了满足自身需求而做出的最大限度的尝试。因此，养父母们会开始重新感受，会以全新的视角看待自己的孩子。他们看到的是将一个具有成长可能且懂得接纳的个体，而不是一个亟待解决的问题。一位养母在学完亲子关系治疗课程之后表示："这不仅仅是 10 单元的课程，这是一种生活方式。我变成了更好的妈妈，我的丈夫变成了更好的爸爸。我太感谢这些课程了。现在当我把事情搞砸时，我也不会陷进去。我会振作起来，重回正轨。"亲子关系治疗注重鼓励家长，相信家长有能力运用新学到的技能对孩子的发展起到正面作用。

养父母们可能会感到自己被家人和其他有亲生子女的父母所孤立、误解和忽视，因为对于同样的事情，养子女的行为可能会显得特立独行，不同于亲生子女的反应方式。其他家长、朋友和家庭成员提出的建议通常不起作用，或者缺乏对于亲子关系个中艰辛的理解。亲子关系治疗师会以接纳和真诚的态度回应养父母，而这些维度会使养父母感觉得到，理解和支持。在每周的会面中，治疗师会鼓励家长分享自己的感受，探究自己与孩子在一起的经历。为了减轻家长的孤独感，亲子关系治疗师会把家长的经历联系在一起，让他们的苦衷常规化，并归纳他们的顾虑和恐惧，从而帮助家长建立一个相互支持的小组。当家长与其他有着相似遭遇的家长在一起时就会觉得自己不再那么孤独，也会认定自己在育儿过程中遭遇的困难都是正常现象。

亲子关系治疗师应当花时间去反思和探讨家长对自己孩子行为的看法和感悟。当小组成员们为养子女的回应方式找到各种各样的原因时，家长会感到自己被赋予了养育子女的能力，并且明显地感到自己成了指导孩子人生的专家。树立家长的信心有助于增强他们的挨近能力，使他们相信自己有能力为孩子带来正面影响。除了树立家长的自信心外，亲子关系治疗师还专注于培养家长的观察技能，并帮助家长像认识、理解自己一样会认识和理解孩子的行为。

通过观看亲子游戏活动的录像，家长有机会从一个新的角度看待自己和孩子。同时，他们还能发现在游戏活动中没有注意到的行为和互动的细节。他们常常意识不到自己普遍的行为模式，比如在孩子面前总是处于戒备状态，保持高度警觉，希望能够避免孩子做出不良行为。观看自己的录像能够帮助家长审视自己，使他们有机会去反思和消化自己的个人感受和反应，同时注意到孩子对自己的行为是如何回应的。在这一过程中，亲子关系治疗师需要支持家长，并以温和的语气敦促家长进一步探究自己的经历。只有当家长意识到自己的反应和行为时，他们才能发生转变，并以更加具有同理心和更加敏锐的态度接近他们的孩子。一位参加亲子关系治疗的养母说：

> 我无法用言语形容这次培训对我意味着什么，我现在对自己和孩子都有了更深的了解，而且能够接纳我们现在的状态。另外，我的丈夫第一次跳出了他自己固有的看法，接受了一种对我们受创伤的孩子有帮助的新观点。我们会继续进行亲子游戏活动，这对我的孩子们来说就像呼吸氧气一样重要。

亲子关系治疗针对收养家庭所做的调整

亲子关系治疗师一定要密切关注培训手册中的"亲子关系治疗针对收养家庭的调整"这一章，其中涵盖了具体的修改内容、讲义和课程大纲。同时为了满足收养家庭的独特需求，治疗内容还进行了一些整体的调整。原始的亲子关系治疗模式包含 10 个单元，但是收养家庭一般需要安排额外的课程。亲子关系治疗师认识到收养家庭的生活比较忙乱，因此这些家庭会努力在现实情况、亲子关系治疗预期与原则之间寻找平衡。收养过程往往都会激发强烈的情感，遇到困难和意想不到的情况。

养父母在开始 10 单元的培训之前需要上一节额外的课，他们将在可以收获支持和理解的课堂环境中分享自己家庭独一无二的收养经历。这一节课可能会延长 30~60 分钟，从而让家长有额外的时间分享他们目前在日常生活中所做的努力。另外，我们鼓励家长接受后续课程的学习。在收养家庭中建立安全依恋的关系是一个艰难的过程，需要花费大量时间，而后续课程能带来长远的益处。持续不断的支持、资源和鼓励的话语能够为养父母们提供帮助。

我们在培训手册中建议，为了适应小组的现实情况和家长的特殊要求，亲子关系治疗师在决定如何调整各周教材时应根据临床判断见机行事。例如，在第 1 单元，治疗师会给家长布置作业，让他们在孩子身上找到一个以前没注意到的身体特征。这项作业的重心可以调整为"设法帮助养父母们在亲子关系中体会与养子女建立联结的感觉"。在以上示例中，治疗师可以鼓励养父母在养子女身上寻找和自己相似的身体特征或正面行为，例如养子女和养父母会认为同一个笑话很幽默，或者养父母和养子女的右手上都长着雀斑等。

鉴于养子女可能会做出令人困惑的举动，或与养父母之间关系失调，亲子关系治疗师可能需要帮助家长学习如何根据孩子潜在的需求和愿望对孩子的感受进行反映，而非根据表面行为和感受给予一般的反映。例如，在特殊游戏时光活动中，当孩子频繁对家长发出指令时，家长可能会以共情的口吻回应："你想成为主导。"对很多收养家庭来说，家长并不能准确了解孩子的感受，这是因为孩子的行为让人感到困惑，他们的真实感受经常与他们当前的行为不符。例如，一位家长曾表示担忧，他们收养的孩子会一边笑一边反复击打玩偶。治疗师可以强调和聚焦被收养儿童行为背后的深层需求或愿望。养父母可以更好地了解养子女的行为，在养子女情感失调时期与养子女达成协调。当家长能够与孩子相互协调时，他们就能准确地回应孩子，让孩子更加感到自己是被理解的和有价值的。

在家长培训课程中，我们需要对"游戏时光行为准则"（见培训手册的第 3 单元部分内容）额外进行讨论。在第 3 单元的课程中，我们需要额外讨论被收养儿童在特殊游戏时光活动中可能出现的行为。有依恋中断和创伤历史的孩子可能在游戏中表现出过激的行为，这种行为可能会干扰家长，并且造成家长感情上的痛苦。例如，本章的第一作者回忆起自己与养女的一段情感经历，养女曾经采用激烈的方式，利用各式各样的动物家族玩具来表现自己对看护和收养生活的体验。

家长会有进行个人心理咨询的需求，以应对有关自己情感触发点和创伤的仍未解决的问题，治疗师应将这种需求作为正常情况来对待。家长对自我的理解越深，就越能调动更多的内心资源，增加与孩子交流时的有效情感回馈。治疗师可以播放示范视频，或举出对一被收养儿童进行游戏治疗的实例，这将帮助家长为第一次亲子游戏时光活动做好准备。

第一次亲子游戏时光活动的地点可能需要做出调整。在传统的亲子关系治疗模式中，家长会在他们家里进行第一次游戏时光。而养父母们如果可以在诊所的直接督导下进行至少前几次的游戏时光会有一定的好处。亲子游戏治疗师应根据自己的临床判断向养父母们提出这项建议。对于孩子表现出严重行为问题的家庭，治疗师应强烈建议他们把游戏时光放在诊所进行。治疗师的直接督导能为养父母提供额外的支持，有助于增强养父母的家长效能和信心。

对游戏时光活动的事后讨论与评价是亲子关系治疗模式中至关重要的一环。收养家庭需要投入额外的时间和精力，从养子女的视角探究他们行为背后的潜在意图。养父母们可能会急于评判孩子或者对孩子感到沮丧，这都是可以理解的。亲子关系治疗师会以共情和与富有耐心的态度帮助养父母处理他们的反应，探索养子女行为背后的多种想法（潜在的需求或渴望）。针对养子女的行为，治疗师会向养父母提供不一样的看法，为养父母们创建一个更大而广阔的视角去接纳养子女，提高养父母在面对更加严重的不良行为时解决问题的能力。

对于大多数单元的课程而言，培训手册上都会建议治疗师以一首激励人心的诗歌、一个故事或者一个大拇指法则作为小组讨论结束前的寄语。手册里提供了多个建议，不过治疗师可能希望找到适用于养父母的特定教材。在小组讨论环节快结束时，治疗师还可以额外介绍以收养为主题的童书、家庭仪式的创意、使家长冷静处事的练习或者适合在每周重复唱诵的激励人心的经文等内容。治疗师还可以向家长提供书单，在上面列出家长可以与孩子一同阅读的书目，书的内容聚焦于家庭可能面对的各种问题（收养、看护、悲伤和失落等），这也不失为一个有效的举措。治疗师应着重推荐介绍养子女原生文化和出生国家背景的书目，以此加强养子女的自我认同感。培训手册中的"适用于收养家庭的亲子关系治疗"一章列出了供治疗师参考的相关书单和建议。

亲子关系治疗第 6 单元的课程介绍了给予选择的技能。在课程中，治疗师应探究每个孩子的具体需求。治疗师有必要建议部分家长首先只运用基本的、正面的和具有赋能效果的给予选择的技能，过一段时间后再把给予选择作为一种管教手段进行运用。治疗师一定要不断重申共情和耐心是成功应用给予选择技能的关键因素。孩子们在一开始普遍会做出糟糕的选择，并表现出更多的对抗行为，或发泄怒火。使用给予选择的技能可以使家长对孩子的选择产生同理心，而不会拒绝接纳孩子或形成持续性的不安全依恋关系。另外，课程中还应讨论将"紧密靠近"的概念而非"暂停游戏"作为选项的相应情况。给予选择和"紧密靠近"的概念以及孩子的发展需求都应被安排在几周内进行讨论。

由于被收养儿童在遭遇不可预测的事件时的自我调节能力很差，因此他们在日常生活经历改变或经历重大人生转变时常常会感到面临挑战。一般来说，在亲子关系治疗中，治疗师会教家长提醒孩子去注意游戏活动还有多久结束。被收养的儿童可能需要更多的提醒。例如，自我调节能力发展不足的孩子可能需要多次提醒，比如距离游戏时光结束还剩 15 分钟、10 分钟、5 分钟和 1 分钟时。养父母可能还需要事先提醒养子女特殊游戏时光活动在何时开始，并且通过提醒养子女游戏时光即将开始来缓解养子女的恐惧心理和压力。营造一个可预测的环境有助于养子女做好心理准备，同时也让他们对自己的看护人产生信任。

　　强烈推荐利用结构式玩偶游戏来帮助养父母陪伴养子女度过充满压力和艰辛的时刻。对家长来说，结构式玩偶游戏是一种讲述故事的方法，可以帮助感到焦虑和不安全的孩子缓解他们的情绪。这种游戏对收养家庭有卓越的疗效，亲子关系治疗师可以在课程中提前引入这种游戏。养父母们可能对养子女讲过他们是被收养的或是组建家庭背后的故事，当然也可能对他们保守这些秘密。结构式玩偶游戏就是一种向养子女子讲述家庭收养历程的方法。

　　讲述养子女进入收养家庭之前的人生故事、养父母收养孩子之前的家庭生活故事，以及养父母如何决定收养孩子并付出行动的故事，能够构建起一段家人之间共有的历史，让孩子更顺畅地融入家庭。

科特曼（Kottman）

　　经历过的创伤会使孩子的记忆破碎无序。利用结构式玩偶游戏为孩子构建前后一致的叙事对治愈孩子的创伤有众多好处，如养子女与养父母之间的交流得到加强，养子女更加信任养父母，养子女对所处的环境更有安全感，等等。在小组培训的时间里，治疗师和养父母们可以一起把相关经历编写成故事，并练习进行结构式玩偶游戏。

第 21 章

适用于教师的亲子关系治疗

玛丽·莫里森·贝内特 温迪·普雷茨·赫尔克

在师生关系培训（child-teacher relationship training，CTRT）模式中，教师将学习基本的以儿童为中心的游戏治疗技能和关系建立技能，以满足学龄前到小学早期儿童的各种情感和行为需求。师生关系培训是对亲子关系治疗的一种调整。与亲子关系治疗一样，"在培训中，教师通过讲述教学、示范游戏活动、必要的实验室游戏活动和在支持性氛围中进行督导等形式，为学生提供治疗。教师将学习以儿童为中心的游戏治疗的基本原则和技能，包括反映式倾听、识别和回应学生的感受、治疗性设置限制、建立学生的自尊，以及使用一套经过挑选的特殊玩具为学生安排游戏时光活动"。同样，"教师将学习如何创造一个没有偏见、充满理解和接纳的环境，从而增强师生关系，促进学生和教师的个人成长和改变"。亲子关系治疗的目的是让教师更好地了解孩子的感受、经历和需求，认识培养孩子自信和自尊的应对方式，与他们建立更积极的情感关系。师生关系培训模式也可以作为儿童早期心理健康问题的有效干预手段。在最初的培训中，教师需要在指定的游戏室或游戏区与个别学生进行特殊游戏时光活动。随后，教师将学习如何调整所学的师生关系培训技能，使其适用于普通教室中的孩子。教师应每周与师生关系培训治疗师一起参加督导活动，学习、实践新技能，讨论遇到的挑战，提出问题，并在整个培训过程中获得支持和鼓励。

基本原理

积极的师生关系对儿童和专业教师都有诸多好处。随着人们逐渐认识到这一点，师生关系培训也得到了发展。越来越多的研究表明，学生与教师的关系是学生学习、社交和情感成功发展的重要因素。美国幼儿教育协会（The National Association for the Education of Young Children，NAEYC）在适宜幼儿发展的实践计划中提出，生命早期的积极支持性关系对认知和情感的健康发展都是必不可少的。美国幼儿教育协会指出，该协会所有工作的核心价值之一就是帮助儿童和成人在基于信任、尊重和积极关注的关系中充分发挥他们的潜力，而这些核心关系维度正是师生关系培训的核心。

积极的师生关系不仅会影响学生，而且会影响教师。盖尔尼和弗卢门（Flumen）的研究指出，与儿童有积极关系的教师会认为自己是称职和成功的教师。儿童的心理健康需求、行为问题，以及教师缺乏解决儿童问题的技能和培训，都可能给孩子和教师之间的关系带来考验。对教师来说，尤其具有挑战性的是，最容易引起教师不满的孩子可能正是最需要与教师建立积极、高质量关系的孩子。

如果孩子在课堂上表现出了挑衅行为，那么这可能是因为他们的心理健康问题未能解决或需求没有得到满足。美国卫生局局长在 2000 年发布的关于儿童心理健康状况的报告中指出："越来越多的儿童正在遭受不必要的痛苦，因为他们的情感、行为和发展需要得不到满足。"导致这一问题日益严重的原因有以下几个：缺少经过专门培训的专业人员来帮助孩子解决心理健康问题；难以获取服务支持；还有最重要的一点是，对儿童的早期干预不足，特别是照看者没有参与提供服务或参与度不够。2003 年，美国总统心理健康新自由委员会（The President's New Freedom Commission on Mental Health）重申了早期干预的必要性，并强调需要在学校等无障碍、低耻辱感的环境中提供心理健康服务。师生关系培训通过关注核心关系维度来解决这些问题，正如**参与师生关系培训的教师称，参加师生关系培训后，他们"知道了如何更好地与学生沟通，知道了更多回应学生的有效方式，能够更好地了解学生的感受、与学生建立联系以及理解学生。"**在学习了师生关系培训所包含的治疗技能后，教师们还表示，他们对如何与有挑战性的学生合作更有信心了。一位师生关系培训参与者的评论突出并证明了这一点：

> 我认为，所有的教师都应该知道这一点。我相信，它证明了教师与孩子之间的关系是多么有影响力。设置限制的技能和口诀让我的课堂产生了巨大变化。因此，我真的认为我已经成为一名更称职的教师。

入门：构建师生关系培训

师生关系培训治疗师的资质和责任

在规划师生关系培训时，首先要考虑的是确保治疗师在领导培训小组之前，具有传统亲子关系治疗的培训和治疗经验。其次，我们还建议师生关系培训治疗师具有在学校与教师一起工作的经历，并了解教室结构和学校文化。治疗师可以是本校或校外心理健康专业人士，应当具有以儿童为中心的游戏治疗和亲子关系治疗方面的先进知识和技能。这些维度至关重要，因为治疗师负责培训和督导教师的师生关系培训技能。这种模式可以由一名心理健康专业人员来实施。但是，如果有更多合格的专业人员来划分培训、督导和一般后勤的职责，培训就会更加高效。

规划

师生关系培训规划的第一步是获得管理人员的支持。一种有效的方法是向管理人员展示师生关系培训的研究成果，并解释其理念和框架。一旦获得管理人员的支持，师生关系培训治疗师就可以确定开始日期，并安排初始培训和每周师生关系培训督导活动的时间和次数。接下来，治疗师可以向教师讲述师生关系培训将如何有益于他们的课堂工作，以及如何帮助他们应对跟学生打交道的挑战，从而培养教师对师生关系培训的兴趣。我们鼓励教师和他们的助手一起参加师生关系培训，这样他们可以在课堂上保持连贯性和凝聚力。在下文中，教师及其助手将被统称为教师。

教职工会议和教师服务日是与教师讨论师生关系培训的好机会。师生关系培训治疗师需要根据每个单元实际参与课程和督导的人数来限制教师参与人数。建议参加培训的人数为 10 人。规划中还要考虑教师的课程表、游戏时光活动和每个单元的师生关系培训督导会议时间。

空间与材料

理想情况下，学校能够留出单独空间作为师生关系培训游戏室。完美的游戏室是一个温暖宜人的专用空间，能够保证隐私，并允许制造混乱和噪音。为便于督导，房间应允许对课程进行视频和音频的录制。因为校内空间非常宝贵，往往很难找到完全合适的游戏室，所以在地点选择上可能要灵活变通——一个未使用的大壁橱或存储间、办公室的角落、未使用的教室，或学校舞台的一部分都可以是游戏区。必要的时候，可以使用分隔物和隔板将较大的空间转换为较小的空间。

游戏室提供的必要的玩具类别包括现实生活中的玩具（玩偶、娃娃屋、木偶、汽车、卡车、船、收银机）、表演或攻击性玩具（玩具士兵、手铐、飞镖枪；可以销毁的东西，如蛋盒；各种动物，如鳄鱼、恐龙、鲨鱼等），以及释放创造力的玩具（沙子、水、积木、颜料）。

鉴于目前学校对校园暴力的认识有所提高，许多学校实行"绝不容忍"政策，禁止学生对学校财产使用类似武器的物品。为解决这个冲突，需要让管理人员了解攻击性玩具是游戏室中必须包含的基本类别。可以向管理人员解释，孩子会用游戏来表达他们的想法、情感和需求，因此他们需要一种包容的非语言工具来表达愉快和不愉快。攻击性玩具对于表达恐惧、担忧和愤怒是必不可少的。同时，它们也有助于帮助儿童学会控制自己的行为，培养掌控意识和能力意识，理解限制。为了让管理人员放心，就可以向他们保证攻击性玩具不允许带离游戏室。如果学校依旧不允许使用这些攻击性玩具，可以使用三段式泳池泡沫塑料条，让儿童们用它击打东西，或者使用各种攻击性动物和木偶（恐龙、蜘蛛、蛇等）。建议在游戏室内放置替换玩具的小抽屉和玩具摆放示例图，以确保玩具和材料在下一周的游戏室中放置一致。

参与者培训

师生关系培训包括三个阶段：第一阶段培训的内容涉及师生关系培训的基本技能教授和对教师与其焦点学生个人游戏时光活动的督导；第二阶段培训的重点是指导和督导小组游戏治疗技能在课堂上的使用；第三阶段是观察／评估阶段，用于确定教师在培训和每一单元督导结束后将师生关系培训技能应用于课堂的能力。有关培训时间表、讲义和督导方面信息的其他更多细节，请见培训手册中的"师生关系培训"一章。

第一阶段培训的技能提纲

搭建师生关系培训的框架是为了最有效地利用教师时间。师生关系培训采用的是每一单元两天集中教学和技能实践的形式，其中包括师生关系培训的第 1 至第 10 单元的课程。

两天的集中师生关系培训（第 1 至第 4 单元）包括：

- 师生关系培训理念概述；
- 培训的基本概念；
- 反映式回应；
- "游戏时光行为准则"（见培训手册第 3 单元"游戏时光行为准则"和本书第 10 章）；
- 游戏时光活动的玩具和材料演示；
- 设置限制。

师生关系培训的第 5 至第 10 单元包括：

- 游戏时光活动技能督导；
- 选项提供；
- 建立自尊；
- 鼓励。

现已证明，在新学年之初为在职教师提供强化培训，并在教师规划期内举办每单元一小时的"师生关系培训督导会议"都非常有效。如果无法进行强化培训，也可以选择每单元进行 1~4 次的一小时培训。在第 4 单元，教师要选择一名焦点学生，并在每单元七次的 30 分钟游戏时光活动中练习师生关系培训技能。焦点学生应该是教师在课堂上操心的孩子，或者是教师认为需要额外关注的孩子。第 1 单元的一个重要组成部分是确保教师为每单元都选择了一个特定日期和 30 分钟时段，以保持七个游戏时光活动的连贯性。考虑到一些教师将使用游戏室进行游戏，在这一单元创建游戏室时间表就是至关重要的。

在为期六周的第一阶段师生关系培训课程中，治疗师会根据师生关系培训课程提供教学和技能实践。与传统的亲子关系治疗小组一样，教师与焦点学生的游戏时光活动应被记录下来，然后在培训/督导活动中观看。在师生关系培训中，对于教师在录制的游戏时光中所展示的技能使用情况，治疗师应提供具体反馈，并给予鼓励和支持。治疗师需要帮助教师理解孩子在游戏时光中是如何表达体验和情感的。以下互动是培训第一阶段的督导示例。

> 对于师生关系培训中让孩子掌握主动权的理念，奥罗斯科（Orosco）先生表达了他的疑惑。他在第一次会议上表示，约瑟（四岁）静静站在游戏室里不玩玩具。而在下一次督导会议上，奥罗斯科先生又反映说，约瑟不喜欢游戏时光活动，他需要选择另一个焦点儿童。在观看了录像后，治疗师帮助奥罗斯科先生注意到约瑟是多么迟疑和焦虑，并建议他在下一个游戏时光活动中反映约瑟的感受，让约瑟主导游戏时光，即使他选择不做游戏。治疗师让奥罗斯科先生参与回应感受的角色扮演练习，然后指出奥罗斯科先生在游戏时光做得好的方面，包括他努力表现出的"在一起"的态度。在与约瑟的下一次游戏时光活动中，奥罗斯科先生专注于反映约瑟的情感。不久之后，约瑟在游戏时光互动中表现得更加随和，并开始玩玩具恐龙，奥罗斯科先生对约瑟的感受也有了更好的了解，且能够继续对约瑟进行培训。

与亲子关系治疗理念相一致的是，在第一阶段，教师们只能在游戏时光活动中使用师生关系培训技能，而不能在课堂上练习。这一点很重要，因为学习这些技能对许多教师来说就像学习一门新的语言。在游戏室可控的环境中进行练习能够为更成功地将这些新技能融入课堂奠定基础。直到培训的第二阶段，教师才能开始把他们学到的新技能运用到课堂中。

第二阶段培训的技能提纲

第二阶段的重点是帮助教师学习如何在课堂环境中使用与学生小组建立关系的技能，同时学习一些附加技能，如集体反映技能、限制设置的高级技能和选项提供。在这一阶段，教师和治疗师将继续每个单元一小时的师生关系培训课程。

第 11 至第 20 单元的训练内容包括：

- 师生关系培训时间的目标和框架；

- 基本和高级的集体反映技能；

- 提供给教师的高级选项；

- 限制设置高级技能：教室 ACT 三步法；

- 儿童的愤怒和攻击性；
- 课堂疑难解答。

为了促进师生关系培训技能在课堂上的运用，这一阶段将停止与个别学生的游戏时光活动，取而代之的是课堂上的师生关系培训时间。师生关系培训治疗师和教师将确定每天在教室里的时间，让课堂上的所有学生都参与到自我主导的游戏活动中，如中心时间、戏剧表演、积木和教具，或艺术和手工艺活动等。在这段每天 15 分钟的由儿童主导的工作或游戏时光活动中，教师应要求师生关系培训技能，对 2~4 名儿童组成的工作或游戏小组做出反映。治疗师模拟师生关系培训技能，并根据需要协助教师。师生关系培训时间可以这样安排：如果两位教师在同一间教室里一起工作，一位教师专注于与一个指定的儿童小组练习 15 分钟的师生关系培训技能，而另一位教师则专注于一般的课堂管理。15 分钟后，双方转换角色，让每位教师都有机会与学生进行师生关系培训。每位教师每天应与不同的儿童小组进行培训。理想情况下，到周末，班上的每个儿童都将作为一个小组的一部分，与教师或教师助理一起参加培训。如果教室里只有一名教师，在 15 分钟培训时间内，可能就需要另找一名成人助手协助课堂管理。

在第二阶段开始时，教师将另外学习集体反映和建立集体关系的技能。但教师要在课堂师生关系培训时间的特定框架内使用这些新技能。随着第二阶段培训的结束，教师在使用集体反映和建立集体关系的技能方面应更加自信和熟练，预计教师将在他们与个别儿童和儿童小组的日常互动中使用这些技能。下面是一个在日常互动中使用技能的例子。

> 约翰逊太太是一名学前班教师，她和杰顿、米格尔和安德鲁一起在街区中心玩耍。约翰逊太太回应道："你们都在一起做呢。安德鲁，你真的对杰顿正在做的东西很感兴趣。"杰顿接着回答："我在做一辆赛车。"安德鲁接着说："一辆很快的赛车！"约翰逊太太接着回应道："安德鲁，你对做一辆快的赛车真的很高兴啊。你很专注于你正在做的东西。杰顿、安德鲁和米格尔，你们三个都知道懂得创造。"这些反映性回应让约翰逊夫人能够反映情感，建立自尊，并在三个男孩之间建立关系。她在交流中体现了"在一起"的态度，强化了儿童与教师的关系，改善了学生的行为。

在第二阶段结束时，治疗师的角色将发生变化。每单元的师生关系培训课程和课堂模拟虽然停止，但治疗师可以根据需要为教师提供指导。此时，可以进行第三阶段的观察和方案评价了。

第三阶段：观察和问责

师生关系培训的最后阶段包括使用"师生关系培训技能检查表"在培训结束后的三周或

四周，在普通教室对教师进行不定期观察。"师生关系培训技能清单"可在培训手册的"适用于教师的亲子关系治疗模式：师生关系训练"一章中找到。观察的目的是确定教师在课堂上运用人际关系建立技能的情况，并将其作为评估师生关系培训成果的数据。

根据观察结果，可以安排一次后续的师生关系培训督导会议，讨论教师的优点和不足，但这可能会妨碍将技能推广到课堂环境的进程。"师生关系培训技能检查表"也可作为评估师生关系培训有效性的前测 – 后测方法。有关课程评估的详细信息，请参阅培训手册中的"适用于教师的亲子关系治疗模式：师生关系训练"一章。

与教师和学校人员合作的特别注意事项

教室中的每一个孩子都拥有各不相同的个人需求，这些需求可能涵盖了社交、情感、行为和学业成功的各个方面。教师每天的任务就是设法确定并满足学生的每一种需求。

师生关系培训可以改变教师们的思维方式，因为在这个培训中，他们的角色是对孩子的行为做出回应，而不是对孩子行为传递的潜在需求做出回应。下面的例子展示了师生关系培训治疗师是如何应对此问题的。

> 冈萨雷斯先生是一位教师，他很难理解反映情感的目的。他认为，儿童们经常以特定方式来引起他人注意或表示违抗和挑衅。治疗师解释了对儿童的回应和反映之间是不同的，儿童出现这些行为可能是因为他们感觉到自己不被注意或重视。治疗师还解释了如何反映一个孩子的感受，来帮助其感到被承认和被理解，从而减少儿童需要使用外显行为引起注意的现象。师生关系培训治疗师鼓励冈萨雷斯 – 鲍尔（Gonzales-Ball）先生在与儿童的相处中，增加对儿童愉快和不愉快情绪的反映。在教师适应新思维方式和理解儿童行为的过程中，治疗师的耐心、理解和支持能够为教师提供莫大的帮助。

最好的课堂理念并非永恒的，而是在不断变化的，师生关系培训治疗师认识到这一点是非常重要的。许多教师已经接触过许多学术或其他方面的新想法、新策略和新技术，并且正在课堂上将这些付诸实践，结果才过了一年，他们面前就出现了不同的想法、策略和技术，而且还要尽快完成替代过程。教师在启用一个新方法时可能会感到犹豫和困难。下面我们以迪恩女士对教室里的变化很谨慎这一案例予以说明。

> 每周，当治疗师来到教室做师生关系培训的时候，迪恩女士都会抱怨："哦，又到了做师生关系培训的时候了吗？"治疗师继续反映她的感受，为迪恩女士提供一个被倾听和理解的机会，"这对你来说真的很难。变革往往具有挑战性。"治疗师在督导期间继续反映迪恩女士的感受，并给予她支持和理解。得到治疗师的理解和

认可后，迪恩女士愿意尝试师生关系培训所学到的技能。治疗师能够帮助她了解自己的想法是如何对儿童产生积极影响的，这鼓励她更频繁地使用这些技能。最终，迪恩女士对她使用师生关系培训技能的信心倍增，并在课堂上感到更有力量。在完成培训时，迪恩女士表示，如果没有参加师生关系培训，她相信她幼儿园预备班中的一名学生，在下一年甚至上不了幼儿园。

师生关系培训的一个基本目标是，让教师理解师生关系培训是一种与儿童合作、理解儿童的哲学，而不仅仅是一个工具和策略的集合。当充分吸收和领悟这种哲学后，教师与儿童的相处和回应儿童的观念将永远改变。许多教师培训项目强调的是教师是一个权威角色，而不是强调相互尊重的师生关系。有些教师可能很难从专制转变为给予孩子更多自主权。治疗师承认并理解这种现象，并给予教师充足的耐心，将能够起到鼓舞的作用，激励教师尝试将一种潜在的新思维方式和行为方式融入师生关系当中。

让师生关系培训适用于小学生

师生关系培训最初是针对学龄前儿童和幼儿教育工作者设计和实施的。然而，这类培训对于小学阶段的孩子和教师（到三年级）也是有效的。可能的话，可以把为期七周的游戏时光活动安排在教师会议、课间休息、午餐时间，或者在上学前和放学后。

如果将游戏时光活动安排在特殊课程时间（音乐、体育、艺术等），就需要让特殊课程的教师知晓儿童会为了参加师生关系培训的游戏活动而缺席，每周一次，共七周。如果选择课间休息时间，就一定要提前与学生讨论这个问题。课间休息是孩子一天中唯一的"休息"时间，错过课间休息可能会令他们失望，这可能也会为游戏时光活动确定一个负面的基调。课间休息时间应作为游戏时光活动的最后选择，而且只有在教师和学生都同意的情况下才可以将这段时间作为游戏时光。

在与小学教师和学生合作时，培训的第二阶段也需要做出一些调整。由于小学阶段的课程结构和学习重点不同，学生们可能没有每天一次的"自由活动"，无法像前面那样在"自由活动"期间安排师生关系培训，所以重要的是要与教师积极展开合作，灵活变通地找出学校一天的活动中有哪些时段可以安排师生关系培训。一些可能的时段包括学生小组活动、互动实践活动的"中心时间"、学生在"快乐星期五"或课堂的放松时间，以及他们在做艺术项目或课间休息时间等。在规划师生关系培训时间时，要尽可能安排两到四名学生的小组课堂活动，因为这是一个以儿童为中心的活动（意味着教师不是积极指导学生，而是使用师生关系培训技能自由回应学生），并且是一个动手活动，这样教师才可以更好地练习互动回应。理想情况下，培训每周进行三次，如果不能实现，每周进行两次也是可以的。

助理教师或教师助理通常不以小学教职员工身份受雇。因此，根据班级需要，在教师进行师生关系培训时，可能需要在学校招募另一名成人来协助管理课堂。在培训的第二阶段开始之前，应与课堂教师讨论是否需要额外教师，以便提前做出安排。

相关研究：师生关系培训研究和结果总结

莫里森和布拉顿对启蒙教师及其助手分别进行了师生关系培训和"智慧自律"培训，并将二者的有效性进行了对比。该研究中，共有 24 名一线教师和助手参与了这项准实验设计。同时，教师找出了具有临床水平破坏性行为的学生（n = 54），并让他们参与研究。通过"照料者 – 教师报告表"可以看出，与阳性对照组相比，在三个测量点（前测、中测、后测）中，参与师生关系培训的教师，其学生的外显行为问题发生率在统计学上有显著降低（p = 0.002）。明显的治疗效果（= 0.22）证明这些发现具有实际意义。

总问题量表的结果表明，师生关系培训是治疗这些儿童行为问题的有效方法。与阳性对照组相比，师生关系培训组儿童的总问题数明显减少（p = 0.01），治疗效果显著（= 0.17）。这些发现证明了师生关系培训在减少儿童早期行为问题方面的有效性。

赫尔克和雷（Ray）将师生关系培训与"智慧自律"的有效性进行了对比研究。启蒙教师和他们的助手（n = 24）鉴定学生（n = 32）具有临床水平的破坏性行为。赫尔克和雷收集了有关教师使用师生关系培训技能的数据，然后收集了有关儿童行为变化的后续数据以及关于教师使用技能的相关结果。他们发现，幼儿园教师和助手能够在普通教室学习和运用师生关系培训技能。与阳性对照组相比，教师使用师生关系技能的频率高于未参与训练的教师。此外，在完成训练后 10 周，训练参与者能够在普通课堂上持续使用关系建立技能（p < 0.01）。这些结果表明，师生关系培训是向教师和助手传授建立关系技能的有效手段，有助于参与者将建立关系技能推广到普通课堂上使用。研究者还发现，与不参与训练的教师和助手相比，其学生在外显问题上表现出显著的统计学差异（p = 0.04）。该研究的另一个值得注意的发现是，从统计的角度来看（p < 0.05），教师最常使用的与助手最常使用的师生关系培训中的建立关系技能之间存在显著的相关性。

冈萨雷斯 – 鲍尔和布拉顿模仿莫里森和布拉顿，对比了师生关系培训与"智慧自律"的有效性。共有 23 名启蒙教师及其助手，以及被确定具有临床水平破坏性行为的学生（n=38）参与了这项研究。结果表明，与阳性对照组相比，参与师生关系培训的教师，其学生的外显行为问题在"照料者 – 教师报告表"中显示出有统计学意义的显著下降（p < 0.05），在"直接观察表"中亦显示出有统计学意义的显著下降（p < 0.05）。

普龙琴科 – 贾恩（Pronchenko-Jain）模仿赫尔克和雷，研究了师生关系培训与"智慧自律"的有效性差异。参与研究的共有 23 名启蒙教师和助手,以及被认为具有临床水平的破坏性行为的学生(n = 38)。客观评分人员利用课堂评估打分系统、"师生关系技能检查表"和教学压力指数报告来确定教师能否在课堂上运用师生关系培训技能。结果表明,实验教师在使用师生关系技能方面存在有统计学意义的显著交互作用("师生关系技能检查表":p = 0.036),在提供情感支持方面不具有统计学意义(p = 0.50)的交互作用,在教师压力方面亦无统计学意义(p = 0.997)的交互作用。与阳性对照组相比,随着时间的推移,由"师生关系技能检查表"(= 0.19)和课堂评估打分系统(= 0.16)可见,师生关系培训组教师对学生的治疗效果显著。研究结果证明了师生关系培训作为一种有效的干预措施,可以提高启蒙教师为问题学生提供情感和关系支持的能力。

科金斯(Coggins)进行了一项随机阳性对照研究,通过对比"智慧自律"考察了对启蒙教师进行师生关系培训的有效性。教师(n = 7)及确认有问题行为的儿童(n = 29)参与了本研究。他使用"照料者 – 教师报告表",在测试前、中、后对儿童进行了测量。教师的移情行为在测试前和测试后使用"成人 – 儿童互动"中的"移情测量"进行测量。本研究结果显示,实验组儿童的问题行为总量(p = 0.034)较对照组儿童有明显下降(p = 0.034)。此外,参与师生关系培训的教师的移情行为有统计学意义的增加(p = 0.004),且效果显著。

师生关系培训提供了一个可行的解决方案,能够使教师掌握治疗技能,并在学校负责心理健康的相关人员的督导下将技能应用于课堂。多项研究证明,师生关系培训是一种影响幼儿行为问题的有效方式。研究还支持了教师学习和实施技能的能力。牢固的师生关系对儿童的生活有着重要影响,师生关系培训为教师们提供了一个学习技能的框架,他们需要这些技能来促进师生关系,而这种师生关系将在未来的几年里对儿童产生影响。

结论

不论是正式研究还是以往经验,都充分证明了正面的师生关系所具有的强大力量。当教师应要求回顾他们参与师生关系培训的经历时,他们都强调了学生的正面行为变化,并表达了诸如"他的情绪爆发不那么频繁了"这样的看法。"他处理挫折的能力有了很大提高。""他不再像以前那样好斗了。""她完全变了个人,很独立,也愿意尝试新事物。""当被赋予责任时,她会更积极地参与其中,并很兴奋。"教师们也提到了自身的积极变化,如"我已经学会了停下来倾听孩子们想要说的话。""考虑到我看待事物和孩子们看法的方式,我更有耐心了。""师生关系培训让我停下来,重新评估我对课堂关系的一些想法。"一位老师说:"这次训练非常宝贵。我相信所有的老师都应该有机会接触到这些信息。"

师生关系培训利用正面师生关系的力量,对儿童和教师的生活产生了独具价值的重要影响。

第 22 章

基于文化回应的亲子关系治疗

安吉拉·I.希利－莫尔　佩吉·L.塞巴洛斯　林咏伟　小川由美子

世界上许多国家，包括美国在内，都是种族多样、民族众多的大集体。近 20 年来，美国少数族裔的人口持续增长。据美国人口调查局（U.S. Census Bureau）预计，到 2045 年，有色人群将占美国人口总数的大部分。

在美国，有色人群个体和家庭更可能面临生活贫困、健康保险覆盖率低的处境。在全美人口中，生活在贫困线以下的占 12%。而与之相比，生活在贫困线以下的亚裔美国人则大约占 13%。

不仅如此，具有少数族裔文化背景的美国儿童更可能出现行为和情绪问题。2007 年美国全国儿童健康调查结果显示，在 5 岁以下的拉丁裔和非裔儿童中有近半数存在身体、行为或社交方面的问题；在 6~17 岁的少年儿童群体中，大约有 12% 的有色人群长期表现出有问题的社交行为；相对而言，只有 7.5% 的白人群体存在这样的问题。

尽管心理健康业界对多元文化主义给予了越来越多的重视，少数族裔儿童及其家庭得到的待遇仍然不尽人意。随着少数族群人数迅速增长，其儿童和其他家庭成员又普遍存在心理健康问题，游戏治疗心理健康小组越来越意识到，通过基于游戏的干预手段解决少数族裔文化背景下儿童和家庭的问题是十分有必要的。

游戏：世界通用语言

有一种共识跨越了不同的学科与文化，那就是：游戏是全世界儿童的共同语言，而且对儿童的认知、社会情感和运动技能的发展至关重要。儿童通过游戏表达他们的情感和思想。雷默里尼（Remorini）和任达（Renda）发现，"游戏……让孩子得以表现其创造力和自觉性，同时帮助他们建立自我意识，满足运动需求，增进对自身身体和周围环境的了解。"尽管儿童的游戏行为受到文化背景的深刻影响，但从发展的角度看，游戏对于所有儿童来说都是一种自然的表达方式。事实上，儿童正是通过游戏对文化价值进行加工处理的，其中包括对家庭和同伴间的社交规则的内化等。

来自不同文化背景的儿童都会自发地参与游戏并乐在其中。相应地，游戏也具有象征性，它呈现的是儿童的观念、感受和为了理解自身经历所做的努力。鉴于游戏是世界通用的语言，亲子关系治疗通过游戏来增进亲子关系，这种方法在应用于少数族裔的儿童及家庭的时候表现出响应性和敏感性。

亲子关系治疗专注于帮助家长适应孩子的需求，以促进孩子最佳发展的方式回应孩子，从而真正理解孩子的内心世界。在特殊游戏时光活动中，孩子用他们的自然语言——游戏表达自我，家长则在自身的文化框架内给予孩子回应，表达对孩子的理解。在亲子关系治疗的过程中，亲子通过游戏进行交流，促进家庭文化融合。因此，在亲子关系治疗语境下，家长与孩子这对二元体之间的交流也表明了对他们文化背景的尊敬。葛洛夫（Glover）指明，以儿童为中心的游戏治疗所构建的非定向、共情性、接纳性的亲子关系，对所有儿童来说都是最为理想的治疗方法。相应地，游戏中的交流也能让家长更好地理解儿童的发展需求，并做出相应的回应。亲子关系治疗在运用这种通用语言的同时，也使家长能够成为孩子人生变化的代理人。

在许多少数族裔中，寻求心理健康服务的做法并未得到广泛接受。如果治疗师扮演的是儿童治疗"专家"的角色，就会大大削弱父母在治疗中的作用，而这种感觉和观念也会随之加深。亲子关系治疗让家长能够在安排的亲子游戏时光活动中，针对自己的孩子运用必要的治疗技能。**在一些少数族裔家庭中，家长与孩子之间具有十分紧密的亲子关系，因此，参与亲子关系治疗训练对这些家长来说似乎是最为合适的选择。**

许多少数族群的文化更为强调生活中的集体取向，而非个体取向，并将个人为家庭单位做出的牺牲视作一个核心要素。亲子关系治疗尊重这些文化价值观，在家庭层面进行干预，并且将家长与孩子作为二元一体进行关注。亲子关系治疗对于小组形态的设置也需要尊重少数族裔家庭群体所公认的集体取向的价值观。小组环境下的干预手段能为家长提供额外的支持体系，并且加强了他们的集体归属感。

通过孩子和家庭自身的独特文化透镜理解他们

少数族群由于经历了边缘化的生活和由来已久的压迫，可能会对心理健康的咨询服务产生抗拒心理，对此，心理健康从业人士理应做好心理准备。相比白人，少数族裔尚未对心理健康服务进行充分的利用，从而更加强了他们对于治疗服务的不信任感。

为了提供响应文化的治疗服务，游戏治疗师必须理解，游戏是基于文化语境而存在的，同时也必须意识到，游戏的全球性导向是促进孩子跨文化表达和发展的催化剂。例如，在各个种族群体中，都存在着各式各样的文化、价值观和行为上的差异。产生差异的方面包括普遍的育儿做法、家庭价值观、教育系统、"游戏"的含义、孩子重要发育节点的预期年龄等，不一而足。游戏治疗师应当以一种持续而积极的态度去理解治疗对象的世界。治疗师首先需要对他们自己多重交错的文化身份进行深入的探索，才能完成这一使命。

从历史、心理和社会政治的角度对家长的民族和种族身份进行层层剖析，游戏治疗师更能尊重亲子关系治疗过程中家长所分享的各种育儿方法。如果能在坚守自身文化框架基础的同时，也对其他文化背景下的家庭育儿方式保持开放态度，那么，治疗师将不同于自己育儿经历的育儿方法视作"错误方法"的可能性则会降至最低。为了理解不同族裔治疗对象复杂的文化背景，亲子关系治疗师应当对自身的文化背景具备充分的理解。

亲子关系治疗师也需要敏感地察觉同一少数族群内部的个体间的差异，同时认识到家长的文化身份。例如，亲子关系治疗师如果能熟悉了解各种族群的身份模式，就能更好地理解每位少数族裔家长的文化适应程度。通过询问家长如何定义自己的种族，治疗师可以表达自己对于他们种族文化的接纳态度。这个问题可以激发家长之间的热烈讨论，亲子关系治疗师便可以借机学习他们的家庭习俗、传统、仪式和节庆活动等。治疗师继而在家长、孩子这二元一体的范畴内从两代人的维度进行思考，便可以对家长在理解孩子参照的内在框架时所存在的困难形成大致的概念。帮助家长认识到他们与孩子之间的文化身份差异，或许能够帮助他们更好地理解孩子的独特世界。

根据少数族裔家庭的情况修改亲子关系治疗规程

为了将亲子关系治疗的效果最大化，我们为组织特定的少数族裔亲子关系治疗小组活动的治疗师给出以下建议。

增加"投入"

关键在于为家长解构亲子关系的治疗过程。为增加亲子关系治疗手段的"投入"，可邀请已经完成亲子关系治疗训练的少数族群家长帮忙，在各自的社群中分发传单，抑或通过"口头宣传"等方式分享自身经验，以此提高亲子关系治疗小组成员的后续出席率。亲子关系治疗师可以和家长志愿者们进入他们的社群，如居民区、理发店、文娱中心、教堂、商店、学校等。社群成员间面对面的交流是一个契机，可能使准备参加亲子关系治疗的家长将训练小组的治疗师视为盟友和额外支持。

在宣传亲子关系治疗小组的传单中，可以加入能够代表当地社群特有文化价值观的内容。在条件允许的情况下，传单上的文字应当使用目标群体的母语，并写上一些强调关键族群价值观的语句。例如，针对以西班牙语为母语的族群，就可以写上"通过亲子关系治疗的训练，家长将具备教孩子懂得尊重的技能"。对于拉丁裔族群的家长而言，尊重这一文化价值观至关重要。在教授家长治疗界限设定目的时，可以再次强调这一价值观。亲子关系治疗小组的治疗师以这种方式与有意愿接受治疗的家长见面，这也是治疗师与家长建立起信任关系的开始。这些人际交流尊重对方的文化价值，例如，尊重拉丁文化推崇的个人主义，即意味着认为人际关系比社会地位更为重要的一种价值观。亲子关系治疗师尊重文化价值观，避免采取商业化的方式，可以表达出他们对于这些父母的真挚关怀。

部分的少数族群会在社区内举办"周六学校"，供其族群成员学习自己的语言和文化，并用其民族的语言而非英语来学习学校规定的课程（如数学、自然科学、语言艺术学等）。在周六学校的工作者中几乎见不到心理健康从业者的身影，然而，儿童的行为和情感问题，以及家庭和教育问题，都可以在这一情境下表现出来。例如，一位有创造力的亲子关系治疗师和一所日语周六学校合作，与校长、老师和家长志愿者们都建立了友好的关系，最终得以在学校的课堂上开展亲子关系治疗。

与家长相处融洽，并获得他们的信任，治疗师就可以减轻心理健康服务有可能带给家长的耻辱感。亲子关系治疗师在推广治疗训练时，务必保持耐心。面对面的接触，以及以完成了亲子关系治疗训练的家长为主导的开放式答疑论坛会，都能够增加亲子关系治疗小组治疗师的可信度、真实性和公开性。

可以强调一些亲子关系治疗的特殊游戏活动的影响，如解决日后生活中在认知和行为方面的潜在问题，从而引起少数族群家长的共鸣，并且鼓励他们尝试新的行为。这一"推销话术"经常被已经完成治疗的家长公开使用，用在群众会议上招募治疗成员的策略中。

强调保密的重要性

为了加强家长的安全感和小组凝聚力，让家长懂得对训练的内容保密，并信守承诺，绝不将亲子关系治疗小组会面中分享的内容外泄是十分重要的。特别是当家长由于来自同一个族裔的密集的小社群而互相认识时，这一点便显得尤为重要。治疗师可以要求家长口头做出保密保证，或者签订保密协议，这样做可以让家长了解事情的严肃性。同时需要强调的是，在一些少数族裔社群中，大家庭也是养育孩子过程中重要的一部分，因此父母可能会邀请大家庭的成员参与亲子关系治疗。例如，两位亲子关系治疗师报告，拉丁裔和非裔美国家长会时不时地带着大家庭的成员（如孩子的教父或教母、祖父母、姨母等）参加一些小组活动。遇到这些情况，治疗师会询问其他小组成员的意见，结果发现他们的态度十分开放，并且很欢迎其他家庭成员参与亲子关系治疗训练的整场活动。因此可以说，对于一些具有少数族裔背景的家长来说，一个开放的小组的价值要高于其保密价值。

提供个人亲子关系治疗活动的选择

尽管已有详尽的记载说明了以小组的形式和流程进行亲子关系治疗的益处，但是在治疗的保密性难以实现时，以个人为治疗对象的亲子关系治疗也是一个可行的选项。例如，一位亲子关系治疗师曾对一位苏丹人社群的领袖进行个人亲子关系治疗训练。进行个人亲子关系治疗的原因在于，治疗师希望通过私人的方式使家长更为坦诚地分享自己的问题，而同时又可以使他不再害怕由于公开露面而失去社群领袖的威望。在亲子关系治疗中，治疗师总在鼓励家长营造一个能够无条件接纳孩子的环境，而治疗师也应当让家长感受到同样的环境状态。

如果家长需要参加每一次小组会，那他们难免会压力太大，为此，亲子关系治疗师需要保持开放坦诚的态度，为家长组织针对个人的补习课程。家长无法定期参加活动的原因有交通问题，以及日程安排无法调整。治疗师根据家长的个人日程安排调整时间，量身定制课程计划或展开个人亲子关系治疗活动，既能体现治疗师对家长生活角色的接纳理解，还能传达可以为家长调整活动地点的心意。

构建具有灵活性和包容性的亲子关系治疗训练活动

现代家庭的组成形式多种多样。许多治疗师都表示，在与各少数族裔的家长开展亲子关系治疗的经历中，通过语言和小组会议的一般形式表达对其家庭结构形态多样化的尊重，是对治疗方法所做的修改中非常重要的一点。具体来说，为表达对少数族裔文化贴切和敏感的回应，治疗师可以在以下几个方面做出调整：

- 灵活调整小组会议的开始时间；
- 安排一个简短的"签到"环节；
- 将用餐时间纳入训练内容，以此重申家庭单位的重要性；
- 通过特定的有关文化的游戏、活动调整家庭作业的内容。

可以通过文化的透镜解读各族裔的时间观念。卡茨（Katz）在其专著中提到，心理咨询学科本身就是白人文化的典范。在针对少数族裔的亲子关系治疗实践中可以发现，一些种族的文化并没有像其他文化那样强调守时的重要性。例如，拉丁民族崇尚"现在导向"的文化，因此，相比关注未来的约定，他们更关注当下、此时此刻。这种导向会使得拉丁裔家长不太关心彼此是否守时，而是更关心互动过程的感觉。对于亲子关系治疗师来说，关键在于无条件地接纳参与治疗的家长。即便一位家长在小组活动中迟到了，治疗师也不应该由此改变对他的态度。

在每次训练课程开始时加入"签到"环节很有帮助，尤其是可以让家长在这个环节宣泄压力，因为在日常生活中这些家长承受着经济、社会、政治和环境各方面压力。为家长提供一个进行小组分享的平台也能增强小组集体凝聚力，增进组员之间的互相信任和互相支持。治疗师也可以在每节训练课开始前组织聚餐，以此传达集体观念的重要性。这段时间是所有家庭成员（包括孩子）齐聚一堂和进行交流的时间。对拉丁裔家庭来说，这段共享的时光让每个家庭成员都能无拘无束地相互交谈，体现个人主义的价值观，这也有助于增强小组内部的联系。

亲子关系治疗布置的家庭作业用来巩固课上教授的知识点。一些作业，尤其是那些涉及亲子间身体互动的内容（如第 5 单元的家庭作业"三明治拥抱"和"三明治亲吻"，第 9 单元的家庭作业"摔跤游戏"等），并不能反映某些文化背景下一贯的亲子互动方式。这一类家庭作业的内容可以改为接受治疗的族群文化中的传统游戏活动，以便促进亲子间的正面互动，同时使得家长向孩子传达与你"在一起"的态度。

针对少数族裔家庭的玩具选择

玩具就是儿童用来表达自我的词汇，因此，在特殊游戏时光活动的玩具箱里放入更多反映孩子文化世界的玩具和游戏材料——表现家庭构成的娃娃、符合人种肤色的人偶、与孩子文化发源国密切相关的服装、地道的食物模型、乐器，如此种种，就成为拓展孩子"词汇"的首要方法。交通工具的玩具模型也是一个值得考虑的方面——在一些亚洲国家，小型摩托车、大型摩托车或者火车都是常见的交通工具。如果缺少了回应文化特点的玩具，孩子或许就无法充分地表达自我。

一位针对日本家长的亲子关系治疗师在便携式玩具箱中加入了传统的日本玩具，如纸气球（kamifusen）、拨浪鼓（denden daiko）、沙包（otedama）和弹珠（be-dama）。家长表示，传统玩具激发了他们对玩耍的兴致。另一方面，治疗师也发现部分家长有些抗拒去教孩子如何玩这些玩具，因为他们的孩子在美国出生、成长，从来没有接触过这些玩具。在家长进行思想斗争的时候，治疗师可以告诉他们，不需要对玩具进行分类和命名，这是对孩子想象力和创造力的尊重。各种各样贴合自身文化的玩具，可以帮助孩子解决一些对他们来说意义重大的问题。相关内容可参阅培训手册第 2 单元的"游戏活动玩具清单"。

语言的应用

在特殊游戏中，如果家长选择不用英语而用母语，那么亲子关系治疗师就务必保证以下内容：家长在给予孩子治疗性回应的时候，既保证了母语的自然运用和文化敏感性，又没有因为母语和英语间的翻译转换而丢失、曲解了应有的本意。例如，利拉德（Lillard）指出，日本母亲习惯使用拟声词对婴儿给予情感上的回应。一位亲子关系治疗师表示，在特殊游戏时光活动中，尤其是在反映孩子的感受时，日本家长使用拟声词会产生显著的效果。例如，用"waku waku"表示兴奋，用"doki doki"表示紧张等。

　　治疗师还可以采取转译缩略词的策略，将亲子关系治疗英文教材中的缩略词转换为家长母语中的缩略词，以帮助他们记住相关技能。例如，对于拉丁裔家长来说，设置限制的步骤"ACT"可以转译为"SED"。"SED"在拉丁文中是"口渴"的意思，这就能让拉丁裔家长更为容易地记住设置限制的这几个步骤。要将亲子关系治疗中治疗性回应和教材中运用的英文短语翻译成其他语言，治疗师必须对亲子关系治疗背后的哲理、每句治疗性回应话语的目的，以及家长母语的文化内涵都具备深入而全面的了解。

亲子关系治疗应用于少数族裔家庭的支持性实证研究

　　研究已经证实，让家长或看护人参与到儿童的心理治疗过程中具有一定的益处。目前，已有超过 40 个调查亲子关系治疗效果的实证研究结果表明，亲子关系治疗是经过实证研究最充分的、由家长全程参与的一种基于游戏的儿童心理治疗方法。其中，部分研究的实验对象是特定的种族和（或）民族群体，如拉美人、非裔美国人、美国原住民、亚洲人和亚裔美国人。这些实证研究的结果证实，亲子关系治疗对于拉美家庭、非裔美国人家庭和亚洲人或美国的亚洲移民家庭的孩子的行为问题和亲子关系压力具有改善作用。研究结果同时证实，亲子关系治疗可以提高美国原住民家长、亚洲人或美国的亚洲移民家长的共情能力水平。

结论

　　鉴于少数族裔群体的儿童及其家庭有接受心理健康方面治疗的需求，游戏治疗研究者逐渐建立起一些研究证据，以验证适应文化特点的干预手段和治疗方法。林和布拉顿的综合分析涵盖了 52 个运用了以儿童为中心的游戏治疗方法的实证研究，其中就包括对于亲子关系治疗方法的研究。这 52 个实证研究中，有 15 个研究的参与者主要为非白种人群体（如非裔美国人、拉美人 / 母语为西班牙语的人、亚洲人 / 亚裔美国人），另外有 15 个研究的参与者主要为白种人。他们的综合分析结果表明，所有针对非白种人群体的以儿童为中心的游戏治疗，其中包括亲子关系治疗的研究成果的平均效应值是 0.76。据统计，这一数值远超过参与者为白种人群体的研究成果的平均效应值（0.33）。这一综合分析的结果以及上文所提及的其他实证研究，都强有力地证明了亲子关系治疗对少数族裔儿童及其家庭的有效性。对于在社会、政治、经济和环境等方面都可能处于弱势的少数族裔家长来说，亲子关系治疗能够在尊重他们的文化框架的前提下，使其成为应对孩子人生变化的代理人。这种治疗方式也清楚地展示了如何在适应特定文化特点的基础上实施基于游戏的干预手段。

第 23 章

黛比的亲子关系治疗训练进程：
1 周、4 年和 13 年后的跟踪回访

在前面的章节中，我们追踪了黛比参与的 10 单元亲子关系治疗训练，在参与课程之前，她因为自己的能力不足以及与女儿之间的紧张关系而痛苦不堪。基于以上情况，再次探讨黛比想要参与亲子关系治疗训练的某些原因可能会有所帮助。当时黛比已结婚五年，有两个孩子，四岁的瑞秋和三个月大的乔什。她是全职母亲，感觉与丈夫谈不拢，经常陷入沮丧和愤怒的情绪，被养育责任压得喘不过气。

她表示自己与丈夫之间缺乏沟通，在大多数重要问题上他们都无法达成共识。黛比觉得她一个人承担了养育孩子的全部重担，丈夫没有任何帮助："所有育儿工作都是我自己做的。他只会帮倒忙。晚上我把瑞秋哄睡后，过一会儿她又醒了，我丈夫觉得她是饿了，于是给她吃了点东西。结果她彻底睡不着了，在家里到处乱窜，到头来还是我来收拾烂摊子。"（数年后，黛比将这段时间称为"婚姻中最黑暗的时期"。）

她觉得自己失控了，家里的一切都失去了控制。许多不起眼的因素都在不断积累，局势一触即发。黛比感到无能为力，她无法营造出理想中的家庭氛围，也无法成为理想中的家长，因为"我不知道一个家和家人本该是什么样的。我也不知道什么样的家庭才算正常家庭。没有行为榜样供我参考"。她想在家中感受到平和和宁静，但不知道该如何实现。"我没有给家庭生活打好基础，生活也没什么规律。"黛比没有家的感觉，也不知道如何在家里建立正常的秩序。"在瑞秋很小的时候，我会把她放在安全座椅上，然后消失一整天，直到丈夫下班前我才会回家。家里总是一片混乱。"黛比不知道如何为自己的生活、家和孩子构建正常的秩序，但她渴望建立："我想把事情理清楚，想让自己的家变得更好，想成为更好的家长。我需要学习一些技能，让自己不再无助，不再对孩子发脾气。我想知道自己到底该怎么做。我渴望了解这一切。"

从她与治疗师最初的几次互动可以明显看出，尽管她对一些基本概念提出了质疑和反

对，有时会犹豫不决，但仍然愿意尝试特殊游戏时光活动，并按照特殊游戏时光活动的要求调整自己的行为。她的质疑和挑战并非源于内心的反感，而是源于她注重细节和事实的本性，以及她对自己长期的怀疑和自我否定。黛比与治疗师的某些交流展现出她非凡的洞察力，对她来说，这次亲子游戏治疗经历是一次极好的个人成长机遇，因为她接纳、实践并内化了 10 单元以儿童为中心的游戏治疗所教授的理念、技能和态度。

家长对亲子关系治疗的反馈：一周后的回访

我们随机选择了三位参加亲子关系治疗训练小组的家长。在之前的章节中，我们一直在追踪他们对 10 单元训练的学习情况。在第 10 单元课程结束一周后，他们接受了我们的回访并回答了以下问题。黛比是接受回访的家长之一。

兰德雷思博士：对于训练环境，你最喜欢哪个部分？

黛比：我喜欢训练以小组的形式进行。我现在知道，自己不是唯一一个与孩子的关系有问题的家长。我不再像以前那样孤立无援，我很享受家长相互分享经验、彼此建立联系的过程。

凯西：我喜欢小组人数比较少，能让我们进行充分讨论。我也喜欢了解其他家长的经历，从中学习，听听他们的意见。

金：我喜欢小组环境，也喜欢听其他妈妈的看法和反馈。

兰德雷思博士：你学到的最有效的技能是什么？

黛比：我真的很喜欢给予选择的技巧，它对我的帮助最大，特别是在哄我女儿睡觉的时候。我用给予选择的办法让她晚上起夜的次数至少减少了一半。

凯西：我也最喜欢给予选择，它真的能帮助我儿子做出决定，既给他权力，又能让他对自己的行为负起责任。

金：我喜欢反映性倾听和对感受进行反映的技能。我能感受得到，我的孩子觉得我越来越理解他了。我同样喜欢给予选择的技能，它能让我的孩子对自己的行为更加负责。

兰德雷思博士：最难掌握的技能是什么？

黛比：我很难反映出女儿的感受。做这个的时候我仍然感到非常尴尬，我觉得特别不自然。

凯西：设置限制。我很难始终如一地贯彻执行自己给出的替代选项。

金：我觉得最难的是追踪和反映我看到的一切。我觉得自己听起来就像罗杰斯先生。

兰德雷思博士：对自己有没有什么新的认识？

黛比：我认识到我可以控制自己愤怒的情绪，还有，生我女儿的气也没有关系。我现在有了其他宣泄愤怒的途径，不像以前，只会打孩子屁股和大喊大叫，我不像以前那样沮丧，我现在觉得自己越来越像个家长了。

凯西：我认识到自己不必做到完美，还有，我比我想象的更能干一些。我还懂得生气并没有什么，受挫也很正常。我觉得自己更能掌控局面了。

兰德雷思博士：对孩子有哪些新的认识？

黛比：我发现瑞秋特别聪明，而且有很强的洞察力。她很快就学会了做选择，现在她还知道不要突破限制条件和边界。我还发现我喜欢她。我一直都爱她，但现在我是真的喜欢她，这种感觉很棒。

凯西：我发现科迪比我想的能干。只要他愿意，他就可以控制自己，特别是在他有选择的时候。

金：总的来说，我比以前更加关注托比了。我发现他需要别人的关注，我还发现他非常聪明。

兰德雷思博士：在特殊游戏时光活动中使用相应技能之后，你的孩子反应如何？

黛比：瑞秋真的很喜欢我和她共度的时光。她似乎能够意识到我现在更了解她了，而且我不再打她屁股了。她好像更尊重我了，我觉得她可以感受到，我正在成为更好的家长。

凯西：总的来说，科迪喜欢游戏时光，但他有时候想早点结束活动。我觉得我们在游戏时光活动之后，相处得更好了。

金：托比喜欢游戏时光，每周都很期待这段时光。他不再像过去那样爱惹麻烦了。现在他知道在游戏活动中会得到我全身心的关注。

兰德雷思博士：在接受亲子游戏治疗训练后，你的孩子有何变化？

黛比：她现在能更自由地做自己，而且因为限制和边界的存在，她现在似乎更加有安全感。她看起来更加自由。

凯西：科迪看起来不那么毛毛躁躁了。他看起来更加开心，自控力也变得更强。

金：托比看起来更加自信。他的安全感增强了，他似乎因为知道我就在"那里"而变得更加快乐。

兰德雷思博士：有没有把某些技能教给你的丈夫/妻子？

黛比：有的，我教过丈夫如何给予孩子选择和设置限制，但我希望我俩能一起参加亲子游戏小组。我觉得他能在小组形式下学到更多，要好过我教他。

凯西：……（单亲妈妈，所以没有回答这个问题）

金：有的，他现在能更好地倾听托比的话了。

兰德雷思博士：录像对你有好处吗？

黛比：有好处。我会录下每次游戏时光活动，然后跟瑞秋反复看每一次的视频，我还会在她看的过程中指出我自己的错误。如果我忘了通过给予回应的方式帮孩子建立自尊，我会在我们一起看录像的时候回应她，以此作为弥补。她特别喜欢我这样做。

凯西：我喜欢录像，但是让大家看科迪的行为会让我很尴尬。他的表现是所有孩子中最差的，所以一放科迪的视频，我就觉得很尴尬。

金：当然有，我现在还会看我录制的第一次游戏活动。

兰德雷思博士：你收到的督导反馈对你是否有用？

黛比：当然，简直棒极了。我对自己有了新的认识，要不是有人指点，我可能永远都不会知道。

凯西：有用。不过，下次我希望兰德雷思博士跟我的孩子进行一次游戏活动，这样我就可以看看别人是怎么应对我的孩子的。

金：当然有用，你自己会有盲区，所以要别人指出你的问题，你才能更好地了解自己。

四年后的回访

我曾在北得克萨斯州大学，给研究生教过一个学期的亲子游戏治疗课程，作为课程活动的一部分，我安排班上的学生观摩对参与亲子关系治疗小组的三名家长进行回访的过程，前面的章节涵盖了家长之前参与 10 单元训练模式过程的部分记录。这次回访是为了追踪家长结束训练四年后的情况。黛比是接受回访的家长之一。

> 兰德雷思博士：劳拉、黛比和金，真高兴见到你们。我敢肯定，整个小组都会感谢你们来这里与我们分享四年前进行亲子游戏治疗训练的经历。四年对任何人来说都是一段很长的时间，对孩子也是。我们都想知道，亲子游戏治疗训练的哪些内容给你们留下的印象最深。

> 劳拉：我一直记得第一次追踪道森行为以及第一次跟道森进行游戏活动的情形。当时即便是在游戏活动中，孩子们只要感到他们的行为一直得到关注和回应，他们整个人都会兴奋起来。看着他们满脸笑容，我也感到十分快乐。还有在给予他们选择的时候，让孩子知道自己可以做选择有很大的帮助。

> 兰德雷思博士：所以，游戏时光和给予选择的技能起到了很大的作用。金和黛比呢，你们对亲子游戏治疗训练的哪些方面印象最深？

> 金：给予选择的那部分，我逢人就讲"奥利奥理论"！它不仅改变了我对孩子的反应，也改变了平时我与他人打交道的方式，这都是给予选择带来的改变。我不知道如果没有给予选择的方法，我要如何当好家长，如何度过这四年，尤其是跟我儿子相处的时光。我参加那次课程主要是为了儿子，他真的进步很大。我无法想象，如果没有你教给我的那些管教技能，生活会变成什么样。

> 兰德雷思博士：金，我记得四年前，你特别担心你儿子的自尊心不够强。

> 金：他有注意力缺陷障碍，我想在他的成长过程中发挥更积极的作用，而不是由着学校将他归类为特殊人群。给予选择特别有助于培养他的自控力。通过说类似"托比，由你做主"的话，允许他自己做决定，能够赋予他力量。

> 兰德雷思博士：你不再替他解决所有的问题，已经能够让他承担一部分责任了。

> 金：是的，当我第一次上课的时候，我有个孩子只有六岁大。与八岁的孩子相比，对她的管教结果很有戏剧性，因为她根本不知道还有其他选择。我一说"你可以自己选择"，她就会停下正在做的事，对我说："好吧，妈妈，我根本不想听这句话。我知道该怎么做。"

> 兰德雷思博士：黛比，你呢？

> 黛比：我觉得很难具体说明，因为训练的点点滴滴都在改变我对为人父母的整体看法。一开始训练的时候，我觉得自己并不是一个真正的家长，都是其他人在掌控一切。我觉得自己不像个成年人。我的行为就像我四岁的女儿，就差在地板上打滚了。在训练期间，我看到她在特殊游戏时光活动里的回应，才意识到自己是一名家长，我的内心深处才认同自己作为家长的角色。这就是我想要的。这种为人父母

的意识也延伸至我与儿子的相处中。当我们开始亲子游戏治疗训练的时候，他才几个月大。现在他已经四岁半了，正好跟我女儿四年前一样大。和他在一起时，我觉得自己像个成年人，像个家长，这种感觉很好。

兰德雷思博士：我记得你提到瑞秋的时候说过，当时她只有四岁，面对她的时候你总是优柔寡断。你在这段亲子关系中不太自信，而且你发现自己有时会排斥她。

黛比：是的，我觉得自己更像她的玩伴，因为她要是想吃饼干、喝牛奶，我们就得一起吃饼干、喝牛奶，因为这些由她决定。除此之外，我不知道还能做什么。没人告诉我可以这样说："现在是早上9:00，你没有饼干和牛奶。"通过亲子游戏治疗训练，我觉得自己也在成长。我感到自己能够承担起责任，有了为人父母的感受。

兰德雷思博士：那你现在感觉如何？

黛比：我内心成熟了一些，找到了自己的位置，我知道该由谁掌控局面。我指的并不是由我控制一切，因为你教过我们，孩子是有控制权和选择权的。知道自己可以控制局面之后，我真的轻松不少。我没有陷入争夺地位和权力的斗争中。一切都变得自然而然，一切本就是安排好的。我就是家长。

兰德雷思博士：劳拉，我发现你刚刚在摇头，是因为什么呢？

劳拉：听到掌控那一段的时候我有所感触，还有，当有选择的时候要给予孩子选择的权力，还要让他们知道有些时候是没有商量余地的。

兰德雷思博士：要坚定立场。

劳拉：坚持自己给予的选择。

黛比：而且要知道不同选择之间的区别。

兰德雷思博士：金，你对坚定立场有什么看法？

金：学校对我的孩子们评价不错，因为对于学校的要求，他们一定做到，不会迟疑。他们三个在不同的学校上学，现在，我觉得他们在学校的表现跟我们在家里做的游戏有关。

兰德雷思博士：所以不仅是家里发生了改变，这种改变还延续到了孩子的学校活动中。

金：不管是他们的数学成绩还是他们的行为举止，都能获得不错的评价。当某个长辈负责看管孩子的时候，比如保姆告诉孩子该去做什么，孩子们就会照做，因为他们知道，如果不这样做就等于选择放弃了任天堂游戏或者其他东西。不过他们还是会试探我们。

兰德雷思博士：当然。有些事情是不会变的，孩子们总想做他们做过的某些事情，不过我发现你们都说过，面对孩子的行为，你们给予的回应方式各不相同。完成亲子游戏治疗训练后，你们个人有何改变？自身有什么变化？

金：我觉得自己变得更加积极。你给了我们表达情感的工具。我无法用语言表达自己，你就教我们如何表达。我特别赞同你教给我们的东西，教我们如何在不打孩子屁股的同时管教孩子。我在上某节课的时候突然就懂了，如果你的同事做了你不喜欢的事，你绝对不会动手打他。所以比起你的孩子，你的同事更受你的尊重。我跟我丈夫说了自己的观点，不过他很难赞同我看问题的方式。我每天都会把我的学习材料带回家，让他看看我们在做什么。我会跟他说："我们接下来要做这个。"（笑声）

兰德雷思博士：也就是说，你在训练他。

金：是的，我会回家跟他说："看，就这么定了。"每隔一段时间，我就得提醒他数到10，因为我知道他又要打孩子屁股了。我会问他："你会这样对你的老板吗？"如果不会，就要给孩子同样的尊重。我觉得这是语言的功劳。我需要用语言表达，然后我从你那里学到了表达方式，你其实是在告诉我我的感受是什么。

兰德雷思博士：所以你自己也有变化，你改变了自己的回应方式，同时还会用工具来教他人如何自律。

金：是的，我也有变化，我可以通过语言表达自己的需求，还能描述我们学到的技能。我的同事中有不少年轻人，他们会请教我养育孩子的问题。现在我可以准确地用语言表达带孩子的理论知识了，我甚至可以解释体罚或打屁股为什么是不对的。

兰德雷思博士：所以你的另一个变化是你为自己的行为找到了理论支撑。你们呢？黛比、劳拉，你们有什么改变吗？与四年前相比，你们有没有因为训练而变得不同？

黛比：我觉得自己的内心变得更加坚强。我觉得我知道自己要相信什么。你鼓励我要相信自己，相信自己能够找到正确答案。现在，每当我女儿要带我走入"歧途"的时候，我都能说"这样不对"，我不必因为她想做就跟着她做。我觉得这有助于自己将所做的事情内化。

兰德雷思博士：所以，你现在变得更加坚强的原因之一就是能够勇敢地面对你的孩子，而不仅仅是向他们让步。

兰德雷思博士：劳拉，你有什么变化吗？

劳拉：我参加亲子游戏治疗小组的时候是个单亲妈妈，养育孩子真的很辛苦。要尝试颠覆自己被抚养成人的模式，采用另一种育儿方式真的很难。我失去过很多与孩子在一起的乐趣。在参加亲子游戏治疗小组之后，这一切都变了。我意识到自己内心充满怒气和强烈情感所造成的后果。我学会了更加客观地对我孩子的感受表达认可。

兰德雷思博士：所以，你现在能更好地了解自己的感受。说到感受，黛比，我记得你当时跟我们分享过，说你有的时候不喜欢自己的孩子。

黛比：没错，是这样。

兰德雷思博士：那你能否联系当时的情况，说说你后来是如何改变的？

黛比：不管是过去还是现在，我女儿内心始终清楚地知道自己想要什么以及如何才能实现她的心愿。她要是想烤蛋糕，就绝对不会按我说的方法做。我与她之间的任何交流都会变成一场糟糕的对抗。我不仅对她想让我们做的事反感，更对她本人反感，所以她一直都在"接收"这种厌恶她的情绪。我讨厌她是因为她总能控制我。但课程帮我学会了如何将她的行为与她本人分离开来。对我来说，学会如何给予她选择并让她承受选择带来的后果是一个真正的转折点。它让我看到了一个小女孩，一个与从前完全不同的小女孩。

金：我们每周还是会共度一段 30 分钟的游戏时光，虽然有时候到了星期六，我并不想玩游戏，但我还是会这么做，因为我知道最终结果会证明这一切都值得。

兰德雷思博士：也就是说，虽然过去了四年，你还是在跟托比共度特殊游戏时光。看来你对游戏时光真的十分投入。

金：是的，因为这很重要。我跟另外两个孩子也会开展特殊游戏时光活动。跟托比在一起的游戏时光真的很特别，他很喜欢。你可以看出他很期待游戏时光活动的到来。他知道每周六都会进行这个活动。当度假的时候，我们不会进行特殊游戏时光活动，但我会带他散步 30 分钟，就我们两个人。

兰德雷思博士：听起来效果不错。劳拉、黛比，能说说你们的近况吗？你们是否还会跟孩子共度特殊游戏时光，或者是否会用到你们在特殊游戏时光活动中运用的技能？

劳拉：我们会一起骑车或散步，也会一起看书。相比其他两个孩子，道森格外需要我的陪伴。

兰德雷思博士：你呢，黛比？

黛比：我跟瑞秋还是会共度 30 分钟的游戏时光。不过有的时候我会给马克讲故事，还会和马克一起安静地待一会儿。我们依然会给对方一个"三明治"拥抱。他们很喜欢这样。我希望自己一直拥有这种游戏时光，因为它跟单纯的阅读时光和共处时光不一样，从中可以获得某些不一样的效果。

兰德雷思博士：你们的孩子有没有什么变化？

金：我最小的孩子不好说，因为我对她一开始就采用了亲子游戏治疗的方法，不过托比绝对变了好多。他以前是个很难缠的孩子，我被他气得直跺脚，压根不愿理他。现在我会立即处理他的状况。我会先放下手中的一切事情转而处理他的问题，因为我发现如果不这样，情况只会变得更糟。忽视不良行为是行不通的。当我带他们逛杂货店的时候，如果我的孩子开始捣乱，我会直接带他们回家，他们都清楚这一点。他们知道我是认真的。他们现在知道我说的任何事情都不是在开玩笑。

兰德雷思博士：所以你现在能始终遵循自己说的话，说到做到，而且孩子们也清楚这一点。

金：如果我已经说明他们一旦出现某些行为，我们就会中断要做的事情，他们就会知道我说话算话。以前我会妥协，假如我们原本计划去公园，即便他们做了不该做的事情，我仍然会带他们去公园，因为我也想去。我还学会了不要将我无法控制的事情作为给予选择的选项。一旦选项无法实现，孩子就会知道你不可能强制执行选项的内容。我已经学会了避免这一点，这样他们就知道我一定说到做到。

兰德雷思博士：金，你听起来坚定且信守承诺。劳拉，四年前你苦恼的是道森要求苛刻。现在有什么变化吗？

劳拉：有的。那时候他经常离家出走，经常带着狗"流浪"。就算我们把房子的门锁死，道森还是会从窗户爬出去。他会躲在其他可移动的房屋下面，一眨眼就会消失。不管我怎么严防死守，他都会找到离家的办法。现在，他懂得了边界的概念。我叫他名字的时候，他会给予回应，以前他甚至懒得理我。这绝对是一大进步。他以前要求很苛刻，一切都必须按他说的做。现在，即使不能按他的要求为他安排出更多的时间，他也不会闹得天翻地覆。他现在要容易满足得多。

兰德雷思博士：听起来他比以前平和了许多。黛比，四年前，你发愁是因为瑞秋的脾气不好。她的要求也很苛刻。现在怎么样，有变化吗？

黛比：当然。她变了。她现在要冷静得多。她可能会哭，但不会在地板上打滚，试图引起我的内疚。她四岁的时候还是撒泼打滚的能手。我儿子现在四岁了，他会说："我特别、特别、特别生你的气。"但他绝不会发脾气。

兰德雷思博士：也就是说，你发现你的孩子已经在用你的技能来表达自己的感受了。

黛比：哦，是的。听他们这么说很有趣。

兰德雷思博士：金，我发现你刚刚在摇头。

金：是的，我家老二觉得她是家里的母亲。她会用我管教她的方法管教她的妹妹，她会给予妹妹选择。我觉得这很有趣。

劳拉：我所有的孩子都能更好地顺应自身的感受，更坦诚地相互交流。

兰德雷思博士：黛比、金，你们跟丈夫的关系会不会因为之前的训练而有所变化？你们在处理夫妻关系的时候会不会跟从前有所不同？

黛比：的确有变化。我觉得训练让我成长了不少。我找到了自己的位置，不像以前那么孩子气了。我自己也不再乱发脾气，能够用其他方式给予丈夫回应，因为我已经改变了对孩子的回应方式。四年前，我感觉整天都在跟兄弟姐妹打架，我丈夫晚上回家之后，相当于又多了一个要打架的兄弟姐妹。现在我们的关系彻底变了。

有人说钱是人们婚姻的痛点，但我觉得我们的问题出在孩子身上。我通过亲子游戏治疗训练学到了育儿技能，让我有了坚定的目标，知道了自己想要什么。训练还是我的后盾，能够帮助我实现目标。"不好意思，这些都是加里·兰德雷思博士说的。"（一片笑声）

金：我经常引用这段话。在我们做"三明治"拥抱动作的时候，我丈夫会变得更加富有感情，亲吻实际上是在表达和诉说他的爱。他不会参加游戏时光活动，但他会专门腾出时间来陪伴每一个孩子。我觉得这样有助于拉近我们的关系，看到他作为父亲这么优秀，我感到非常自豪。我也会为自己教给他育儿的方法而自豪。我觉得这些对我们的关系很有帮助。

黛比：亲子游戏治疗训练改变了我的全部生活。真正能让生活发生重大改变的事情屈指可数，但对我来说，亲子游戏治疗训练就是其中之一。30分钟的游戏时光让我的女儿变得更加自信，同时也是一个让我和她一起做事、共同解决问题的机会。训练改变了我的内心，我经常强调这个，但这对我来说确实很重要。因为你的内在一改变，就会影响到你的孩子，跟技能无关。孩子不是猴子，你需要教孩子做什么。他们不需要表演，变化必须始于本心。

兰德雷思博士：根据你说的，训练的某部分内容显然已经彻底与你融为一体。正因为如此，你和你的孩子才会发生某些变化。我们班上的某些学生肯定有一堆问题要问你们。

学生：从你们三人参加亲子游戏治疗训练至今，已经过去了四年，从学习技能的层面发展到内化为自己内心领悟的阶段，训练对你们产生了很大的影响。亲子游戏治疗训练对你们来说有什么不同之处？如果你们在四年前还参加过其他育儿课程，这次训练跟其他训练班的训练有什么不同的地方？在完成亲子游戏治疗训练的四年之后，你们仍然记得跟追踪、反映感情、设置限制有关的技能。不知道你们对其他育儿课程是否也能记得这么清楚。为什么会有不同的结果？你们为什么仍然记得亲子游戏治疗训练的事情？

黛比：就拿给予选择的技能举例吧，它能很好地说明问题并解释我们对训练记忆犹新的原因。一开始，我在游戏时光活动中给予孩子选择的时候，所有的选择几乎都是停留在表面的东西，比较肤浅，不会涉及这个活动之外的实际生活问题。然后，当我在游戏时光活动之外的情景运用给予选择的技能时，我开始意识到其中更深层次的意义，给予选择可以将责任交还给孩子，孩子在四岁的时候就能学习做出决策的技能和接受道德品行教育，我们大多数人要到成年才能学会这些。我意识到自己也在做选择，我在课程中学到的东西同样适用于自己。

兰德雷思博士：所以给予选择的技能可以马上应用在现实生活中。

黛比：没错。

兰德雷思博士：金、劳拉，你们对这个问题有没有要说的？

金：有，我晚上要工作，一周有四个晚上不能哄孩子们上床睡觉。我意识到自己需要做出选择，决定工作重要还是哄孩子上床睡觉重要。他们只会在家里再待 10 年，所以我选择放弃一晚的工作，这样我就可以回家哄他们睡觉了。我选择了孩子，我觉得他们更重要。亲子游戏治疗训练会渗透进你的思想和你做的每一件事。我觉得自己能这么快就学会这些技能和新的育儿方法并且融会贯通，坚持了四年之久，还要归功于兰德雷思博士，他让训练简单了不少。给你的孩子一个"三明治"拥抱说起来容易，但重要的不是拥抱，而是拥抱背后的意义。兰德雷思博士给它起名为"三明治"拥抱，让我们更容易理解它的含义。它能融入你的生活。

兰德雷思博士：劳拉，你好像想说点什么。

劳拉：我们在参与训练的过程中也非常积极。我们进行游戏活动，给孩子写便条，还在课堂上讨论我们的游戏时光，这样我们就能把学到的东西应用到实际生活中。我两年前再婚，每当在气头上说了不该说的话，在之后处理夫妻关系的过程中就会用到大拇指原则，也就是最重要的也许不是你做什么，而是你做了之后，接下来做什么。我还经常运用 5 分钟警告的大拇指原则。当我们外出时，5 分钟警告有助于孩子们为离开做好准备。

金：说到这我还闹过笑话，因为我当时忘了这条大拇指原则是兰德雷思博士教给我们的。我一直觉得这是我自己想出来的。（组员们大笑）前几天我还想起了这个原则。我运用过不少课堂上学到的技能，但总会忘了这些是从哪儿学来的，比如你刚才提到的 5 分钟警告。

黛比：还有 30 秒全然关注，简直棒极了！

兰德雷思博士：所以这些技能已经与你彻底融合在了一起。你甚至想不出到底是从哪里学来的。还有问题吗？

学生：你们每次准备上课前会期待什么环节？

黛比：分享。我们可能会遇到一个很棘手的问题，兰德雷思博士会对我们说："来，试试这样做。"他给人一种如沐春风的感觉。等到下一周，我们会跑回教室说："管用了！"这种分享是我最喜欢的。

金：我最期待赋能的内容。我参加的课程越多，我做家长的能力就越强。

兰德雷思博士：今天就到这里。感谢你们今天与我们分享自己的经历。

黛比和其他家长分享的亲身经历清楚地表明，亲子游戏治疗训练不仅能够帮助他们获得为人父母的满足感和权力，还能在生活中帮助他们更好地与他人相处。

13 年后对黛比的回访

2004 年 7 月，我在北得克萨斯州大学夏季游戏治疗研究所的游戏治疗中心举办了一次亲子关系治疗训练工作坊，邀请黛比向参与工作坊的学员分享自己的经验。作为训练体验的一部分，在征得黛比同意后，我播放了黛比参与亲子游戏治疗小组的视频片段，所以学员对黛比已经有了初步了解。

兰德雷思博士：各位，这是黛比，13 年前参加过亲子游戏治疗训练。黛比，我相信每个人都很想听听你的一些与亲子游戏治疗训练有关的内容。另外，这些训练对你产生了怎样的影响？

黛比：首先，我想对兰德雷思博士说声谢谢，他赋予我能量，让我知道作为父母需要如何处理亲子关系。在学习亲子游戏治疗训练课程之前，我有一个四岁的女儿，她几乎是家里的主宰，经常指使我做这做那。举个例子，她坐在我的车里，我刚要哼唱一首歌，她就会说："不要！不唱这首歌！"然后我就会问她："好吧，那我们唱哪首歌？"我的想法是，如果瑞秋开心，我也会开心。她说："我们要唱《耶稣爱我》（*Jesus Loves Me*）。"于是我就开始唱这首歌。然后她还会跟我说，应该唱这首歌的哪一部分，唱多长时间，什么时候停下来。

这就是我每天的生活，有一个孩子整天都在指挥我做事。我不知道怎么做更好，所以我就照她说的做了。我以为只要她开心，一切都会好起来的。但实际上我感到很愤怒，内心会产生巨大的挫败感。我还记得自己当时在亲子游戏治疗小组里说过，愤怒的源头是沮丧。我对瑞秋反感是因为不知道该拿她怎么办。她精力充沛，喜欢掌控一切。她在 18 个月大的时候就会告诉我她要穿什么。她很小的时候就表现出很强的控制欲。我没有接受过如何当家长的训练。大多数家长都没有接受过。我不知道去哪里寻找与儿童交流的基本工具，所以我开始刻意疏远她。我特别生她的气，很烦她。我把她送到日托中心，因为我不知道要怎么跟她打交道。

我忘了自己是怎么知道兰德雷思博士的课程的，应该是别人跟我说的。我来上他的课，他开始教我们如何与孩子相处。你们可以在视频中看到，我在训练过程中十分投入，因为我想尽快学会如何当家长。一开始训练的时候，我的目的是学习如何控制自己的孩子：要怎样才能让孩子对我言听计从？怎么才能让她唱我想唱的歌？我在训练的过程中发现，随着兰德雷思博士不断引入实用的工具，我想了解更多。我没有错过任何一周。每周我都会当面询问他各种跟育儿有关的问题。他会把我的问题写下来，跟我说："我们稍后再解决这个问题。"我可能就是那种让他心中默默说"请你离开我的小组好吗，其他人还得说话呢"的家长（笑声）。

我非常珍视我的女儿瑞秋，但她控制着我们的生活。她非常强硬，固执己见。我觉得这些算不上好的性格特征，她现在仍然会表现出这种特质。不过当时她就是家里的主宰。从逻辑上讲，我无法理解为什么要进行30分钟的游戏时光活动，还要在活动期间由她掌控局面。这样做没有任何意义，因为她已经在控制我的生活了。但在进行亲子游戏治疗训练的过程中，我逐渐意识到需要改变的是我，而不是我女儿。

在特殊游戏时光活动中，我可以放松自己，因为在这段时间内，瑞秋大多时候都表现得不错。事实上，她很快就学会了边界的概念。我都不用事先跟她解释规则的内容。那些特殊游戏时光活动开始改变我以及我看待女儿的方式。我开始以更加积极的角度了解她，她并非要让我的生活一直都痛苦不堪。我在特殊游戏时光活动中使用的技能很管用，它们棒极了！慢慢地，我开始在游戏时光外的情景中运用这些技能。我能感觉到瑞秋的变化，就好像她知道我们之间的气氛发生了变化。她有了更多的选择自由，对我的要求也没那么苛刻了。

在我们亲子游戏治疗训练课程的其中一个视频中，你们看到的那个婴儿就是我的儿子。我发现在游戏时光中会自然而然地流露出某些东西，能够帮助我理解瑞秋对新生婴儿的感受。虽然我不得不对她的行为设置限制和边界，但我们的这段全新的关系对我来说是一种解放，我所有的愤怒都慢慢烟消云散。现在，我们之间的关系以分享为主，感觉相当不错。瑞秋今天还想跟我一起过来，她想听听我会对你们说些什么。

兰德雷思博士：瑞秋，请站起来让大家认识一下（掌声响起）。

黛比：瑞秋仍然记得我们的特殊游戏时光活动和我们一起做的各种事情。瑞秋有一个重要的特质，她现在特别自立。她虽然会坚持己见，但同时也会关注别人的看法。她特别自信，善于解决问题，会追求很多我做梦也不会做的事情。她能成功地做好自己选择做的事情。

如果我没有接受过亲子游戏治疗训练，没有学习相应的技能和工具，真不知道瑞秋的性格会发展成什么样子，也不知道这样的性格会有什么表现。毫无疑问，亲子游戏治疗和我学到的工具改变了我的生活，我真的这样认为。它改变了我的家，改变了我的家人，改变了一切。

兰德雷思博士：谢谢你，黛比。大家有没有其他问题？

（观众学员提问）

兰德雷思博士：黛比，他们想问，训练结束后你还会继续进行游戏时光活动吗？

黛比：当然，而且持续了很长时间。不过，随着儿子慢慢长大，做游戏活动就变得有点困难了。随着瑞秋渐渐长大，我们改变了游戏时光活动的安排，转而开始一起做一些特别的事情，比如购物，让她决定去哪里购物、我们要做什么，不过她不能决定花多少钱。

瑞秋现在17岁，我的第二个孩子有13岁，最小的孩子10岁。我们不再做游戏，我会给他们每人20美元，由他们决定在我们共度的特殊时光活动中要做什么。该是我放手的时候了，我想释放他们的内心，由他们掌控时间。尽管这段时间不再有玩具相伴，但本质上是一样的，因为在我们特殊的相聚时光内，我同样会全身心地关注每个孩子，并且不会控制他们。

兰德雷思博士：大家还有其他问题要问吗？还可以问一到两个问题。

（观众学员提问）

兰德雷思博士：黛比，在训练之后，你具体在哪些方面有所变化？

黛比：一切都变了。我跟瑞秋的相处方式，我对待她的方式，甚至是我看待她的方式都变了。兰德雷思博士第一次给我们布置的任务之一就是让我们在孩子身上寻找一个以前没有发现的身体特征。我回家后不得不以探求的目光观察瑞秋，就这样过了几分钟，我对瑞秋突然有了不同的看法。另一个变化就是，在特殊游戏时光活动中，我不再因为自己的情绪而疏远她。在参加训练之前，我排斥她是因为不知道怎么跟她打交道。

通过观察，我发现瑞秋并没有因为我允许她掌控一切而感到开心。认识到这一点，我开始改变自己的态度。在我学着掌控自己、给予瑞秋选择的时候，奇迹出现了。另外，在与瑞秋的互动中，我开始运用给予选择、划定边界、设置限制的技能，于是我们的关系便发生了美妙的变化，真是棒极了。我觉得我们都更加喜欢彼此了。

兰德雷思博士：非常感谢你与我们分享你的经历，黛比。你今天能来，我真的很高兴。（掌声响起）

黛比很喜欢在这类访谈活动中分享她的经验，并且会不断极力推荐人们参与亲子游戏治疗训练。也许我应该特别说明一下，在亲子游戏治疗训练结束之后，我并没有联系过黛比，直到四年后，我才联系她来参加访谈。在那次访谈之后，我和她再次断了联系，直到13年后进行回访的前一年，我才再次联系上她，当时她碰巧得知我开了一个以家庭为重点的训练班，便加入了我的小组。

第 24 章

家长和孩子的常见问题解答

在进行亲子治疗训练前，治疗师就要准备好回答家长可能提出的相关问题。提前预测部分问题，并在家长报名谈话和第 1 单元训练课上给出解答，能够帮助家长放松心态，缓解焦虑，对亲子治疗训练更有安全感，从而坚定信念，更积极地投入到新技能的学习当中。

家长常见问题

问：和我的孩子一起做游戏就能纠正他的行为问题吗？他本来就经常玩玩具。

答：看起来是不行，对不对？和孩子一起做游戏怎么可能有助于其改变行为问题呢？没错，大多数孩子都经常玩玩具，但是孩子并没有和父母一起，以一种特殊关系玩过游戏。至于这种特殊关系，接下来你会在治疗训练中学习如何与孩子建立这种关系。你和孩子将要共享的特殊游戏时光活动和普通的游戏时光活动不一样，因为在特殊游戏时光活动中，你将与孩子之间构建一种不一样的关系。我们发现，如果孩子在一种游戏关系中感觉自己被接纳、被理解、被照顾，他们就能通过游戏解决很多自己的问题；孩子的自我感觉会更良好，开始形成自控力，并且变得更有责任心。孩子的自我感觉对其行为影响较为显著。在特殊游戏时光活动里，家长学习注意力不是放在问题上，而是放在孩子身上；孩子则要学习纠正自己的行为，因为孩子的行为、想法和在学校的表现都与他们对自己的看法直接相关。当孩子的需求在特殊游戏时光活动里得到满足，他们的行为问题自然会消失。如果孩子的自我感觉提升了，他们在行为表现上就不会自我贬损，而是采用自我提升的方式。

问：我要怎样向孩子解释安排这些特殊游戏时光活动的原因呢？

答：这样告诉孩子："我喜欢和你在一起，想多陪陪你，所以我要上一门特殊的课，学习怎样和你一起玩游戏。"这样回答能让你们的游戏时光真正变得特别起来。你的孩子可以向小伙伴们炫耀，告诉别人自己的父母去上了特殊课程来学习怎样和他一起玩耍。有几个小朋友会有这样的事可以炫耀？所以这样就显得这个事情非常了不起。你不需要长篇大论地向孩子解释，也不一定要告诉孩子事实。没错，你和孩子之间出了一些问题，但是你之所以要和孩子一起游戏，是为了和孩子拉近关系，而不是解决问题。

问：我家空间很小，没有地方可以用来进行特殊游戏时光活动。

答：特殊游戏时光活动应当安排在其他家庭成员不在家的时候，地点可以选择在厨房。另外，还可以找个房间，把一条毯子在地上摊好，指定毯子作为每周游戏时光的特别地点。毯子的四条边就成了游戏活动的边界。如果你的游戏时间无法避开其他家庭成员，那可以在浴室这样的私密角落进行。虽然浴室并不是最佳的场所，但也能达到效果。一定要保证孩子在私密的时间和地点下进行游戏，确保其他家庭成员不会旁观或干扰。

问：我是一名有三个孩子的单亲妈妈，其中一个孩子六岁另外两个孩子分别是四岁和八岁。我没办法在和六岁的孩子做特殊游戏的时候把另外两个孩子排除在外。

答：他们的行为属于正常范围，而且可能会表示也想要和你有独处的特殊游戏时光。你可以请亲友带四岁和八岁的孩子去公园或者做点开心的事情。你也可以和另外一位单亲家长互相交换时间照看孩子。一定要向孩子们解释，你会在五周或者八周（这个时间取决于第一个孩子的 10 单元治疗的剩余时间）后和他们进行单独的亲子游戏时光活动。同时，每个孩子都可以选择每周和你一起做一件特别的事情，如念故事、烤饼干、买冰激凌甜筒或者其他一些特殊活动。你可以找一位能够在亲子游戏时光活动期间帮你照顾四岁和八岁孩子的朋友或邻居，彼此说好轮流照顾对方的孩子。你也可以让八岁的孩子在 30 分钟的亲子游戏时光活动里照顾四岁的孩子，给她一些报酬让她陪四岁的孩子玩，不让他们打扰你们的游戏活动。你也可以把游戏时光活动安排在晚上四岁的孩子睡觉以后，再想办法让八岁的孩子配合。如果这样不行，你可以给予八岁的孩子一个选择："你可以选择在我进行游戏活动时不来打扰我，然后那天你就可以看电视；你也可以选择在我进行游戏活动时进来打扰，然后那天你就不能看电视。"

问：我儿子 10 岁了，可能列表里的大部分玩具都不会引起他的兴趣。我要怎么让他玩起来？

答：这 30 分钟里要由你的孩子来决定该做什么。要不要玩这些玩具由他自己决定。他可能会选择说 30 分钟的话，并不是说你的孩子一定要玩玩具。但是我们的经验表明，就算是 10 岁的孩子也能找到非常有创意的方式去玩列表上的玩具。你的孩子拿玩具做的事情可能会令你大吃一惊，你也可能难以接受孩子选择的一些游玩方式，比如忽视你默默地玩 30 分钟，或者去吮吸婴儿奶瓶。一位参加我们亲子治疗训练的家长曾经报告说，她九岁的女儿在第一次游戏时光活动中选择坐在床中间讲了 30 分钟的话。但在后来的游戏时光活动中，她很积极地玩起了玩具。至于你的孩子会对玩具有何反应，让我们拭目以待。当然如果他选择不玩任何玩具，我们可以再加入一些别的玩具。

问：如果我对孩子的游戏感兴趣，问问题又有何不可？

答：密切观察孩子的行为，然后用陈述句来反映你的所见所感，这样做能以更加积极和鼓励的方式来表达你的兴趣。如果问问题，那会显得你不够理解，还会把你置于两人关系中的主导地位，这可能会干扰孩子在游戏时光活动中的创意和决策。在这 30 分钟里，一定要让孩子居于主导地位，让孩子体会自己做决定是什么感觉。

问：我在孩子的游戏过程中没发现什么值得注意的地方。在进行亲子游戏的时候我要如何让她开始改正自己的问题？

答：相比孩子是否在改正问题，你和孩子在特殊游戏时光活动中培养出的关系更加重要。随着你和孩子之间的关系不断巩固，孩子的行为问题自然会消失。你的孩子可能已经通过游戏在解决问题了，而你并未注意到。要记住课上讲的"创可贴"的例子。虽然你的肉眼还没看见改变，但你在游戏时光活动中做出的努力正在发挥作用。就算我们没有注意到孩子们在做什么，他们也能够借助与家长或游戏治疗师之间的游戏时光而发生改变。你在特殊游戏时光里要做的就是听从孩子的指示，不要指指点点，而是要理解并接受孩子。你的共情式回应会帮助孩子把注意力集中在她认为重要的事情上。

问：我的孩子真的很喜欢玩这些玩具，真的是玩具不离手，为什么我不能让他在其他时间玩这些玩具？

答：只允许孩子在 30 分钟游戏时光活动中玩这些玩具，说明这 30 分钟是一段特别的时间，是仅供你们两个人共享的快乐时光。平时把这些玩具收起来，就让游戏时光变成独一无二的，让孩子更加渴望亲子游戏。另外一个原因在于，这段和孩子共处的时间是建立情感关系的时间，这些玩具会成为情感关系的一部分；在这段时间里，孩子会随着你的共情式回应，通过玩具来表达和探索情感信息。这种情感探索是不会在其他游戏时光活动中出现的，因为在其他时间里，你不会像在亲子游戏时光活动中那样表达对孩子游戏的理解。另外，只允许在特殊游戏时光活动中玩这些玩具能帮助孩子学习如何延迟满足。如果你很难让孩子不玩这些玩具，可以尝试把玩具包放在衣柜顶上，不要让孩子看见。如果这样做也没用，就把玩具锁在汽车后备厢里。

问：我以前一直以为夸孩子是好事，夸孩子做得好有什么不对？

答：夸奖有评价和评判的意味，而且还具有导向性。"哦，你画的这幅画真好看。"这句话透露出了对画作的评价，也会指引孩子继续画类似的画，以获得类似夸奖，这样就使得孩子的创造力和自我指引趋于僵化。如果一个人有品鉴画作的能力，他可以做出上述的夸奖，也可能会做一番批判，评价这幅画画得丑，而这正是孩子惧怕的。像"你画得很努力"或者"你的这幅画用了好多颜色"这样的陈述句要么肯定了孩子的努力，要么显示出对孩子所作所为的重视。孩子的自我感觉永远都比她实际做了什么更重要。夸奖孩子的行为会导致孩子受到外在动力推动，以讨好的方式让自己的成果受到夸奖。而认可孩子的努力，这会让孩子受到内在动力的推动。这样的孩子更有创造力，也有更好的自我认知和内在驱动力。

大拇指原则

鼓励付出的努力，而不是表扬结果。

如果孩子坚持寻求夸奖——"你喜欢我的画吗？"——而你已经做出了诸如"你这幅画用了好多颜色""你对自己的画感到很骄傲""你画得很努力"等回应，那么可以说："我知道，你想让我告诉你我是不是喜欢你的画，但是在我们的特殊游戏时光活动里，最重要的是你是否喜欢自己的画。"

问：玩具列表上的一些物品我找不到，我是不是一定要把所有东西备齐？

答：玩具就像是孩子的词汇，游戏就是孩子的语言，因此最好能尽量把列出的玩具找齐。表上之所以列出这些玩具，是因为我们发现它们能帮助孩子创造出很多体验，并表达关于这些体验的种种感受。你应该照常继续进行亲子游戏活动，同时尽早把玩具补齐。让我们花几分钟时间，看看大家都找不到哪些玩具，大家可以相互分享信息，某个玩具别人找不到，你是在哪里找到的。玩具不一定要新的或者品相最好的。大家可以看看二手市场、一元店和杂货店的玩具货架。

问：我感觉很无聊。如果孩子只是一遍一遍地玩同一个玩具，亲子游戏的价值又在哪里？我有什么地方做得不对吗？

答：对孩子来说，反复玩一个玩具或者重复同一个游戏主题的现象并不少见，这可能说明他们正在尝试掌握一项新技能、解决某个问题，抑或是正在经历一种强烈的感情或人生中的某件大事。如果孩子在一次或多次游戏时光活动里反复做某个游戏，可能说明他正在消化处理一种全新的或已有的经历，并将其融入自己的生活；这种现象也可能是孩子正在用自己的方式来表达生活中的某项需求。我们主要应该考虑的是孩子在游戏中是否看起来感兴趣或投入。如果孩子有兴趣，那么游戏对孩子就是有意义的，而且有某种重要的事情正在发生。但是你没必要弄明白这个意义是什么。

在游戏时光活动中感到无聊并不稀奇，因为家长平时都很忙，常常在赶时间，不习惯坐下来和孩子进行 30 分钟的互动。你可以看着孩子的脸，问自己一些问题，比如"他有什么感觉""他在游戏中想说些什么""他需要我做什么""这个玩具或游戏怎么这么吸引他"等问题，并默默回应这些问题，然后做出更多追踪式回应和反映性回应，这样有助于提高你对

游戏的兴趣和孩子的参与度。你能做到的最重要的事情就是，在游戏时光活动的过程中保持耐心

（感到无聊可能说明家长没有学会必要的技能或者没有为实践新技能付出足够努力。不论哪种情况，都需要以示范和角色扮演练习的方式额外训练家长追踪和共情式回应的技能。）

问：我的孩子会问我很多问题，如果我不能全部回答就会生气，我要怎么做？

答：首先一定要反映孩子的感受——"你生我的气了"。有些时候当家长改变惯用的回应方式时孩子会感到不安，会因为不知道自己该如何反应而表现成生气。你的孩子可能就是感到不安，想要像从前那样吸引你的注意。这时候你的目标应该是鼓励孩子独立思考，并且能接受自己的想法。"在我们的特殊游戏时光活动里，你想让答案是什么，答案就是什么。"她你的孩子问你："我该画什么？"这时你要让孩子明白，在特殊游戏时光活动里，他想画什么就画什么，于是你可以回答："既然你决定画画了，那么在特殊游戏时光活动里，你想画什么就画什么。"我们的目标是为孩子赋能，让孩子发现自己的强项。

问：当孩子寻求我的帮助时我该怎么办？

答：这是游戏时光活动，不是让你坐着观察孩子。你要参与进去，作为孩子游戏的一部分，就像其他时间里一样，但有一点区别——你要听从孩子的指挥。不要觉得自己知道孩子想要什么或者孩子想要某件事怎么做。要记住，在 30 分钟的时间里，你要装作什么都不会的样子。因此，你要从孩子那里得到指示。有以下示例话术"你想让我把玩具兵排在哪里呀""你说早饭我应该做什么呀""我们可以去厨房，你告诉我婴儿奶瓶里要装什么""告诉我你想让我画什么样的猫"。你的目标是让孩子一直处在主导地位，这样孩子才能体验做决定和为自己做事情的感觉。

问：我的孩子过了 10~15 分钟就想走了，我该怎么办？

答：你一定要把自己的理解表达出来，你可以说："你想要做点别的事，但是我们的特殊游戏时光活动还有 15 分钟，我想再多陪你一会儿。我们什么时候才能有完整的游戏时光？"另外一个可行的办法是反映孩子想要离开的愿望再加以补充："我们的特殊游戏时光还有 15 分钟。还剩 10 分钟的时候我会告诉你，那时你来决定是停止还是再玩 10 分钟。"这是和孩子谈判。强迫孩子再留 15 分钟是与特殊游戏时光活动的初衷相悖的。此外，如果孩子不专心，就没法建立和增进关系，因此，家长需要耐心和理解。重要的是，特殊游戏时光活动应该在当周其他某个时间继续，这比坚持完安排的时间更可贵。

问：该开始特殊游戏时光活动的时候，我的孩子根本就不想参加。我能做些什么？

答：传达你的理解永远都是重要的。"你不想要特殊游戏时光活动，你想要干点别的。我们先来玩 10 分钟的特殊游戏，然后你可以决定是把特殊游戏时光活动进行到底还是去做别的事情。"这样的回应有助于让孩子感到被理解，感觉自己在控制事态。当孩子感觉自己在一段关系中是这样的状态，他们更有可能妥协。大多数时候，孩子会开始做游戏并决定坚持到底。

问：为什么我不能每周和每个孩子都进行一次特殊游戏时光活动，或者每周轮换，好让每个孩子都能和我一起做游戏？

答：你有三个孩子，那就意味着每周要有三次游戏时光活动。我的经验是，家长一般都很忙，能坚持每周一次的亲子游戏都经常成问题。我希望你有时间每周安排两到三次亲子游戏，每个孩子一次。但是你一定要保证每周坚持安排亲子游戏，让你和游戏时光都变得可预测。这会向你的孩子传达一个很有分量的信息，那就是他很重要，没有什么能阻挡你和他一起做亲子游戏。我们一开始最好每周只安排一次亲子游戏，只针对一个孩子，看看你的时间能否安排得开，以后再考虑增加和其他孩子展开亲子游戏的机会。

每周安排与同一个孩子进行亲子游戏，坚持 8~10 周，这样学习如何构建亲子之间的新关系效果最好。在你的孩子中，不同的孩子在人生的同一时刻对你的需求度并不是相同的。哪个孩子在此刻最需要你，或者哪个孩子麻烦最大，那这个孩子现在就最需要特殊游戏时光。如果你的三个孩子都在后院爬树，一个孩子从树上掉下来摔断了腿，你要送哪个孩子去急诊？没错，摔断腿的那个。为什么不送三个孩子都去急诊？因为另外两个没有摔断腿，他们此刻对你的需要不像摔断腿的孩子那么急迫。再过 8~10 周，我们会讨论增加和其他孩子展开亲子游戏的机会或者轮换游戏时光活动，让每个孩子都能和你做亲子游戏。

孩子提问与亲子游戏活动陈述

在亲子关系治疗训练的早期阶段，一个家长最普遍的顾虑就是如何回答孩子们提出的问题和意想不到的表述。在最初几次游戏活动中，孩子们会抛出一连串问题，做出一些令人始料未及的陈述，让家长常常感到措手不及。因此，治疗师需要帮助家长预测孩子们可能会提出哪些问题或做出哪些表述，并事先准备简短的标准答案，让家长在遇到相似情况时能够胸有成竹。这项准备工作能大大减缓家长的焦虑，帮助他们在非指导性游戏关系的新体验中更有掌控感。

孩子经常会问家长一连串问题，这可能是他们在游戏时光的新关系中与家长交流的一种方式。但是，家长应该明白，孩子其实对自己问的很多问题都已经有了答案。从这个角度想，回答孩子的问题就不是仅仅提供答案了，而是要试图理解孩子问这个问题的动机是什么。直接给出问题答案，会把孩子限制在父母的现实世界里，约束孩子自由使用这些物品。当五岁的赫谢尔举起手铐问"这是什么"，而他的父母回答"这是手铐"的时候，这个物件就再也不是赫谢尔脑海中想象的新型太空船了。家长如果回答"你觉得这是什么，它就是什么"，则有利于赫谢尔发挥创造力和想象力。之后赫谢尔可以带着自己没说出口的想象继续玩耍。当朱迪问："如果这里有东西坏了会怎么样？"敏感的家长会回答："有时候会发生事故。"朱迪就会知道自己不会因此受到惩罚，不必小心翼翼，那么她就会感到更加自由，并且更自发和完整地表达自己。

大拇指原则

不要回答孩子没有问出口的问题。

　　解答明显孩子已有答案的问题，可能会导致一问一答的形式在长时间里成为常态，增加孩子的依赖性。当孩子在特殊游戏时光活动中提问时，家长应当先思考问题背后的深意，再去回应孩子的提问在表面上指向的对象。试着揣度孩子提问的言外之意，而非直接回答问题，通常更加有利于鼓励孩子表达和探索。家长在当时感觉到了什么，将决定如何应答孩子的问题。

　　问：你想让我做什么？

　　答："在特殊游戏时光活动里，你自己决定要做什么。"

　　（这个回答明确了亲子游戏活动的特殊本质，将责任还给了孩子。我们不必担心这样回答可能会导致孩子做一些不能做的事情。不到必要时候，不需要考虑是否需要设置限制。在 30 分钟时间里，家长不对孩子的活动做任何建议，也不提出任何解决方案。）

　　问：我可以玩电脑游戏吗？

　　答："电脑游戏很好玩，但这些玩具是我们在特殊游戏时光活动里玩的。今天晚些时候如果有时间，你可以玩电脑。"

　　（替代方案应该是真正可执行的。不要许诺自己做不到的事情。特殊游戏时光活动不允许使用非类似亲子治疗用具的物品，因为它们太结构化，不能帮助孩子用游戏的方式表达个人经验，孩子也不能用这些物品来表达多种情感。这个回答表明家长认识到了孩子的愿望，柔和地设置了限制，保证在之后可以满足孩子的愿望，因而传达了家长的理解，也让孩子明白他能做自己想做的事情。这样的回答更能得到孩子的配合，避免把双方放在对立的位置上。回答的措辞中有意用了"今天晚些时候"而不是"等我们的游戏时光活动结束以后"，因为电脑游戏对很多孩子都非常有吸引力，如果说"等游戏时光活动结束以后"可能会导致孩子坚持赶快结束游戏时光活动。）

　　问：我们可以到外面玩吗？

答："你想要去外面玩，但是我们的特殊游戏时光活动是在这个房间里进行的。等我们的特殊游戏时光活动结束了，你可以选择到外面去玩。"

（反映孩子的愿望，并告诉孩子他一会儿可以去外面玩。户外有太多让人分心的事物，而且很容易出现意外状况，经验不足的家长很难应付。室内的有限空间有助于理想关系的形成。在第六或第七次亲子游戏时光之后，也许可以把游戏活动放到户外进行，但是所有的游戏时光安排和要求都不能变动。）

问：为什么我们不能多玩一会儿？

答："你真的很开心，想要多玩一会儿，但是我们今天的特殊游戏时光活动已经结束了。我们下周二还会安排特殊游戏时光活动。"

（即使家长和孩子玩得很开心，也要坚持时间限制，因为这样有助于增强一致性，让家长有机会变得坚定，也让孩子有机会控制自己结束很开心的游戏时光活动。如果孩子坚持还要玩，可以说："乔伊，我也希望我们还有更多时间玩，但是今天的 30 分钟已经用完了，我们下周二再一起玩。"）

问：为什么你要一直重复我说的话？

答："听起来是我说的话让你不开心了。我只是想让你知道，我理解你说的话和你玩的游戏，让你知道我很感兴趣。"（孩子会这样问可能是家长经常逐字复述孩子说的话，或者家长的语气过于僵硬不自然，这样会刺激到孩子）。

问：你说话听起来很奇怪，为什么你要那样说话？

答："我和你说话时语气会不一样。我用这种方法让你知道我听进了你说的话。你要记住，我正在上一门特别的课程，学习怎样和你一起玩。"

（孩子的真实意思可能是以下几种：他注意到家长和平时不一样；对家长口头表达的关心及注意感到惊讶；对过多的语言回应感到厌烦；他注意到了家长的反映式回应的不同之处。孩子的意思可能还有他不想让家长改变，因为这样一来他自己也得改变，来适应家长的新回应方式。）

陈述：猜猜我接下来要做什么。

答："你心里已经想好要做什么了，你可以告诉我。"

（此回答的一个变体是："看来你已经有打算了，你可以告诉我。"这样的回应表达出了家长的理解，让孩子能自由地继续主导游戏。猜孩子下一步要做什么会把家长放在主导地位，也就是变相安排活动，因为孩子可能会感觉自己必须去做家长猜的事情。尝试去猜孩子接下来要做什么，这种模式可能会无限延续。有些大一点的孩子可能会反常地坚持或者要求家长来猜。如果出现这种情况，你可以考虑顺从孩子的坚持，猜一下。）

问：你知不知道我接下来要做什么？

答： "你已经计划好了，你可以告诉我。"

（这条回应的言外之意是"我听到了你的弦外之音"，同时继续把孩子摆在主导位置上。孩子其实并不是在问问题，而是在做陈述。回应应当针对孩子真实的意思，而非表面上的问题。）

问：这是什么？

答： "你想让它是什么，它就是什么。"

（这样的回应能保持孩子的主导地位，将责任归还给孩子，让孩子能随心所欲地定义这些物品。孩子的这个问题中有几种微妙的可能性：她可能对这件玩具不熟悉而且不清楚该如何使用它；想要决定该拿这件玩具怎么办；测试特殊游戏时光活动的容许度；企图吸引家长的注意；寻求家长的指导或许可；想要以不同于表面用途的方式来使用这件物品。如果直接给物品贴上标签，会阻止上述任何可能性的表达。）

陈述：我好无聊。

答： "你玩得不开心。现在这个时间你可以决定我们做什么。你可以玩玩具，也可以说话，或者创造一个别的什么东西。"

（此回应表现出家长的理解，将责任归还给孩子，让她决定怎样度过这段二人时间。孩子做出这样的陈述常常会让家长感到不安，使家长感觉自己有责任让孩子开心，这种行为在亲子游戏以外是很常见的。但在特殊游戏时光活动里，家长没有责任让孩子开心。在家长和孩子做亲子游戏之前应向他们传达这条原则，防止家长出现这方面的焦虑。）

亲子关系治疗训练中出现的困难与解决方案

亲子关系治疗将家长训练成孩子生活的治疗代理人，在这个过程中所持有的各个环节可能会问题频出。因此，在策划亲子治疗前和在治疗过程中，治疗师都要应对这些问题。此处列出了部分潜在困难和可能的解决方案，以帮助治疗师提前做好应对准备。

问题：如何完成从心理治疗师到教师 / 训练师的转变？

解决方案： 从事亲子治疗训练的精神卫生专业人员一般很少甚至没有接受过作为教师、教育者或督导者的训练，也甚少有相关经验。本节再次探讨这一问题，是因为亲子治疗师所需的很多技能与普通心理治疗师对当事人做的很多治疗背道而驰。鉴于大部分精神卫生专业人员没有训练师背景，也没有作为教师或教育者的相关经验，他们可能缺少将学员融入学习过程所需的基本技能。他们在研究生阶段的课程强调的是广义的心理学和理论问题，以及概念性技能。研究生阶段的很多课程都鼓励学生采用自主学习方法。这种学习方法虽然适用于研究生，但在训练家长成为孩子生活中的治疗者时效果不佳。亲子治疗师必须从心理医师转变为特定技能的传授者。治疗师在传授这些技能的过程中，必须采取"小步快走"的方式，不可宣扬宏大概念。亲子治疗的重点是培养特定的技能和接纳的态度。

要成为亲子治疗师，需要精神卫生专业人员在若干重要方面改变关注重点，其中包括，明确的当事人、对重要事项的关注、治疗师 – 当事人关系中已明确的目标、确定问题解决方案的方法、促进行为转变的技能、个人需求的满足等。家长接受亲子治疗通常是因为他们和孩子之间出现了"问题"，但是在亲子治疗中，治疗师不会直接针对有问题的孩子开展治疗。亲子治疗师的关注点是家长和孩子之间的关系，但治疗师要仰仗家长来培养治愈性的亲子关系才能促成改变。

在咨询关系中，治疗的明确目标是当事人的情感成长。而在亲子治疗中，目标是促成家长掌握治愈性技能。寻找解决方案的方法是教学和训练，而大部分精神卫生专业人员对此都是外行，因为他们不具备教学与训练方面的经验背景。虽然部分精神卫生专业人员天生具备教学技能，但教学方法对其中大部分人是没有吸引力的，因为教学不能满足他们培养亲近人际关系的需求，抑或是没有对计划和组织投入足够的重视。在督导下指导亲子治疗小组是新手亲子治疗师学习教学过程的关键。一位研究生在反思中阐述了这一发现：

> 这周我学到的最重要一点就是，我所知的信息比自己以为的要多得多。我之前非常担心，不知道自己能不能把游戏治疗知识传授给家长，但是我发现自己能做到！我发现自己能够针对这一材料展开教学！我以前会担心是因为我没有教学经验，没法很好地进行教学。是我对在游戏治疗中陪伴孩子们的兴趣和激情，一直激励着我把自己知道的一切都教给家长。我相信正是我对自己事业的热爱，帮助我成为一名更好的老师。

首先，家长为了促成行为转变而在特殊游戏时光里与孩子互动时使用的技能都是以儿童为中心的游戏治疗的基本技能，亲子治疗师必须要训练家长将这些技能融入与孩子的互动之中。因此，亲子治疗师必须首先是有能力、有经验的以儿童为中心的游戏治疗的治疗师。其次，治疗师必须能够娴熟地训练家长恰当运用以儿童为中心的游戏治疗原则与技能，在这一过程中，必须能够依靠自身的游戏治疗经验为家长的学习提供助力。

要克服这一困难，只能在游戏治疗和深度亲子治疗训练中不断积累经验，然后再聚焦于如何高效训练和督导他人。就像家长不会一做了父母就自动明白如何有效育儿，精神卫生专业人员也不会只因为决定自己要做亲子治疗师，就自动学会如何训练他人。

问题：在每单元的亲子治疗训练课上如何做到不遗漏指定教学内容？

解决方案： 很多经验不足和没有教学经验的亲子治疗师都深受一个问题困扰，就是难以做到在课上不跑题，不遗漏指定教学内容。想要在每周上督促小组向学习目标前进，就必须掌握组织经验、时间观念和群体促进技能。需要注意的是，每周都应该按时开始。这可能意味着需要打断家长等待上课时的寒暄和闲聊。按时开始上课是在为家长树立榜样，让他们明白在自己的亲子游戏时光中应该怎样做，同时也告诉家长自己希望他们每次都按时到场上课。

治疗师必须有能力阻止小组成员偏离主题去讲述个人故事、孩子的问题行为或者其他将讨论内容带离当下学习主题的事务。要做到这点有三大关键要素：组织、组织，还是组织。治疗师在每周开始前必须做好充分准备，详尽规划好时间，以及准备发放给家长的学习材料、家庭作业，还要在家长到场之前准备好角色扮演练习要用到的玩具和视频播放设备。规定的材料必须面面俱到，否则家长无法做好进行亲子游戏活动的准备，也很难在亲子游戏中取得成功。

治疗师可以在每节训练课前准备一份议题大纲，列出本周要涉及的主题和要进行的活动（例如观看视频或角色扮演练习），并为每个主题和活动指定具体时间。打个比方，这样一来治疗师就能知道在下午 3:10，家长应当开始角色扮演练习了。亲子关系治疗训练课程第 2 单元的时间表可以是下面这样：

> 2:00 作业检查；
>
> 2:15 共情式回应，让一位家长扮演孩子来做示范；
>
> 2:45 观看治疗性游戏活动视频；
>
> 2:55 阐述 30 分钟游戏时光的基本原则和指南；
>
> 3:10 家长两人一组进行角色扮演练习；
>
> 3:20 列出特殊游戏时光要用到的玩具；展示玩具和示范回应；
>
> 3:50 挑选特殊游戏时光的时间和地点，布置共情式回应习题；
>
> 4:00 下课。

有时治疗师必须打断当前的讨论，可以这样说："我们要继续进行今天的下一项活动了。"虽然这样安排课堂时间对心理治疗师来说有点困难，因为他们习惯于让当事人作为主导，从而促进当事人的情感探索，但这种安排是极其必要的，因为在一组活跃的家长面前，两个小时可谓弹指一挥间。特别是在最初的几周，家长常常会提起自己遇到的问题，例如孩子不按时上床睡觉等，而这些问题与接下来的训练内容并无关联。治疗师要对家长提出的顾虑分别给予回应，告诉家长："我正在记录你提出的问题，"（自己做笔记）"我们在后面的课上会谈到孩子到点不睡觉的问题。现在我们需要讨论……"做备忘记录能够让家长感到自己的话被听进去了，同时也是向家长保证治疗师认可这个问题对于家长的重要性，而且正在处理这个问题。在亲子治疗中，很多这类问题都是家长普遍共有的。

问题：有些家长不完成家庭作业，或者在应用技能方面一直遇到困难怎么办？

解决方案： 在参加亲子关系治疗的家长中，并非所有的家长都决心要学习与孩子相处的新方法。有些家长参加亲子治疗训练就是为了让治疗师"修理"自己的小孩，他们可能不愿意全情投入训练，因为他们只是想要快速解决孩子的行为问题。参加亲子治疗的很多家长都因为与孩子之间的经历而感到压力和无助。在这种情况下，可以理解有些家长认为家庭作业无关紧要。毕竟，对于家长来说，有老师给自己布置作业已经是很多年前的事了，所以他们来上课的时候也是两手空空。虽然这种情况很气人，但治疗师一定要有耐心，并持鼓励的态度。治疗师可能需要向家长说明，只要他们作为孩子生活中的治疗者运用所学的技能，那么他们所担心的问题就能够在特殊游戏活动中得到解决。要帮助家长理解布置给他们的作业有助于他们扮演好自己在亲子游戏时光活动中的角色，有助于改善亲子关系，这对大多数家长来说都是非常有效的鼓励。要调动家长的积极性，秘诀就在于持续不断的鼓励和期待的态度。

治疗师可以在私下里和积极性不高的家长坐下来谈一谈，辅导对方的家庭作业并探寻作业中遇到的困难，这样常常能够激发家长的合作态度。治疗师在一对一辅导的过程中可能会发现，家庭作业的内容会让家长想起了一件未解决的情感问题，导致其逃避家庭作业。探寻这类问题可以让家长感到非常解脱，使其能够更加直接地参与到训练之中。

亲子关系治疗训练中传授的一些技能可能会触及家长在生活或人际关系中遇到的困难，并可能导致家长在应用部分技能时一直遇到特殊的困难。有时这些问题可以在小组内快速解决，比如一位母亲在亲子游戏中难以有效设置限制。她在设置限制方面动力不足，但通过小组互动能够使她很快对自己与界限问题的长期斗争产生深入理解。在课上的讨论环节中，她向大家分享了自己的见解：

> 我是家里最小的孩子，而且被惯坏了。我从来就没受过什么限制。对我来说，设置限制就是最难的事情。因为我太想让孩子喜欢我，把我当朋友了。我想让孩子们知道我一直爱他们，而且我很难管教他们。但是后来我明白管教他们就是爱他们。现在我不用担心去餐馆了，我的孩子们如今在控制自己的行为方面有了很大进步。

　　治疗师可以要求一位在应用特定技能方面一直有困难的家长为自己的亲子游戏时光录制视频，并与这位家长一起对视频进行点评。这样做常常能让家长在短时间内对自己的技能运用加深认识。治疗师采用这种方法必须带着极大的耐心，还要对这一体验带有威胁性的本质具有一定的敏感性。当看到视频中出现家长遇到的难点时，治疗师可以暂停视频，询问家长是否意识到了当时需要做什么，或者自己的应对方式应当怎样改进。治疗师应避免直接提供答案或解决方案。要让家长自己发现答案，并且在发现过程当中加深认识，这是最重要的。如果家长意识不到应该怎样做，治疗师可以根据需要将视频片段重播几次。如果家长能够给出可接受的回应，治疗师可以给予家长有利于培养其自尊的回应，例如"看，你想明白了"或"你其实知道该怎样回应，只是一时没想起来罢了"。治疗师可以利用这个机会去探究是什么因素导致家长想不到好的回应方式。治疗师要和家长一起做角色扮演练习，把这一场景反复演练几次，帮助家长习惯这门新"语言"。

　　不要想当然地以为家长遇到的困难源于其正在经历某种危机。虽然这可能是一个因素，但根据我们的经验，在帮助监禁中的家长、单亲家长、受性虐待儿童的家长和很多其他深陷危机状况的家长时，他们也可以很快学会亲子关系治疗训练中的技能。家长和孩子一样都很有韧性，只要给他们一个理解、支持、鼓励和安全的环境，他们就能够并乐意学习，以改变和运用自己内在的适应机制。

　　问题：家长不按照要求或者不能坚持在家进行亲子游戏活动怎么办？

　　解决方案：治疗师可以问家长："你认为有什么其他做法可以解决问题？"这是解决该问题的一个良好开始。治疗师在与遇到困难的家长正面交流时必须要温和。治疗师要时刻尝试理解家长的观点。不按照要求在家进行亲子游戏的家长可能严重怀疑自己没有能力顺利运用所学技能，即便他们在课上进行角色扮演练习时已经充分展示了自己运用技能的水平。虽然我们强烈建议治疗师耐心鼓励这样的家长，但这很少能促成他们的改变，因为他们就是坚信自己会"搞砸"。治疗师可能需要和家长进行单独谈话，以便明确家长不配合的背后深层原因。如果治疗师确定自我怀疑是导致家长不配合的中心因素，一种解决方法是可以安排这位家长带上自己重点关注的孩子，在亲子关系治疗训练的督导和亲子游戏视频录制以外找一个时间到访治疗机构或治疗师办公地点。在督导反馈阶段，治疗师要特别注意家长的焦虑感和恐惧感，用鼓励性和支持性的话语加以回应，具体指出家长展现出的回应和技能中好的部分。视频片段可以在下次亲子关系治疗训练课上播放。其他家长通常也会注意到这些家长所表现出的不情愿，所以同样不会吝惜赞美和支持，从而打破不配合的家长的心理防御壁垒。

　　如果治疗师在单独谈话中发现家长的不配合行为背后埋藏着更深层的情感问题，比如家长对孩子有着排斥和怨恨心理，那么治疗师可以快速挖掘这个问题，因为亲子治疗师已经与家长建立起了治疗性关系。初期的治疗环节可以很有效地加深家长的认识，让家长决定回家去安排自己的第一次亲子游戏活动。如果对不配合家长采取的措施皆不奏效，治疗师可能需要与这位家长单独谈话——鉴于其在坚持安排特殊游戏时光方面遇到的困难，目前可能尚不适合参加亲子治疗训练。

问题：如何应对有抗拒情绪的家长？

解决方案：当家长对训练产生抗拒情绪时，应寻找背后的原因。有些家长害怕改变自己一直以来对孩子的反应方式，因为改变就意味着必须要接受一个事实，即自己一直以来的做法并没有效果。其他一些家长产生抗拒情绪是因为参加亲子治疗的时候满心期待治疗师会改变自己的孩子，却没想到自己被要求改变一些态度和行为。

对新手亲子治疗师来说，出现有抗拒情绪的家长会非常令人沮丧，从下面这段反思中可见一斑：

> 我在指导和督促家长完成任务的过程中感到不自在，这一点应该在后面的课程中改进。在第 3 单元训练的第一部分，我让小组成员两两搭档练习反映技能。史密斯先生在练习过程中显得非常不主动。他问了一大堆问题，我认为都是明知故问，而且还经常岔开话题。很明显他是在用这种办法逃避反映技能练习。我知道他理解了这些技能，因此他的拖延实际上就是抗拒练习。面对他的抗拒我真的很不自在。我很难让他按要求去完成练习，因为我很讨厌自己处于对某些事情无法确定的状态，所以我很容易就在他脱离学习正轨的时候让他"脱钩"。我意识到自己一定要帮助家长练习所有的技能，而不仅是让他们感觉自在的技能。只有通过练习才能提高史密斯先生的舒适度，但是我发现自己在配合他的抗拒，因为这样就不会冒犯他或是让他感到不自在。这个问题不会自己消失的！我必须要更加熟练地处理家长抗拒的问题。

大拇指原则

治疗师应对自己的教学内容以身作则。在亲子、关系治疗中，我们希望家长与治疗师分享自己的感受和反应。

在史密斯先生的案例中，没什么解决这一问题的技巧，并且努力想清楚如何打消史密斯先生的抗拒也不是解决问题的办法。因为这里的症结不是让史密斯先生感觉不自在了，而是治疗师自己感觉不自在了。治疗师感到胆怯、缺乏自信，问题在治疗师一边。此事最终在对治疗师的督导下得以解决。治疗师可以采取的一个办法是告诉史密斯先生自己想要帮助他，但是往往在使用这个方法时又怕在督促和纠正的过程中让他感到受伤。

问题：如何应对被某位家长占用过多的训练时间？

解决方案：在亲子治疗小组进行讨论时，被一位非常健谈的家长占用过长的时间是极其不利的情况。在这位"麦霸"家长发言时，其他家长可能会翻白眼、心照不宣地交换眼神、盯着地面，甚至开始"神游"。"麦霸"型个体一般对其他人的反应不敏感，不管别人做何反应依然会继续滔滔不绝。这种经历会非常打击其他家长的积极性，甚至可能造成一些家长退出训练。小组协作的一个通用原则是，小组不能被任何一个成员破坏。

应对"麦霸"型家长有很多干预方法。在用几分钟共情倾听"麦霸"家长的故事后，治疗师可以温和地插入（如有必要可以打断这位家长的发言）一段回应来总结这位家长的故事，然后提问"小组其他同学有这类问题吗"，以此将"麦霸"家长移出主导位置。另一种干预方法是将"麦霸"家长的论点联系到一个知识点，推动教学安排前进：

> 简，听起来你的公公婆婆让你特别有挫败感。各位，在特殊游戏时光里，有时孩子可能会让你们产生挫败感。在这种时候，你们需要努力与孩子恢复交流。看着孩子的眼睛，问自己"我的孩子现在是什么感受""我的孩子此刻需要什么""我的孩子想要表达什么"，然后试着尽快做出共情回应。孩子让你们产生挫败感是很正常的，将来我们在课上会讨论大家的挫败感和其他感受。

亲子治疗师一定要对家长的情感需求保持敏感，可以决定是否有必要向这位家长提供特别心理咨询。有时，与"麦霸"型家长的一对一心理咨询可以满足他的需求，使其在亲子治疗训练课上不再说那么多话。如果没有必要进行单独心理咨询，治疗师也可以与这位家长私下谈话，向其解释他的行为可能会使其他家长难以融入讨论，从而争取这位"麦霸"家长的合作，帮助其他家长更好地参与。

问题：治疗师本人没有孩子，害怕自己无法向家长提供有价值建议，怎么办？

解决方案： 成为一位好的亲子治疗师并不依赖于育儿经验，不过育儿经验可以让亲子治疗师获得一定优势，能够帮助家长感到自己受理解，也能让治疗师更敏锐地捕捉到家长的一些困扰和纠结。亲子治疗师通过训练和经历所掌握并且可以传授给家长的以儿童为中心的游戏治疗原则和技能，比治疗师本人的育儿经验更加重要。治疗师由于自己没有孩子而产生的能力不足感，通常与其他由于缺乏经验而产生的一般性能力不足感有关。而督导可以在这方面提供很大帮助。治疗师在督导下开展工作就可以发现，没有育儿经验的人照样可以成为好的亲子治疗师，这样就可以解决因缺乏育儿经验而产生的自我怀疑问题。

很多没有子女且经验不足的亲子治疗师会感到自己不够资格去教导家长如何与自己的孩子交流。下面节选了部分亲子治疗师的反思内容，这些治疗师都是亲子治疗研究生，有受督导实习的经验。从他们的话里，我们能看到他们的这种能力不足感，以及他们是如何克服的。

朱迪：在我组织的前两三次亲子治疗课程上，我都特别紧张。因为我没当过家长，所以觉得自己知道的不够多。现在我明白了自己没有孩子并不代表我不了解儿童。

格里：最初的几次训练课上我感觉很尴尬，因为我自己都没有孩子。我甚至不知道家长有什么理由会听我的。在最后一堂亲子治疗训练课结束以后，其中一位妈妈找到我，告诉我说在训练小组刚开始的时候她也曾质疑我怎么能理解或帮助她，因为我告诉上课的家长我自己没有孩子。她说她当时对我的能力表示怀疑，但是在过去的10周里她改变了自己的看法。她说现在她感觉我对家长的回应促进了他们的思考和成长。虽然我没有自己的孩子，但是现在我对自己的技能有信心了。我明白了我只要做自己，向家长传递我所了解的有关儿童、游戏治疗和亲子治疗的信息就可以了。

梅根：我一开始很紧张，因为我没当过妈妈。我觉得家长一定会质疑我的经验和知识，因为我从来没有像一位母亲一样每天对着孩子。但现在我明白了，有没有当过妈妈并不重要。实际上，没有当母亲的经历甚至让我更能强化我的论点。一位母亲可以通过我看到一些即便为人母也看不到的东西，而我也会看到她所看不到的东西。那么，如果我们携起手来，就能看到事物的全貌，而这对儿童是有好处的。我发现我能够利用我自己生活中的例子，而家长也很有体会。

阿莉莎：我曾经对自己能否教导家长没有信心，因为我没有育儿的经历。但家长却看上去对我很信任，把我当作领导者，并没有质疑我的专业水平或者经验，这让我感到惊喜。即便我和家长在育儿经验上有差距，但整个亲子治疗训练下来，我和家长在一起时感到越来越自在，也对自己教导和指引家长的能力越来越有信心。

第 25 章

10 单元亲子关系治疗模式的变化

对于亲子关系治疗训练而言，一周开展一个单元训练课程的模式被认为是最为理想的；但制定一系列训练课程模式，也需同时考虑情感需求、有效性或是家长 / 孩子的日程安排的因素。周次课程安排的传统做法并不能始终满足一个家庭的动态需要。对于一个正在经历创伤或危机的家庭来说，每次课间隔的一周时间会显得十分漫长煎熬。我们根据不同家庭的情感需求和具体情况，对 10 单元亲子关系治疗模式进行调整，并取得了正面的效果。

尽管如本章所建议的那样，亲子关系治疗训练课程的上课频率可以进行调整，但课程的内容和结构基本保持不变。要想教给家长必需的技能，帮助他们成为孩子人生的治疗性催化剂，就需要至少为他们提供这 10 单元模式的训练内容。训练内容的削减，很可能会相应地导致训练有效性的减弱。尽管这一假设未经研究结果的证实，但从大量场景下、大量亲子关系的实践经历中可以看出，目前这一判断是可靠的。由于人类有机体进行消化吸收和自主调节的能力尚未被充分认识或理解，未来或许会有研究成果证明我们的假设是错误的。我们目前的科学研究已经证实，缩短课程间隔的时间，同时保持兰德雷思亲子关系治疗亲子游戏治疗模式的 10 单元训练课程的内容不变，将能够保证治疗的效果。

一周一个单元亲子游戏治疗的日程安排

由于前文已对周次亲子关系治疗模式进行了详尽的描述，此处不再赘述。在这里，仅对周次亲子关系治疗模式做简单的提及，以保证提供一张关于 10 单元亲子关系治疗模式日程安排变化的完整列表。一周一个单元的课程结构确实为家长提供了一种便利，让他们更加游刃有余地安排亲子游戏活动。当训练课程的间隔时间缩短时，为了实现督导的目的，就需要在一周内更加频繁地安排游戏时光活动。在上过前三单元训练课程之后，家长需要在每一单元训练课上报告游戏时光的情况。在 10 单元亲子关系治疗模式中，亲子游戏时光是一个至关重要的部分。

一周两个单元亲子关系治疗的日程安排

安排进行一周一个单元的心理咨询或亲子游戏治疗课程，一般都是为了满足治疗师的需求——但参与治疗的家长的需求是否得到了满足呢？参与治疗的家长是否有能力更加迅速地消化和整合自己的经历，从而不需要相隔一周的时间才上下一单元治疗课程呢？治疗师在面对曾经分崩离析、至今仍因创伤经历而感到无助无望的家庭时，尤其需要考虑这一点。这些家庭或许需要一周两次或者一周五次的短期密集型亲子关系治疗训练课程，以便更快地化解家庭危机。

另外需要注意的是难以长时间维持注意力的家长。在与少女母亲开展治疗活动时，我们常常会遇到这样的情况。由于她们的兴致和注意力可能在约 50 分钟后便会减退，我们便将课程从一周一个单元、一个单元两小时调整为一周两个单元、一个单元 45 分钟。她们在较短的课时中，显然能得到更好的学习体验。部分教材也需要进行具体的调整，从而更好地帮助少女母亲这一目标群体。我们在课程模式中加入了大量的角色扮演活动，并且在训练初期，安排治疗师来扮演孩子的角色，因为这些年轻的母亲对于扮演小孩的角色感到十分不自在。处于青少年时期的母亲们仍然有非常多的个人问题需要处理，如果这些问题没有得到妥善的解决，就很有可能妨碍到她们的学习。因此，治疗师在这一训练模式中，需要将大量的时间投入到对训练内容的消化处理方面，并且需要敏锐地决定何时向前推进小组的学习进度。

对于没有时间完成 10 单元治疗的家庭来说，又该怎么办呢？有些母亲正处于监禁期，不久后将被转移到监狱，当我们希望她们加入亲子关系治疗训练时，就遇到了这样的情况。她们有的正在等待审讯和（或）宣判，有的已被判刑并且被押至县级监狱，不久后就要被送至位于州内另一处的区级监狱。因为被监禁的女性大多是孩子尚未成年的单身母亲，所以她们的孩子通常会被安置在大家庭成员的身边。年幼的孩子只能在规定的时间里、在监狱可怖的环境下探视被监禁的母亲，这对孩子来说是一种可怕的体验。

我们与县治安部门商定，每周为四组母亲提供两次亲子关系治疗训练课程，每次两小时，共持续五周。她们之中有接近 75% 的人未完成高中学业，有接近 50% 的人全年收入低于 5000 美元，有 50% 是白种人，有 41% 是非裔美国人。亲子关系治疗训练在县级监狱的一个小房间里进行。完成第 3 单元训练课之后，每次训练课之间，我们都会在一个便于进行督导的小型空间里安排亲子游戏时光活动。我们为家长准备好亲子关系治疗玩具箱，并对每次游戏时光活动进行录像，以便展开督导和后续研究。

我们发现，亲子关系治疗训练小组中的各位母亲与孩子之间的共情性互动显著增多，越发明显地表现出对孩子的接纳态度，并且孩子问题行为的出现次数也大大减少了。这些结果十分振奋人心，它们证实了 10 单元亲子关系治疗训练模式的强大作用以及密集型训练的有效性。鉴于县级监狱的极端条件和高压环境，以及各位母亲的受限情况，能够取得这样的研究结果着实引人注目。我们预测，在其他家长群体中，两周一个单元的课程模式也能取得类似的成果。

每日亲子关系治疗的日程安排

一些家庭可能处境艰难和（或）正在经历情感和身体创伤，对他们来说，保证每天都进行亲子关系治疗训练课程的学习是十分必要的。

居住在家庭暴力庇护所或流浪者收容所的母子，通常只会在那里停留两周或三周，之后便会被转移到旅馆、家中或其他居所。在这样的条件下，一周两个单元的亲子关系治疗训练课程也不足以发挥效果。因此，遇到这样的情况，就必须安排每日的亲子关系治疗训练课程。针对居住在家庭暴力庇护所或流浪者收容所的母子，史密斯（Smith）和兰德雷思将 10 单元亲子游戏治疗模式的结构调整为密集型亲子关系治疗训练模式，即在 14 天内安排 12 个单元的课程。这些母亲在紧张忙碌的工作之余，还要完成收容所布置的杂活和训练任务，考虑到这些情况，该治疗模式将训练课程以及亲子游戏活动的内容整合，每单元的上课时间浓缩在一个半小时以内，并且安排在每周五个工作日的晚上和周末的白天上课。

史密斯和兰德雷思发现，相比对照组的孩子，亲子关系治疗小组中的孩子们的自我概念明显增强，行为问题在总体上明显减少，内隐行为和外显行为也都大幅减少，他们的攻击性、焦虑和抑郁状况都得到了很大程度上的缓解。分析对比治疗前后的亲子游戏时光活动录像可以发现，经过亲子关系治疗训练的母亲们显然会与孩子进行更多共情性的亲子互动。考虑到这些母亲每天都生活在高度紧张、焦虑、抑郁和疲劳的状态下，这样的研究结果可以说是非同寻常的。孩子与母亲的关系会对孩子目睹家庭暴力的感受产生关键性影响，这一事实也使得这些研究结果具有了深远的意义。

考特（Kot）、兰德雷思和吉奥达诺在上述的家庭暴力庇护所内进行了短期密集型个体式以儿童为中心的游戏治疗研究，在 14 天内开展 12 单元的课程；而丁道尔－林德（Tyndall-Lind）、兰德雷思和吉奥达诺也在这家家庭暴力庇护所内进行了短期密集型兄弟姐妹小组式以儿童为中心的游戏治疗研究，同样是在 14 天内开展 12 单元的课程。对上述三个研究结果进行对比分析后可以发现，密集型亲子关系治疗训练、密集型个体式游戏治疗和密集型兄弟姐妹小组式游戏治疗，对亲子关系各个维度的表现所产生的影响并没有显著的差异。在专业游戏治疗师的带领下，这三种治疗模式可以产生同样的成效。

科学研究的重要结果显示，训练课程的间隔时间长短不会影响亲子关系治疗的效果。这也为 10 单元亲子关系治疗模式的可靠性提供了依据。

多个周末亲子关系治疗的日程安排

将课程安排在工作日，会令一些家庭感到非常匆忙和紧张，这会使他们无法保证参加完整的 10 单元训练课程。对于这些家长，有必要在增加单元训练课的课时的同时大幅度减少训练课程的单元数量。为了评估亲子关系治疗训练课程间隔的时间对训练效果的影响，治疗师为家长提供两个小组选项，一个小组的家长连续四个周六参加亲子关系治疗训练，另一个小组的家长按照传统的 10 单元课程模式参加训练。两组家长都生活在大都市中，他们的孩子都表现出了各种各样的行为问题。由于参加四个单元周六训练课程小组的家长开展家庭游戏活动并得到治疗师督导的机会更少，治疗师便将亲子游戏活动并入到训练课程的内容当中，并在课堂上提供儿童看护服务。这样安排的一个好处在于，治疗师可以直接与孩子演示教学技能，家长也可以立即当场进行技能练习。

测试结果显示，与参加 10 单元训练课程小组的家长相比，参加四个单元的周六训练课程小组的家长在一开始感受到的压力会大很多。但在训练结束后，两组家长的心理压力、同理心和对孩子的接纳程度，以及两组孩子的行为问题的改善程度，都没有表现出明显差别。参加 10 单元亲子游戏治疗训练小组的家长在对孩子进行共情性回应这一技能的学习方面表现得更好。而与之相比，在四个单元的周六训练课程小组的成员之间则表现出了更大的集体凝聚力，这或许是因为他们所在的小组人数较少。

周末亲子关系治疗的日程安排

曾有一对夫妻打电话给我，表示非常担忧自己六岁的儿子詹姆斯。在他们的描述中，詹姆斯是一个颐指气使、控制欲强、始终在发火的孩子，他每晚都想和父母睡在一起，并且还有严重的纪律问题。詹姆斯的父母抱怨说："我们对他毫无办法。打他屁股也没有用，什么办法都没有了。"我向他们推荐了游戏治疗，但他们住在得克萨斯州西部的乡村地区，距离当地唯一一个游戏治疗师有三小时的车程。后来，我给他们回了电话，向他们描述了亲子关系治疗训练。他们兴奋不已，热切地说："这听起来正是我们所需要的帮助！"由于他们住在几百英里[①] 开外，我便安排他们在周末前往游戏治疗中心参与亲子游戏治疗训练。

我将 10 周亲子关系治疗训练浓缩成了周五晚上两小时和周六一天七个小时的课程。在周

[①]　1 英里 ≈1.61 千米。——译者注

五晚上，我主要讲解了 10 单元模式的前三单元的内容：积极倾听、反映感受、交还责任和追踪行动。我的主要目标在于帮助两位家长学习一些基本技能，让他们在当晚就能和儿子开展第一场 10 分钟的迷你游戏活动。我之所以做出了这样的决定，是因为当时家长高度投入，现场氛围紧张，我认为在当晚进行一个迷你的游戏活动，有助于缓解他们的焦虑情绪。周五晚上的第二个小时的计划如下。

- 10 分钟——我与詹姆斯演示游戏活动，家长通过双向镜进行观察。
- 15 分钟——我根据家长的所见（非语言性行为：迅速坐下、微笑、点头、全身心地追踪詹姆斯的行为）和所闻（语言性回应：反映孩子的游戏内容、反映孩子的感受、交还责任、进行追踪性回应）对游戏活动进行评论，并解答他们的疑问。
- 10 分钟——母亲和孩子进行游戏活动。我和父亲在一旁观察，在此过程中，我向父亲指出母亲进行了哪些正面回应。
- 5 分钟——我给予母亲相关反馈意见。
- 10 分钟——父亲与孩子进行游戏活动。我和母亲在一旁观察，在此过程中，我向母亲指出父亲进行了哪些正面回应。
- 10 分钟——我给予父亲相关反馈意见，并大体介绍周六的课程内容。

我们雇了一位保姆，让其在周五晚上和周六全天照看游戏室外的詹姆斯。

周六的课程内容安排取决于家长当下的需求，但仍与 10 单元模式的框架保持一致（当天课程内容应灵活安排）。

- 1 小时——进行治疗性设置限制训练，在游戏室里进行角色扮演活动。
- 1 小时——督导环节；进行 15 分钟的亲子游戏活动，随后我会给予每位家长 15 分钟的相关反馈意见。
- 1 小时——进行训练，进行角色扮演活动，观看我的游戏时光视频片段。
- 1 小时——午饭时间。
- 1 小时——对家长的游戏活动进行督导。
- 1 小时——进行训练，进行角色扮演活动，观看我的游戏时光活动视频片段。
- 1 小时——对家长的游戏活动进行督导。
- 1 小时——进行训练，观看其中一位家长的游戏时光活动视频片段，总结，为两位家长设计家庭游戏活动内容，通过电话进行后续督导随访。

在随后为期一个月和两个月的电话随访中，两位家长都激动地汇报说，他们感到自己被赋予了能量，詹姆斯的行为也发生了很大变化。第二周结束时，詹姆斯已经能睡在自己的房间里。第一个月结束时，他的火暴脾气已经消失了，纪律问题也得到了解决。两位家长表示，在他们学到的理论工具里，给予选择的"奥利奥饼干理论"是帮助最大的。

远程亲子关系治疗训练

由于目前大部分游戏治疗师都没有接受过亲子游戏治疗的培训，能提供亲子游戏治疗训练的心理健康从业人士和机构的数量非常有限。因此，尽管这种治疗训练对于改善家庭心理健康有显著效果，但其对于大多数家长而言依然不是便利可行的方法。亲子游戏治疗师的服务并非遍布美国及其他国家的所有地区，一些国家甚至根本没有亲子游戏治疗师。针对这个困境，其中一项临时的解决方案是通过电话进行亲子游戏治疗训练。在使用电话为家长提供远程亲子关系治疗训练方面，我们也积累了一些成功的经验。以下实例讲述了两个家庭通过电话接受亲子关系治疗训练的情况。

遭受精神创伤的以色列孩子

一次，九岁的以色列女孩瑞秋乘坐的公交车遭受了三名恐怖分子的袭击，同车的大人和孩子中共有 11 人被射杀。瑞秋没有受到人身伤害，但在目睹了这一场残忍的袭击之后，她封闭了自我，变得抑郁、沉默，不再像以前一样活泼而健谈。同时，她得了严重的口腔溃疡，由于疼痛，她平日里只能吃流食。她看了好几个医生，但药物对于她的溃疡似乎并不奏效。

袭击发生几个月后，瑞秋的母亲仍在拼命地寻求帮助，她通过电话联系了表亲苏西·卡甘——当时我在北得克萨斯州大学时指导的一名游戏治疗项目博士生。那时候，苏西已经完成了亲子游戏治疗的训练和督导，为了在电话中解答瑞秋母亲的忧虑，摆在她面前的是一个两难的选择：一是帮助她在以色列找到一位心理健康领域的医生，二是等到两个月后，回国亲自帮助她。当时，瑞秋的母亲已经深受折磨，因此苏西认为，应当尽快为这个家庭提供帮助。

在大约 20 分钟的时间，苏西为瑞秋的母亲简短地解释了特殊游戏时光活动的重要性，并描述了一些追踪性回应和共情性倾听的例子。她向瑞秋的母亲推荐了一些玩具，并建议她坐在地板上，让瑞秋决定亲子游戏时光的内容。瑞秋可以玩游戏，也可以只是安安静静地坐在母亲的腿上，这由瑞秋来决定。苏西建议母亲告诉瑞秋："我知道你有多么害怕，也知道让你开口描述你在公交车上看到了什么有多么困难。"

苏西向瑞秋的母亲保证，她会在一周后再次打来电话。然而，24 小时之后，瑞秋的母亲就在电话中告诉苏西，游戏时光活动很快就带来了惊人的效果。她兴奋地描述道，瑞秋的经历就好像一个装满了焦虑、痛苦和恐惧的巨大而膨胀的球，而这个球终于爆炸了。在恐怖袭击之后，瑞秋一直在压抑哭泣的本能，而在游戏时光活动结束后，她整整哭了一天，直到晚上。她告诉母亲她有多么地害怕，她觉得每天都有可能再次发生恐怖袭击。那天晚上，瑞秋熟睡直到天亮，中途没有惊醒。这是恐怖袭击后她睡的第一个整觉。

第一次游戏时光就产生了如此激动人心的效果，这让苏西备受鼓舞，于是她在接下来的10 周内每周都通过与瑞秋的妈妈打电话来进行亲子关系治疗训练。在此期间，她将兰德雷思10 单元亲子关系治疗训练常用的讲义通过邮件发送给了瑞秋的母亲。在上第 2 单元电话训练课程的时候，瑞秋的母亲告诉苏西，瑞秋的口腔溃疡开始愈合，她已经开始吃固体食物了。随着一次次游戏时光的进行，无论是在特殊游戏时光活动中，还是在日常生活中，瑞秋都越来越愿意敞开心扉地表达自己。到了第 10 单元，她已经恢复了平时的状态，不再表现出明显的创伤症状。瑞秋的母亲说，她和女儿以及其他家庭成员之间的关系也发生了重大而正面的变化，家庭的整体氛围也得到了改善。在特殊游戏时光活动以外的情景中，她也可以自如地运用这些新技能与他人相处。

与世隔绝的乡村家庭

一对夫妻养育着三个孩子，孩子的年龄分别是五岁、三岁和四个月，这一家五口住在美国明尼苏达州的偏远乡村地区，离最近的飞机场有三小时的车程。这位母亲没有外出工作，正在上硕士研究生函授课程，常常为照顾三个孩子需要花费大量的时间而感到焦头烂额，尤其在天寒地冻、大雪封门的冬天，他们大部分时间只能待在家里，这时母亲便会感到更加烦恼。

两位家长担心的是五岁的大卫，在他们的描述中，大卫是一个难以管教、固执己见、颐指气使的孩子，他时而表现出幼稚行为，时而因为极小的事情便无比沮丧，还常常对三岁的弟弟造成人身威胁。他的幼儿园老师认为他没有行为问题。两位家长虽然此前没有听说过游戏治疗或亲子游戏治疗，但从一位住在 1000 英里以外的亲戚那里听说了这些帮助孩子的办法。经过安排，北得克萨斯州大学的一位硕士研究生为这位母亲提供了每周一次的远程亲子关系治疗训练，加里·L. 兰德雷思博士对治疗进行密切督导。

训练遵循 10 单元训练模式的安排，通过传真传送教材和家庭作业，治疗师鼓励这位母亲通过电子邮件反馈在每单元电话课程相隔的一周内所发生的紧迫问题。由于这位母亲承受着巨大的压力，在早期的几节训练课程中，都需要花一些时间以共情的态度对她的感受给予回应。由于她没有看过游戏时光的演示，她在早期的训练课程中似乎很难掌握共情性倾听、认可孩子感受的概念，也很难在反映孩子行为时避免带有评价和解决问题倾向的言辞。于是，这位硕士研究生通过电子邮件给她发了一份加里·L.兰德雷思博士的以儿童为中心的游戏治疗视频。在观看视频之后，这位母亲似乎对于先前难以理解的概念和技能都形成了明确的认识。

这次亲子关系治疗训练的一大成果在于，这位母亲对于自己平时回应大卫的方式有所感悟，认识到自己在游戏中没有给予他足够的机会去承担责任。经过训练后，她在游戏时光活动之外的时间里，也能将所学的技能运用到亲子互动中。大卫不再那么固执、苛刻或充满攻击性了，同时他的宣泄行为也减少了。大卫的母亲报告说，大卫的脾气彻底"爆发"的次数也减少了。10 单元训练课程结束后，大卫的母亲仍然可以继续给这位硕士研究生发电子邮件提问，并且每月都要录制一次游戏时光的视频，以得到更为详尽的督导。

远程训练的难点

反映性倾听的技能难以通过电话进行教授和练习。在电话中，每种需要反映的情绪都必须首先通过口头语言来传达。在打电话这样的模式中，面部表情和肢体语言传递的微妙情绪都无法得到反映。因此，需要发掘一些无须运用情感词汇便能表达各种情绪的场景。电脑的网络直播设备（摄像头）可以在一定程度上解决这一问题。

在游戏时光活动中运用玩具对儿童的行为进行演示，以及相应的、被推荐采用的回应方式都无法通过电话来实现，同时也无法应用追踪孩子行为的技能。缺少具体示例，对于训练来说是一个很大的障碍。因此，至关重要的是在训练之前给家长发一份亲子游戏时光活动的演示视频。让家长看到游戏时光活动的理想状态是什么样子是非常有必要的。在亲子游戏时光活动中，家长对孩子回应的方式与日常生活中普遍的回应方式有着巨大的差异，因而家长几乎不可能仅靠想象就能明白游戏时光的本质。在亲子关系治疗训练的电话课程中，治疗师可以安排家长和自己同时观看一段特定的游戏活动视频片段。这样，治疗师就能让家长暂停视频，向他们解释视频中游戏时光活动的情况，或是引导他们关注视频中所演示的特定回应方式。这一过程对于家长的学习具有十分积极的促进作用。如果治疗师手上没有可以电邮给家长的视频，可以选择将加里·L.兰德雷思博士的以儿童为中心的游戏治疗视频发送给家长。同样地，电脑的网络直播设备可以缓解部分问题，因为更加先进（价位也会更高）的摄像头可以用于展示桌面上摆放的玩具。

如果治疗师无法亲自观察亲子游戏时光活动的情况，督导环节所发挥的潜在积极作用就会被大大弱化。由于家长运用技能的水平有限，他们无法意识到游戏时光中的一些会引发重大改变的细节，继而也就无法在督导环节向治疗师描述这些细节。家长对游戏时光中事件的解读，往往与在视频中所展现的情况不符。第二个例子中的硕士研究生在评论那位母亲的其中一节训练课程时，就强调了这个问题。

课程中也彻底显露出远程模式的一些根本性问题。缺少视觉元素的音频信息就会变得不那么真实可信，依靠电话的交流更是难以发送和接收准确的情感信息以及提供真挚的支持。大卫的母亲对第一次游戏时光活动做出的报告是振奋人心的。根据她汇报的情况，她似乎已经很好地掌握了如何开展游戏时光活动的要领。然而，在观看了她的第二次游戏时光活动的视频后，我就再也无法相信她的报告完全贴切地反映了真正发生的情况。在她的报告里，第二次游戏时光进行得十分顺利，但她紧张的声音和录像里的画面所传达的信息却恰恰相反。例如，这位母亲说到，一次，大卫因为解不开绳结而十分沮丧，于是她就决定从他手中拿过绳子，帮他解开。我在录像中看到的则是：大卫捡起绳子说"这里有个结"，然后他的母亲立刻就拿过绳子，解开了绳结。

要求家长给游戏时光活动录像，备份自行留存后以邮件的形式发给治疗师以供督导使用，便可以在很大程度上解决家长的叙述与实际情况不符的问题，治疗师可以通过角色扮演和建模的方式，在后续训练课程中对家长难以运用的技能进行重点讲解。在训练课程中，治疗师可以和家长同时观看录像片段，以此巩固家长的正面行为，并且向家长指出需要改进的地方。当治疗师和家长同时进行实时直播或是远程观看游戏时光活动录像，这一督导过程和面对面的督导过程相类似。

基于经验，我们只鼓励居住在无亲子游戏治疗训练服务的地区的家长通过电话接受亲子关系治疗训练。需要注意的是，亲子游戏治疗师必须接受过游戏治疗和亲子游戏治疗领域的大量训练，同时具有丰富的督导经验。仅仅在一两个工作坊有过开展亲子游戏治疗训练的经验是远远不够的。

针对单方家长和夫妻的课程

我们非常希望孩子的双亲都能参加亲子关系治疗训练，学习开展特殊游戏时光活动所需的技能，因为这些基本原理和技能的应用可以扩展到游戏时光活动以外的情景。在养育孩子的过程中有一条重要的原则，那就是应该在运用养育孩子的原理，尤其是管教孩子的原理时，父母双方应当"达成共识"。如果双亲在养育孩子的过程中各行其道，孩子会感到困惑、没有安全感，也许会通过宣泄行为或操控他人来补偿自己。因此，治疗师应当尽其所能地协调孩子父母的日程安排，即便有些家长只能勉强地隔次参加训练或者一个月才能参加一次训练，治疗师也应该鼓励父母双方一起参加训练。治疗师还可以为只能勉强参加训练的家长提供更为便利的日程安排，开展特殊训练课程。比如，在家长上班前的一小时内、午餐时间、下班路上进行训练，或是安排夜间课程，等等。征得孩子的同意后，家长可以在和孩子共度家中的特殊游戏时光时，邀请不情愿参与训练的配偶坐在一边观察情况。这个方法可以非常有效地消减配偶对于训练的抵触心理。当有家长受邀坐在一旁观看特殊游戏时光的情况时，需要注意一点是，受邀家长的任务是坐在地上进行观察，而参与训练的家长代表夫妻二人与孩子对话。这个要求是为了防止未经训练的家长喧宾夺主，在旁观时给予孩子不恰当的建议，提出主导性的问题等，避免这一现象是十分有必要的。

然而，以我们的经验来看，父母一同参加亲子关系治疗训练课程的现象并不常见。父亲们往往背负着"太忙了"而无暇参加训练的名声。在许多家庭中，常常都是母亲报告说她把所学的技能教给了父亲。一位在家"做主"的强势母亲说："我告诉丈夫，'听好了，以后我们就要这么回应儿子了'。"许多家长表示，将所学技能教给没有参加训练的配偶，当发现配偶能够进行共情性的回应或是学会给予选择的时候，自己会感觉获得了奖赏与回报。参加训练的家长常常开玩笑似的提起用所学的技能与未参加训练的家长相处的事例，以及这些技能的良好效果。大量的调查研究结果显示，即便只有一位家长接受亲子关系治疗训练，家庭也能在纠正孩子的行为问题方面取得正面的成效。这是理所应当的结果，因为参加训练的家长就是孩子的治疗性催化剂，就像孩子生活中的一位游戏治疗师一样。在游戏治疗中，即便没有家长本人的参与，治疗也时常能产生十分正面的效果。这一现象在小学日常中便得到了印证：校园心理咨询师即便和孩子的家长很少有直接接触，也能通过游戏治疗成功地改善孩子的状态。

在对单方家长或夫妻开展训练课程时，无须采用每一单元课程时长两小时的模式，每周开展一次一小时的课程就足够涵盖更多的教学内容了。治疗师与家长一对一的教学模式有助于推进技能教学的进度，从而使单方家长或者夫妻双方都可以在参加第一周的训练时就开始家庭游戏活动。

在针对单方家长或夫妻双方的亲子关系治疗训练课程中，家长也可以把孩子带到课堂上，这样治疗师可以与孩子一起演示游戏活动，家长也可以与孩子当场练习，进行游戏时光。第一单元训练课的一贯模式安排如下。

- 25 分钟——基本信息、技能教学、角色扮演；治疗师为家长演示游戏活动，向家长指出其中需要关注的重点。

- 10 分钟——治疗师与孩子演示游戏活动，家长通过双向镜进行观察，或者也可以在游戏室的角落设置摄像机，家长在其他房间内通过电视显示器观察摄像机拍摄的游戏活动内容。另一个退而求其次的可行方法是，家长坐在走廊里通过半开的门观察游戏活动，或坐在游戏室中旁观游戏活动，但不能参与其中。

- 5 分钟——进行评论；治疗师指导家长关注自己的做法，解释对孩子给予回应的目的，解答家长的疑问。

- 10 分钟——家长与孩子进行亲子游戏活动；治疗师进行观察并做笔记。
- 10 分钟——治疗师给予家长反馈意见；治疗师扮演孩子的角色，帮助家长练习需要改善的回应方式。

这种课程模式会带来一个潜在问题：治疗师和单方家长或者夫妻双方开展训练时，需要安排一个人照看孩子。如果治疗师不能安排秘书负责这项工作，可以请孩子的哥哥姐姐来照看孩子。如果办公室门或游戏室门连接着一段走廊，且这段走廊不通往其他出口或办公室，治疗师也可以安排孩子在这段走廊里玩提供给他们的玩具。治疗师的座位应该设置在可以看到孩子经过游戏室或办公室大门的位置。在游戏室或办公室正对着休息室的情况下，也可以采用这样的办法。将玩具放在休息室中的一端，将游戏室或治疗师的办公室的门敞开，正对着休息室的入口和放置玩具的区域，这样一来，治疗师和家长就可以随时留意孩子是否离开了休息室。

推荐第 2 和第 3 单元也按照第 1 单元的亲子游戏治疗训练课程的模式开展训练。其余的亲子游戏治疗训练课程可以参照如下模式安排：

- 30 分钟——复习家庭作业，治疗师对家庭亲子游戏活动进行督导，然后开展训练。
- 15 分钟——家长与孩子进行亲子游戏活动。
- 15 分钟——治疗师给予家长反馈意见，然后开展训练。

根据单方家长或夫妻双方的需求，例如当家长在游戏时光中遇到困难，需要花更多的时间观察治疗师的示范内容时，治疗师可以对上述训练模式进行调整。

亲子关系治疗的研究实证

休·C. 布拉顿　阿丽莎·M. 斯旺

在游戏治疗领域和更广泛的儿童治疗实践领域中，亲子关系治疗是经过深入研究的治疗方案之一。亲子关系治疗的大部分研究基于盖尔尼夫妇及其同事在 20 世纪六七十年代所奠定的经验基础。尽管早期的亲子游戏治疗研究缺乏当代研究方法的严谨性，但一些令人鼓舞的发现直接推动了过去 20 年来亲子关系治疗研究领域重大成果的出现，而这些发现就来自盖尔尼的开创性研究。据统计，有 50 多个研究调查了亲子关系治疗的过程和结果；然而，在本章中，我们只收录已发表的对照研究结果。这些研究证明，与对照组相比，亲子关系治疗干预措施是有效的，而这些研究有助于将治疗认证为循证实践。自本书第 1 版出版以来，大家对亲子关系治疗实证支持的认识有了实质性增长。重要事件有：美国国家循证项目和实践注册系统和加州儿童福利循证信息交换所都认定亲子关系治疗为循证实践。具体到收养家庭的心理健康治疗，唐纳森收养问题研究所在 2013 年发布了一份报告，其中，亲子关系治疗被评估为"在针对该群体的治疗中研究支持力度最大的亲子干预措施"。为了确保在实践中使用亲子关系治疗的从业者遵守亲子关系治疗协议，资格认证得到了发展，这是亲子关系治疗被指定为循证实践的成果之一。

个人成果研究

自从 1995 年布拉顿和兰德雷思发表了第一份亲子关系治疗结果研究以来，随着研究方法严谨度的提高，亲子关系治疗的实证基础也在扩大。在令人印象深刻的 22 项同行评议研究中，有 17 项采用随机分组的方法，对被视为"治疗效果问题黄金标准"的群体进行研究。其余的研究使用准实验设计，主要是因为在对随机分组干扰较大的社区环境中进行研究较为困难。作为亲子关系治疗研究中能够高度忠实表达治疗有效性的指标，22 项已发表的研究都是由直接接受亲子关系治疗方案训练和督导的研究人员进行的。大部分研究采用标准化测量来评估儿童行为问题和亲子关系压力方面的改善，与对照组相比，亲子关系治疗具有中等甚至较大疗效，研究具有统计学意义。在 22 项研究中，有 16 项研究采用了客观评分者对分组的盲法实验，以检验亲子关系治疗训练对家长、其他辅助专业人员和对焦点儿童共情行为的影响。虽然大多数研究的重点是训练和督导家长作为治疗剂的效果，但其中 5 项研究的研究重点是为教师和学生导师提供亲子关系治疗的好处。表 26-1 简要总结了 22 项符合以下标准的亲子关系治疗研究：（1）在学术期刊上发表；（2）将亲子关系治疗实验组与非治疗组、阳性对照组或比较组进行了比较；（3）实施实验的治疗师必须接受亲子关系治疗训练以确保治疗的完整性。

从表 26-1 的整体研究结果可以得出以下几个结论：

- 亲子关系治疗可以有效减少儿童的行为问题，减轻亲子关系中的压力，增加家长的共情；
- 儿童和家长都显示出有利结果，这表明了此方法的稳健性；
- 具体而言，研究显示亲子关系治疗在不同人群和问题上均有疗效，其中不同人群包括有依恋障碍的收养 / 寄养儿童、母亲或父亲被监禁的儿童、遭受性虐待的儿童、生活在家庭暴力中的儿童、患有慢性病的儿童、单亲家庭高危儿童，以及被诊断为有学习差异、言语问题、适应困难等各种行为问题的儿童；
- 亲子关系治疗最有说服力的发现是它对收养家庭的有效性；
- 两个精心设计、涉及 110 名家长和儿童的随机对照实验证明，在儿童行为问题、亲子关系压力和父母共情方面，亲子关系治疗显示出较大治疗效果，且在统计学上表现出显著改善；
- 亲子关系治疗可在多种现实环境中使用，包括社区机构、教堂、公立和私立学校、启智计划、收容所、监狱 / 看守所和医院。

亲子关系治疗在不同人群中的有效性是该治疗模型的一个优势。多项研究表明，亲子关系治疗在不同种族、不同社会阶层、不同经济水平和文化群体中均有疗效，其中不同种族包括非裔美国人、印第安人、以色列人、韩国人、拉丁裔移民、韩裔移民和华裔移民。此外，研究被试的年龄为 2~11 岁，这表明亲子关系治疗适合一系列不同发展需求。被试儿童平均年龄为五岁，亲子关系治疗似乎对幼儿的治疗需求特别敏感，因此它正回应了幼儿循证治疗的缺乏。

表 26-1 　　　　　　　　　　　　　　　　亲子关系治疗 1995 年至今发表的有对照的实效研究

研究	干预模式 / 对照组类型 · 随机性 · # 实验环节 · 频率；时长 · 环境 * 治疗提供者	样本 · 年龄 · 种族 · 性别	儿童结果变量 / 目标问题	发现
Baggerly, J., & Landreth, G. L. （2001）. *Training children to help children: A new dimension in play therapy.* Peer Facilitator Quarterly, 18（1）,6–14.	**改良的亲子关系治疗 / 候补** · 对照组或延迟启动组 · 非随机 · 10 个游戏活动 · 1 次 / 周；20 分钟 · 学校 * 受过亲子关系治疗训练的 5 年级教师	N = 29 个有危险行为的学生 · 年龄：5~6 岁；平均 =5.7 岁 · 76% 为高加索人 / 欧美人，14% 为非裔美国人，10% 为拉丁美洲 / 西班牙裔 · 58% 为男性	内隐行为问题；儿童自尊	与候补对照组或延迟启动组相比，实验组儿童的家长报告说，随着时间的推移，他们上幼儿园的孩子的内隐行为问题在统计学上显著减少。另外，尽管没有统计学意义，但与对照组相比，接受亲子关系治疗的儿童在与五年级的教师在督导下进行 10 次游戏指导后，教师和家长报告的总体行为问题有了更大减少，儿童的自尊心也得到了提升
132Bratton, S. C., & Landreth, G.L.（1995）. *Filial therapy with single parents: Effects on parental acceptance, empathy, and stress.* International Journal of Play Therapy, 4（1）, 61–80.	**亲子关系治疗 / 候补对照组或延迟开启组** · 随机 · 7 个游戏活动 · 1 次 / 周；30 分钟 · 社区机构 * 受过亲子关系治疗训练的家长	N= 43 个来自单亲家庭且有危险行为的儿童 · 年龄：3~7 岁；平均 =4.7 岁 · 90% 为高加索人 / 欧美人，5% 为拉丁美洲 / 西班牙裔，5% 为其他 · 56% 为男性	行为问题；亲子关系压力	组间差异随着时间推移逐渐显现。独立评分者直接观察到，亲子关系治疗组的父母与子女的移情互动在统计学上显著增加。与对照组相比，亲子关系治疗组的父母的接纳度也有统计学上的显著提高，而在亲子关系压力和儿童行为问题方面有统计学上的显著降低

文献	治疗/对照	样本	问题	结果
Carnes-Holt, K., & Bratton, S.C.（2014）. *The efficacy of Child-Parent Relationship Therapy for adopted children with attachment disruptions.* Journal for Counseling and Development, 92,328–337.	亲子关系治疗/候补对照组或延迟启动组 ·随机 ·7个游戏活动 ·1次/周；30分钟 ·社区机构 *受过亲子关系治疗训练的家长	N = 61 个被领养儿童 ·年龄：2.5~10 岁；平均 =5.7 岁 ·47% 为高加索人/欧美人，15% 为拉丁美洲/西班牙裔，9% 为非裔美国人，18% 为其他族裔 ·55% 为男性	依恋障碍；临床共病的行为问题	根据有效统计结果以及各衡量标准显示出的巨大疗效，对比候补对照组或延迟启动组，亲子关系治疗在以下两方面具有有效性：（1）减少被领养儿童的外显行为问题和整体行为问题；（2）增加父母的同理心，该结论由进行盲法实验的客观评分者测量得到
Ceballos, P., & Bratton, S.（2010）.*Empowering Latino families: A culturally responsive, school-based intervention with low-income immigrant Latin parents and their children identified with academic and behavioral concerns.* Psychology in the Schools, 47（8）,761–7.	亲子关系治疗/候补对照组或延迟启动组 ·随机 ·7个游戏活动 ·1次/周；30分钟 ·启智学校 *受过亲子关系治疗训练的家长	N = 48 个存在风险、来自低收入家庭的入园前学生 ·年龄：3~4 岁；平均 =4.3 岁 ·100% 为拉丁美洲/西班牙裔 ·56% 为男性	临床共病的行为问题	根据有效统计结果以及各衡量标准显示出的巨大疗效，文化适应型亲子关系治疗在以下两方面具有有效性：（1）减少儿童的外显行为和内隐行为问题；（2）减少亲子关系压力。亲子关系治疗组中有 85% 的儿童从需要临床关注的级别转为普通级别。该研究讨论了文化因素
Chau, I., & Landreth, G. L.（1997）.*Filial therapy with Chinese parents: Effects on parental empathic interactions, parental acceptance of child and parental stress.* International Journal of Play Therapy, 6（2）,75–92.	亲子关系治疗/候补对照组或延迟启动组 ·随机 ·7个游戏活动 ·1次/周；30分钟 ·社区机构 *受过亲子关系治疗训练的家长	N = 34 个儿童 ·年龄：2~10 岁；平均 =5.1 岁 ·100% 为中国人 ·50% 为男性	亲子关系压力	组间差异随着时间推移逐渐显现。独立评分者在游戏中直接观察到，亲子关系治疗组的父母与子女的移情互动在统计学上显著增加。与对照组相比，从治疗前到治疗后，亲子关系治疗组家长的家长接纳度在统计学上显著增加，亲子关系压力在统计学上显著降低

续前表

参考文献	治疗组	样本	测量	结果
Costas & Landreth (1999). *Filial therapy with nonoffending parents of children who have been sexually abused.* International Journal of Play Therapy, 8 (1), 43–66.	**亲子关系治疗/候补对照组或延迟启动组** · 随机 · 7个游戏活动 · 1次/周；30分钟 · 社区机构 * 非犯罪的、受过亲子关系治疗训练的家长	N = 22 个经历过性虐待的儿童 · 年龄：5~9岁；平均=7.2岁 · 8%为拉丁美洲/西班牙裔，92%为高加索人/欧美人 · 32%为男性	行为问题；亲子关系压力	组间差异随着时间推移逐渐显现。接受亲子关系治疗的家长在改善与子女的移情互动（由客观评分者评分），对子女的接纳、亲子关系压力上，具有子女统计学上的显著提高。另外，虽然没有统计学意义，但受过亲子关系治疗训练的家长声称他们孩子的行为问题、焦虑、情绪调节和自我概念有显著改善
Glover, G., & Landreth, G. L. (2000). *Filial therapy with Native Americans on the Flathead reservation.* International Journal of Play Therapy, 9 (2), 57–80.	**亲子关系治疗/候补对照组或延迟启动组** · 非随机 · 7个游戏活动 · 1次/周；30分钟 · 美洲原住民保留地	N = 21 个居住在美国西部的原住民保留地的儿童 · 年龄：3~10岁；平均=5.4岁 · 100%为美洲原住民 · 48%为男性	行为问题；亲子关系压力	随着时间的推移，独立评分者在游戏中直接观察到，与对照组相比，亲子关系治疗组的家长与子女之间的移情互动有统计学意义上的增加，子女与父母之间的期望游戏行为也有统计学意义上的增加（由独立评分者计分）。尽管这些结果没有统计学意义，但在接受亲子关系治疗训练的家长中，父母接受度增加，亲子关系困难减少；他们的子女表现出自我概念的增加
Harris, Z. L., & Landreth, G. L. (1997). *Filial therapy with incarcerated mothers: A five-week model.* International Journal of Play Therapy, 6 (2), 53–73.	**亲子关系治疗/候补对照组或延迟启动组** · 随机 · 7个游戏活动 · 2次/周；30分钟 · 监狱 * 受亲子关系治疗训练的、被监禁的母亲	N = 22 个母亲被监禁的儿童 · 年龄：3~10岁；平均=5岁 · 5%为美洲原住民，5%为拉丁美洲/西班牙裔，41%为非裔美国人，50%为高加索人/欧美人 · 53%为男性	行为问题；适应困难	随着时间的推移，独立评分者直接观察到，与对照组相比，亲子关系治疗组的母亲与子女之间的移情互动在统计学上显著增加，他们的父母接纳度在统计学上显著提高，而儿童的行为问题在统计学上显著减少

Helker, W. P., & Ray, D. (2009). *The impact of child-teacher relationship training on teachers' and aides' use of relationship-building skills and the effect on student classroom behavior.* International Journal of Play Therapy, 18（2）,70–83.	**亲子关系治疗** / 阳性对照 ·随机 ·24 个游戏活动 ·3 次 / 周；15 分钟 ·启智学校 *受过亲子关系治疗训练的启智学校教师	N = 32 个有危险行为的学龄前儿童 ·年龄：3~4 岁；平均 =3.5 岁 ·53% 为拉丁美洲 / 西班牙裔，19% 为非裔美国人，28% 为高加索人 / 欧洲人 ·56% 为男性	共病的行为问题	随着时间的推移，组间差异显示：（1）接受师生关系培训的教师 / 助手在课堂上使用建立关系技能的情况在统计学上显著增加；（2）接受师生关系培训的教师 / 助手在课堂上使用建立关系技能的情况与学生外显行为问题减少之间在统计学上存在显著关联。与阳性对照组相比，实验组儿童的外显行为问题在前、中、后三个阶段均在统计学上显著减少
Jones, L., Rhine, T., & Bratton, S.（2002）. *High school students as therapeutic agents with young children experiencing school adjustment difficulties: The effectiveness of filial therapy training model.* International Journal for Play Therapy, 11（2）,43–62.	**改良的亲子关系治疗** / 对照治疗 ·随机 ·20 个游戏活动 ·1 次 / 周；20 分钟 ·学校 *受过亲子关系治疗训练的 11~12 年级导师	N = 26 个存在危险行为的入园前至幼儿园阶段儿童 ·年龄：4~6 岁；平均 =5.4 岁 ·96% 为高加索人 / 欧美人 ·57% 为男性	共病的行为问题	与使用手册化课程 PALS® 的对照治疗组相比，对儿童治疗分组不知情的家长报告说，亲子关系治疗组儿童的内显和整体行为问题在统计学上显著减少。根据盲评的独立计分者的直接观察，与 PALS® 导师相比，亲子关系治疗导师在与他们的实验儿童的移情互动方面显示出统计学上的显著改善
Kale, A. L., & Landreth,G. L.（1999）. *Filial therapy with parents of children experiencing learning difficulties.* International Journal of Play Therapy, 8（2）,35–56.	**亲子关系治疗** / 候补对照组或延迟启动组 ·非随机 ·7 个游戏活动 ·1 次 / 周；30 分钟 ·学校 *受过亲子关系治疗训练的家长	N = 22 个被发现有学习障碍的儿童 ·年龄：5~10 岁 ·5% 为美洲原住民，23% 为两种人种，73% 为高加索人 / 欧美人	共病的行为问题；亲子关系压力	结果显示，与未进行治疗的对照组相比，接受亲子关系治疗训练的小组在测试前与测试后，父母接纳度和亲子关系压力的降低具有统计学意义。与对照组相比，接受亲子关系治疗训练的家长在面对儿童行为问题上有了更大改善，但这在统计学上没有显著性差异

Kidron, M., & Landreth, G. L. (2010). *Intensive Child-Parent Relationship Therapy with Israeli Parents in Israel.* International Journal of Play Therapy, 19（2）,64–78.	**亲子关系治疗** / 候补对照组或延迟启动组 ·非随机 ·7 个游戏活动 ·1 次 / 周；30 分钟 ·社区机构 * 受过亲子关系治疗训练的家长	N = 27 个儿童 ·年龄：5~10 岁；平均 =6 岁 ·100% 为以色列人 ·44% 为男性	亲子关系压力	与对照组相比，观察者发现亲子关系治疗组的父母对其子女的移情互动在干预前后有统计学意义上的显著增加，且亲子关系压力有统计学意义上的显著降低。随着时间的推移，与对照组相比，接受亲子关系治疗的家长的孩子其外显行为问题在统计学上显著减少
Landreth, G. L., & Lobaugh, A.（1998）. *Filial therapy with incarcerated fathers: Effects on parental acceptance of child, parental stress, and child adjustment.* Journal of Counseling & Development, 76,157–165.	**亲子关系治疗** / 候补对照组或延迟启动组 ·随机 ·8~10 个游戏活动 ·1 次 / 周；30 分钟 ·监狱 * 受过亲子关系治疗训练的被监禁的父亲	N = 32 个父亲被监禁的儿童 ·年龄：4~9 岁；平均 =6.5 岁 ·30% 为拉丁美洲 / 西班牙裔，18% 为非裔美国人，52% 为高加索人 / 欧洲人 ·41% 为男性	适应障碍；亲子关系压力	随着时间的推移，与对照组相比，亲子关系治疗组的父亲在对子女的接纳度上有统计学意义上的提高，在亲子关系压力上有统计学意义上的降低。此外，亲子关系治疗组的父亲在测试前和测试后，其自尊有统计学意义上的增长
Lee, M., & Landreth G. L.（2003）. *Filial therapy with immigrant Korean parents in the United States.* International Journal of Play Therapy, 12（2）,67–85.	**亲子关系治疗** / 候补对照组或延迟启动组 ·随机 ·7 个游戏活动 ·1 次 / 周；30 分钟 ·社区环境 * 受过亲子关系治疗训练的家长	N = 32 个韩国儿童 ·年龄：2~10 岁；平均 =7.3 岁 ·100% 为韩国人 ·53% 为男性	共病的行为问题；亲子关系压力	组间差异随着时间的推移逐渐显现，结果显示亲子关系治疗组的家长（1）表现出与子女之间的共情互动显著增加（由独立评分者直接观察到的）；（2）对孩子的接纳度在统计学上显著提高，亲子关系压力在统计学上显著降低

Morrison, M., & Bratton, S.（2010）. *Preliminary investigation of an early mental health intervention for Head Start programs: Effects of Child Teacher Relationship Therapy（CTRT）on children's behavior problems.* Psychology in the Schools, 47（10）,1003–1017.	**师生关系培训** / 阳性对照 ·随机 ·16 周 ·每日中心时间游戏 ·启智学校 *受过亲子关系治疗训练的教师	N = 52 个存在风险的、来自低收入家庭的学龄前儿童 ·年龄：3~4 岁；平均 =3.9 岁 ·56% 为拉丁美洲 / 西班牙裔，31% 为非裔美国人，13% 为高加索人 / 欧洲人 ·58% 为男性	临床共病的行为问题	基于三个测量点与阳性对照（进行"智慧自律"训练）相比，适用于教师的亲子关系治疗对儿童外显行为问题的改善和治疗效果显著，对内隐问题的影响中等；84% 的师生关系培训组儿童由需要临床治疗状态恢复到正常状态
Morrison, M., & Bratton, S.（2011）. *The effects of child-teacher relationship training on the children of focus: A pilot study.* International Journal of Play Therapy, 20（4）,193–207.	**师生关系培训** / 阳性对照 ·随机 ·16 周 ·每日中心时间游戏 ·启智学校 *受过亲子关系治疗的教师	N = 22 个存在风险的、来自低收入家庭的入园前学生 ·年龄：3~4 岁；平均 =3.8 岁 ·59% 为拉丁美洲 / 西班牙裔，18% 为非裔美国人，23% 为高加索人 / 欧洲人 ·59% 为男性	临床共病的行为问题	基于三个测量点与阳性对照（进行"智慧自律"训练）相比，适用于教师的亲子关系治疗对儿童的外显行为问题改善具有显著的统计学意义和治疗效果。师生关系培训在减少儿童内隐行为问题上有显著治疗效果，但组间无差异。84% 的师生关系培训组儿童由需要临床治疗的状态恢复正常状态
Opiola, K., & Bratton, S.（2018）. *The efficacy of Child-Parent Relationship Therapy for adopted children with attachment disruptions.* Journal for Counseling and Development,96（4）,155–166.	**师生关系培训** / 阳性对照 ·随机 ·7 个游戏活动 ·1 次 / 周；30 分钟 ·社区机构 *受过亲子关系治疗的家长	N = 49 个被领养儿童 ·年龄：2.5~8 岁；平均 =5 岁 ·40% 为高加索人 / 欧洲人，19% 为拉丁美洲 / 西班牙裔，19% 为非裔美国人，22% 为其他族裔 ·50% 为男性	依恋障碍；临床共病的行为问题	根据有效统计结果以及各衡量标准显示出的巨大疗效，亲子关系治疗比阳性对照在（1）减少被领养儿童的整体行为问题，（2）减少家长的压力，和（3）增加家长同理心方面的有效性，这是由对该项研究不知情的客观评分者测量的

续前表

参考文献	设计	样本	测量	结果
Sheely, A., & Bratton, S. (2010). *A strengths-based parenting intervention with low-income African American families.* Professional School Counseling, 13 (3), 175–183.	**亲子关系治疗/候补对照组或延迟启动组** · 随机 · 7个游戏活动 · 1次/周;30分钟 · 启智学校 * 受过亲子关系治疗训练的家长	N=23 个存在风险的、来自低收入家庭的入园前儿童 · 年龄:3~5;平均=4.2岁 · 100%为非裔美国人 · 62%为男性	临床行为问题	根据有效统计结果以及各衡量标准显示出的巨大疗效,适应不同文化的亲子关系治疗比候补对照组或延迟启动组在(1)减少全球性儿童行为问题;(2)减少亲子关系压力方面具有有效性。该研究讨论了文化因素
Smith, D. M., & Landreth, G. L. (2004). *Filial therapy with teachers of deaf and hard of hearing preschool children.* International Journal of Play Therapy, 13 (1), 13–33.	**师生关系培训/候补对照组或延迟启动组** · 随机 · 7个游戏活动 · 1次/周;30分钟 · 聋哑儿童学前教育学校 * 受过亲子关系治疗训练的家长	N=24 个聋哑或有听力障碍的入园前儿童 · 年龄:2~6岁;平均=4.1岁 · 33%为高加索人/欧洲人 · 42%为拉丁美洲人/西班牙裔 · 25%为非裔美国人 · 54%为男性	行为问题;社交–情感功能	与对照组相比,(1)教师接受适用于教师的师生关系训练,其学生在社交–情感功能方面有显著改善;(2)根据独立评分者的直接观察,接受师生关系培训的教师在与学生的共情互动中表现出显著的统计学差异
Smith, N., & Landreth, G. L. (2003). *Intensive filial therapy with child witnesses of domestic violence: A comparison with individual and sibling group play therapy.* International Journal for Play Therapy, 12 (1), 67–88.	**亲子关系治疗/对照治疗** · 非随机 · 7个游戏活动 · 1~2次/周;30分钟 · 社区机构 * 受过亲子关系治疗的家长	N=44 个目睹过家庭暴力的儿童 · 年龄:4~10岁;平均=6.2岁 · 17%为拉丁美洲/西班牙裔,40%为非裔美国人,2%为阿拉伯人,40%为高加索人/欧洲人 · 45%为男性	共病的行为问题	与无治疗对照组相比,随着时间的推移:(1)接受亲子关系治疗训练的家长其子女的行为问题在统计学上显著减少;(2)亲子关系治疗组的子女其自尊在统计学上显著增加。此外,亲子关系治疗组的家长与子女之间的共情互动(由直评者直接观察)在干预前后有统计学意义的显著增加。各治疗组的结果显示,干预措施之间没有统计学上的显著差异

Tew, K., Landreth, G. L., Joiner, K. D., & Solt, M. D.（2002）. *Filial therapy with parents of chronically ill children.* International Journal of Play Therapy, 11（1）,79–100.	**亲子关系治疗** / 候补对照组或延迟启动组 ·非随机 ·7 个游戏活动 ·1 次 / 周；30 分钟 ·儿童医学中心 *受过亲子关系治疗的家长	N = 23 个有慢性病的住院儿童 ·年龄：3~10 岁 ·13% 为拉丁美洲 / 西班牙裔，87% 为高加索人 / 欧洲人	适应障碍	与对照组相比，接受亲子关系治疗训练的家长的亲子关系压力和其子女的行为问题在统计学上显著减少。与对照组的父母相比，随着时间的推移，亲子关系治疗组的家长其对孩子的接纳度在统计学上显著增加
Yuen, T. C., Landreth, G. L., & Baggerly, J.（2002）. *Filial therapy with immigrant Chinese parents in Canada.* International Journal for Play Therapy, 11（2）, 63–90.	**亲子关系治疗** / 候补对照组或延迟启动组 ·随机 ·7 个游戏活动 ·1 次 / 周；30 分钟 ·社区机构 *受过亲子关系治疗训练的家长	N = 35 个行为危险移民 ·年龄：3~10；平均 =6.4 ·100% 为华裔加拿大人 ·54% 为男性	共病的行为问题；自我概念	与延迟启动组相比，亲子关系治疗组在（1）儿童行为问题、亲子关系压力和家长接纳度（根据家长报告得出）；（2）家长共情（根据对治疗分组不知情的评分者评分得出）方面表现出统计学上的显著改善。亲子关系治疗组儿童在感知能力和社会接纳方面也有更大的提高

注：控制组类型，WC= 候补对照组或延迟启动组，AC= 阳性对照，COMP= 对照治疗；AfAm= 非裔美国人；Asian= 居住在美国的亚裔；Cauc= 高加索人 / 欧美人；Lat= 拉丁美洲 / 西班牙裔。

元分析

元分析以及在 21 世纪进行的整体系统综述，均支持并强化单个亲子关系治疗研究的结果。布拉顿等人、勒布朗和里奇，以及林和布拉顿对亲子关系治疗 / 亲子游戏治疗等的游戏治疗结果研究进行了元分析，发现相比由专业游戏治疗师提供治疗的游戏治疗研究，接受亲子关系治疗 / 亲子游戏治疗方法学训练和督导的照料者对其子女进行治疗的效果更佳。兰德雷思和布拉顿使用了布拉顿等的元分析数据，仅运用亲子关系治疗模式分析了这些研究，并计算总体效应量。亲子关系治疗显示了 1.25 的较大效应量。这些结果表明，接受亲子关系治疗的家长在结果指标上比未接受治疗的家长平均表现要好 1.25 的标准差。

优势和局限

亲子关系治疗的事实基础建立了一个有效的儿童治疗干预模型。在相对较短的历史中，亲子关系治疗研究在方法上的严谨性有所提高，其研究方法有：（1）调查定义明确的人群和目标行为；（2）采用随机对照设计；（3）通过先验能力分析确定采集样本大小；（4）遵循统一的疗效指标忠实度检查；（5）使用对分组不知情的客观评分者。如本章前面所述，亲子关系治疗被美国国家循证项目和实践注册系统、加州儿童福利循证信息交换所认定为循证实践。具体而言，美国国家循证项目和实践注册系统认为亲子关系治疗对儿童外显问题 / 破坏性障碍和功能有效（干预的最高证据级别），对儿童内隐障碍效果可期（下一最高证据级别）。加州儿童福利循证信息交换所认为亲子关系治疗在儿童破坏性行为、依恋干预和家长训练方面的效果可期（第二高有效性级别）。加州儿童福利循证信息交换所需要后续研究来检验治疗的长期效果，以便给出最高级别的疗效评级。

尽管人们越来越认识到亲子关系治疗是一种循证实践，但研究人员必须继续利用现有的研究设计和方法标准建立一个更强大的证据库，使人们认识到亲子关系治疗是一种治疗儿童期广泛疾患的循证医学。除了奥皮奥拉和布拉顿对卡拉·卡恩斯 – 霍尔特和布拉顿的重复以及后续研究，重复研究还是明显不足。后续研究对于评估治疗效果的维持很有必要，还可以提供与被试本身特性相关的、关于最佳治疗时长的有用信息。重复研究最好有独立的研究小组，它可以为针对特定人群或问题的研究结果提供支持。另一个需要研究的领域是验证本卷中新亲子关系治疗模式的结果，如幼儿和青春期前的儿童。除了一项使用重复测量单组的试点研究调查了适应青春期前儿童亲子关系治疗方案效果外，没有研究对这些人群进行过亲子关系治疗的有效性检验。

应用

　　亲子关系治疗的实证支持对管理式照料的提供者和从业人员具有启示意义，特别是考虑到目前普遍的趋势是进行短期治疗和短期干预。亲子关系治疗的目的是增加家长的参与度，减少资金和时间的限制。它可以在有限时间以小组形式提供，因此符合管理式照料的规定，同时使从业人员能够提供有效照料。此外，有理由认为，对家长进行亲子关系治疗训练具有预防作用，因为训练可以使他们掌握相关技能，融入与子女的日常互动，从而帮助他们在治疗结束后很长一段时间内依然能应对亲子关系问题。根据研究证明，儿童治疗师应在临床适当的时候，郑重考虑在其实践中使用亲子关系治疗。在有些情况下，最初呈现的问题或家长／儿童的特点将决定使用其他治疗方法，如更多地由训练有素的专业人员进行游戏治疗，而非进行亲子关系治疗，或将亲子关系治疗作为辅助治疗方法。问题不在于是否对家长进行亲子关系治疗训练，而在于何时以及在何种程度上进行训练。

结论

　　本研究的事实基础支持亲子关系治疗作为一种干预措施，训练父母和其他照料者利用以儿童为中心的游戏治疗技能来满足儿童的心理健康需求。研究表明，家长可以在受过训练和认证的亲子关系治疗从业人员的督导下有效地促进儿童改变。元分析结果表明，与传统游戏治疗相比，当家长充分参与以儿童为中心的游戏治疗时，治疗效果更佳。亲子关系治疗配套手册有助于从业者和研究人员更容易地进行重复研究。研究结果支持其在广泛人群、环境和提出关注点中的疗效，并证明亲子关系治疗在不同环境中皆可应用，以及其在多种临床人群中具有成功应用的潜力。跨文化使用亲子关系治疗的例子有力表明，来自几个非多数群体的研究结果具有绝对的积极意义。对家庭和个体独特性的关注使这种干预对文化变量特别灵敏。在研究亲子关系治疗对各种问题和不同人群的有效性时，一些重大发现表明，如果儿童和家长符合相关筛选指标，那么亲子关系治疗应该是一种有效的治疗方法。

合作作者简介

玛丽·莫里森·贝内特（Mary Morrison Bennett）博士，美国执业咨询师督导（LPC-S），美国认证游戏治疗师督导（RPT-S），得克萨斯州立大学游戏治疗研究所研究员，就职于得克萨斯州奥斯汀私人诊所。

卡拉·卡恩斯 – 霍尔特（Kara Carnes-Holt）博士，美国执业咨询师（LPC），美国认证游戏治疗师督导，怀俄明大学咨询、领导力和设计学院副教授，怀俄明大学洛基山游戏治疗研究中心创始人兼主任。

佩吉·L. 塞巴洛斯（Peggy L. Ceballos）博士，美国国家认证咨询师（NCC），北得克萨斯州大学咨询与高等教育系副教授，学校心理咨询协调员。

温迪·普雷茨·赫尔克（Wendy Pretz Helker）博士，美国执业咨询师督导，美国认证游戏治疗师督导，北得克萨斯州大学咨询与高等教育系认证的学校辅导员和客座教师。

林咏伟（Yung-Wei Lin）博士，新泽西城市大学咨询教育系副教授。

克里斯汀·米尼 – 瓦伦（Kristin Meany-Walen）博士，美国执业心理健康咨询师（LMHC），美国认证游戏治疗师督导，艾奥瓦州滑铁卢社区学区心理健康协调员，北艾奥瓦大学客座教师。

莱莎·M. 米勒（Raissa M. Miller）博士，美国执业咨询师，博伊西州立大学咨询教育系副教授，戒瘾咨询项目协调员。

小川由美子（Yumiko Ogawa）博士，美国执业咨询师，美国儿童服务协会（ACS）成员，美国认证游戏治疗师督导，新泽西州立大学咨询教育系副教授，游戏治疗研究中心主任。

克里斯蒂·K. 奥皮奥拉（Kristie K. Opiola）博士，美国执业咨询师，美国认证游戏治疗师，北卡罗来纳大学夏洛特分校咨询与高等教育系副教授。

安吉拉·I. 希利 – 莫尔（Angela I. Sheely-Moore）博士，蒙特克莱尔州立大学咨询与教育领导学系副教授。

阿丽莎·M. 斯旺（Alyssa M. Swan）博士，美国执业咨询师，美国认证游戏治疗师，纽约州波基普西市儿童之家临床副主任。